妇产科见习实习指南

Obstetrics and Gynecology Clerkship Guide

注 意

医学在不断进步。由于新的研究与临床经验不断扩展着我们的知识,我们在遵守标准安全预防措施的同时,也有必要在治疗和用药方面做出适当的变动。建议读者核对每种药品的生产厂家所提供的最新产品信息,确认药物的推荐剂量、服用方法、持续时间及相关禁忌证。根据自己的经验和患者的病情决定每一位患者的服药剂量和最佳治疗方法是经治医生的责任。不论是出版商还是著作者,对于因本出版物引起的任何个人或财产的损伤和(或)损失,均不承担任何责任。

出版者

妇产科见习实习指南

Obstetrics and Gynecology Clerkship Guide

主　　编：Shahab S. Minassian
　　　　　Mark B. Woodland
主　　译：牛建清　张蕴霞　吴寿岭
副 主 译：王燕云　陈　梅　周宏萍
主　　审：吴寿岭
译校人员：（按姓氏拼音为序）
　　　　　陈　梅　陈宝丽　范淑英
　　　　　巩丽梅　刘　耘　刘海洁
　　　　　牛建清　王　健　王燕云
　　　　　吴寿岭　杨小星　张蕴霞
　　　　　周宏萍

北京大学医学出版社

Obstetrics and Gynecology Clerkship Guide
Shahab S. Minassian, Mark B. Woodland
ISBN-13: 978-0-323-01897-5
ISBN-10: 0-323-01897-1
Copyright © 2007 by Mosby, Inc. All rights reserved.

Authorized Simplified Chinese translation from English language edition published by the Proprietor.
978-981-272-070-2
981-272-070-7

Elsevier (Singapore) Pte Ltd.
3 Killiney Road, #08-01 Winsland House I, Singapore 239519
Tel: (65) 6349-0200, Fax: (65) 6733-1817
First Published 2010
2010 年初版

Simplified Chinese translation Copyright © 2010 by Elsevier (Singapore) Pte Ltd and Peking University Medical Press. All rights reserved.

Published in China by Peking University Medical Press under special agreement with Elsevier (Singapore) Pte Ltd. This edition is authorized for sale in China only, excluding Hong Kong SAR and Taiwan. Unauthorized export of this edition is a violation of the Copyright Act. Violation of this Law is subject to Civil and Criminal Penalties.

本书简体中文版由北京大学医学出版社与 Elsevier (Singapore) Pte Ltd. 在中国境内（不包括香港特别行政区及台湾）协议出版。本版仅限在中国境内（不包括香港特别行政区及台湾）出版及标价销售。未经许可之出口，是为违反著作权法，将受法律之制裁。

北京市版权局著作权合同登记号：图字：01-2008-4167

图书在版编目（CIP）数据

妇产科见习实习指南／（美）米纳珊（Minassinan, S. S.），（美）伍德兰德（Woodland, M. B.）著；牛建清，张蕴霞，吴寿岭译．—北京：北京大学医学出版社，2010.5

书名原文：Obstetrics and Gynecology Clerkship Guide

ISBN 978-7-81116-909-6

Ⅰ.①妇… Ⅱ.①米… ②伍… ③牛… ④张… ⑤吴… Ⅲ.①妇科学－医学院校－教学参考资料 ②产科学－医学院校－教学参考资料 Ⅳ.①R71

中国版本图书馆 CIP 数据核字（2010）第 052237 号

妇产科见习实习指南

主　　译：	牛建清　张蕴霞　吴寿岭
出版发行：	北京大学医学出版社（电话：010－82802230）
地　　址：	（100191）北京市海淀区学院路 38 号　北京大学医学部院内
网　　址：	http://www.pumpress.com.cn
E － mail：	booksale@bjmu.edu.cn
印　　刷：	北京画中画印刷有限公司
经　　销：	新华书店
责任编辑：	仲西瑶　　责任校对：金彤文　　责任印制：张京生
开　　本：	889mm×1194mm　1/32　印张：10.75　字数：436 千字
版　　次：	2010 年 8 月第 1 版　2010 年 8 月第 1 次印刷
书　　号：	ISBN 978-7-81116-909-6
定　　价：	69.00 元

版权所有，违者必究

（凡属质量问题请与本社发行部联系退换）

译丛编辑委员会

主 任 委 员: 袁聚祥
副主任委员: 蒋炳武　吴寿岭
委　　　员: (按姓氏拼音为序)
　　　　　　白俊清　陈乃耀　程爱国　董　琰
　　　　　　高竞生　洪　江　蒋炳武　李建明
　　　　　　梁万年　孙宝贵　孙　尧　王红阳
　　　　　　王　建　吴家骅　徐卫国　杨　林
　　　　　　姚树坤　张　本　张慧莉　张　柳

原著者名单

James K. Aikins, MD
Assistant Professor, Department of Obstetrics and Gynecology,
Robert Wood Johnson Medical School, Camden, New Jersey;
Attending Physician, Department of Obstetrics and Gynecology,
Cooper University Hospital, Camden, New Jersey

Greg Alleyne, MD
Assistant Professor, Department of Obstetrics and Gynecology,
Drexel University College of Medicine, Philadelphia, Pennsylvania

Vahideh Ameri, MD
Resident Physician, Department of Obstetrics and Gynecology,
Drexel University College of Medicine, Philadelphia, Pennsylvania

Pablo Argeles, MD, MPH
Annapolis Ob/Gyn Associates, PA, Annapolis, Maryland

Valerie A. Arkoosh, MD
Professor of Clinical Anesthesia, Professor of Clinical Obstetrics
and Gynecology, University of Pennsylvania, School of Medicine,
Philadelphia; Attending Anesthesiologist, Department of
Anesthesiology and Critical Care Medicine, Hospital of the
University of Pennsylvania, Philadelphia, Pennsylvania

Megan Beatty, MS-IV
Medical Student, Department of Obstetrics and Gynecology, Drexel
University College of Medicine, Philadelphia, Pennsylvania

Angela Chaudhari, MD
Clinical Instructor, Department of Obstetrics and Gynecology,
Drexel University College of Medicine, Philadelphia, Pennsylvania

Peter J. Chen, MD
Clinical Assistant Professor, Department of Obstetrics and
Gynecology, University of Pennsylvania, Philadelphia,
Pennsylvania; Clinical Assistant Professor, Department of
Obstetrics and Gynecology, Hospital of the University of
Pennsylvania, Philadelphia, Pennsylvania

Carl Della Badia, DO
Associate Professor, Director, Division of Generalist Division,
Department of Obstetrics and Gynecology, Drexel University
College of Medicine, Philadelphia, Pennsylvania;
Director, General Division, Department of Obstetrics and Gynecology,
Hahnemann University Hospital, Philadelphia, Pennsylvania

Dipak Delvadia, DO
Assistant Professor, Director, Residency Program, Department of
Obstetrics and Gynecology, Drexel University College of Medicine
Philadelphia, Pennsylvania

Joanna Du, MS-IV
Medical Student, Department of Obstetrics and Gynecology, LAC
and USC Women's and Children's Hospital, Los Angeles, California

Jennifer Episcopio, MS-IV
Medical Student, Department of Obstetrics and Gynecology
Residency Program, St. Luke's Hospital & Health Network,
Bethlehem, Pennsylvania

Kelly Fitzgerald, CNM
Midwife, Department of Obstetrics and Gynecology, Drexel
University College of Medicine, Philadelphia, Pennsylvania

Jack Fitzsimmons, MD
Professor, Director, Division of Maternal-Fetal Medicine, Department of Obstetrics and Gynecology, Drexel University College of Medicine, Philadelphia, Pennsylvania; Director of Maternal-Fetal Medicine, Department of Obstetrics and Gynecology, Hahnemann University Hospital, Philadelphia, Pennsylvania

Iraj Forouzan, MD
Associate Professor, Department of Obstetrics and Gynecology, Division of Maternal and Fetal Medicine, Drexel University College of Medicine, Philadelphia, Pennsylvania

Shari Gelber, MD, PhD
Resident Physician, Department of Obstetrics and Gynecology, Drexel University College of Medicine, Philadelphia, Pennsylvania

Mandy Marie Gonzalez, MS-IV
Medical Student, Department of Obstetrics and Gynecology, Drexel University College of Medicine, Philadelphia, Pennsylvania

Rebecca Gould, MD
Assistant Professor, Department of Obstetrics and Gynecology, Drexel University College of Medicine, Philadelphia, Pennsylvania

Chandra A. Henry, MD
Resident Physician, Department of Obstetrics and Gynecology, Leesburg Regional Medical Center, Leesburg, Florida

S. Naomi Holt, MS-IV
Medical Student, Department of Obstetrics and Gynecology, Drexel University College of Medicine, Philadelphia, Pennsylvania

Florence Jean-Louis, MD
Resident Physician, Department of Obstetrics and Gynecology, Drexel University College of Medicine, Philadelphia, Pennsylvania

Sarah Katel, MS-IV
Medical Student, Department of Obstetrics and Gynecology,
Drexel University College of Medicine, Philadelphia, Pennsylvania

Sean M. Keeler, MD
Resident Physician, Department of Obstetrics and Gynecology,
Lehigh Valley Hospital, Allentown, Pennsylvania

Daniel Kiefer, MD
Resident Physician, Department of Obstetrics and Gynecology,
Lehigh Valley Hospital, Allentown, Pennsylvania

Tameka Lafayette, MD
Resident Physician, Department of Obstetrics and Gynecology,
Drexel University College of Medicine, Philadelphia, Pennsylvania

Amy B. Levine, MD
Associate Professor, Department of Obstetrics and Gynecology,
Drexel University College of Medicine, Philadelphia, Pennsylvania

Sandy Li, MS-IV
Medical Student, Department of Obstetrics and Gynecology,
Saint Joseph Mercy Hospital, Ann Arbor, Michigan

Matin Mazidi, MD
Resident Physician, Department of Obstetrics and Gynecology,
Drexel University College of Medicine, Philadelphia, Pennsylvania

Paula L. McAllister, MS-IV
Medical Student, Department of Obstetrics and Gynecology,
Cedars-Sinai Medical Center, Los Angeles, California

Shahab S. Minassian, MD
Associate Professor of Obstetrics and Gynecology, Director,
Division of Reproductive Endocrinology and Infertility, Drexel
University College of Medicine, Philadelphia, Pennsylvania

Vasiliki A. Moragianni, MS-IV
Medical Student, Department of Obstetrics and Gynecology,
Abington Memorial Hospital, Abington, Pennsylvania

Paul Nyirjesy, MD
Professor, Department of Obstetrics and Gynecology, Drexel
University College of Medicine, Philadelphia, Pennsylvania;
Attending Physician, Philadelphia, Pennsylvania

Angela C. Obringer, PhD
Assistant Professor, Department of Obstetrics and Gynecology,
West Virginia University School of Medicine, Morgantown, West
Virginia; Genetic Counselor, Department of Obstetrics and
Gynecology, West Virginia University Hospitals, Morgantown,
West Virginia

Constance K. Perry, PhD
Associate Professor, Health and Society Programs of the College of
Nursing and Health Professions, Drexel University, Philadelphia,
Pennsylvania; Co-Chair, Ethics Committee, Hahnemann University
Hospital-Tenet, Philadelphia, Pennsylvania

Michael Podolsky, MD
Assistant Professor, Department of Obstetrics and Gynecology,
Drexel University College of Medicine, Philadelphia, Pennsylvania

Monique Ruberu, MD
Resident Physician, Department of Obstetrics and Gynecology,
Drexel University College of Medicine, Philadelphia, Pennsylvania

Peter A. Schwartz, MD
Clinical Professor, Department of Obstetrics and Gynecology,
Drexel University College of Medicine, Philadelphia; Chair and
Director, Residency and Student Program, Department of Obstetrics and Gynecology, The Reading Hospital and Medical Center
Reading, Pennsylvania

Vicken Sepilian, MD
Instructor and Clinical Fellow, Division of Reproductive Endocrinology,
University of Texas Medical Branch, Galveston, Texas

Dara Shalom, MS-IV
Medical Student, Department of Obstetrics and Gynecology,
Drexel University College of Medicine, Philadelphia, Pennsylvania

Sarah Sheikh, MD
Resident Physician, Department of Obstetrics and Gynecology,
Drexel University College of Medicine,
Philadelphia, Pennsylvania

Crystal O. Slade, MD
Resident Physician, Department of Obstetrics and Gynecology,
Drexel University College of Medicine,
Philadelphia, Pennsylvania

Udele Tagoe, MD
Resident Physician, Department of Obstetrics and Gynecology,
Drexel University College of Medicine, Philadelphia, Pennsylvania

Parveen S. Vahora, MD
Physician, Department of Obstetrics and Gynecology, Community
Hospital, New Port Richey; Physician and Owner, Women to
Women, PA, New Port Richey, Florida

David P. Warshal, MD
Assistant Professor of Obstetrics and Gynecology, Department of
Obstetrics, Gynecology and Reproductive Sciences, UMDNJ-
Robert Wood Johnson Medical School, Camden, New Jersey;
Head, Division of Gynecologic Oncology, Department of
Obstetrics, Gynecology and Reproductive Sciences, The Cooper
Health System, Camden, New Jersey

Patrice M. Weiss, MD, FACOG
Associate Professor, Department of Obstetrics and Gynecology,

Penn State College of Medicine, Hershey, Pennsylvania; Vice Chair of Education and Research, Residency Program Director, Department of Obstetrics and Gynecology, Lehigh Valley Hospital, Allentown, Pennsylvania

Robin Wilson-Smith, DO
Department of Obstetrics and Gynecology, Cooper University Hospital, Camden, New Jersey

Sandra M. Wolf, MD, FACOG
Clinical Associate Professor, Department of Obstetrics and Gynecology, Drexel University College of Medicine, Philadelphia, Pennsylvania; Medical and Executive Director, Women's Care Center, Philadelphia, Pennsylvania

Mark B. Woodland, MD
Program Director and Clinical Professor, Department of Obstetrics and Gynecology, Drexel University College of Medicine, Philadelphia, Pennsylvania; Attending Physician, Department of Obstetrics and Gynecology, Hahnemann University Hospital, Philadelphia, Pennsylvania; Attending Physician, Department of Obstetrics and Gynecology, Pennsylvania Hospital, Philadelphia, Pennsylvania

Mimi Yun, MS-IV
Medical Student, Department of Obstetrics and Gynecology, Drexel University College of Medicine, Philadelphia, Pennsylvania

译者前言

医学院的临床实习是医学生向医生这一角色转变过程中的重要时期，是培养合格的临床医生和高级医学人才的关键。这既需要医学生掌握扎实的基础理论知识，又需要集丰富临床经验和良好教学经验的教师指导。本书是一本快速指导医学生理论联系实际、尽快入门的非常实用的实习手册，为医学生顺利渡过这一转型期、成为一名优秀医生提供了必要的指导意见。

本实习手册由3大部分、32个内容组成。书中提出了当今医学发展和医学模式革新下的新内容和一些基本内容，例如医学生的沟通技术的培训、医学伦理学、妇产科生殖领域的伦理道德内容等。通过对临床病例的分析、利用问题式教学模式以及对常见问题的提问，激发学生的学习动机，调动学生的学习积极性，巩固提炼已掌握的基础理论知识，掌握关键知识要点，最后通过实践考试来完成对医学生的培养教育。

翻译此书时，我们努力忠实于原文，同时又考虑到广大医学生的语言习惯和知识水平，力求言简意赅，通俗易懂。希望本手册能对广大医学生顺利完成临床实习，成为一名优秀医生有重要帮助。

牛建清

原著前言

妇产科见习实习是医学院校学生学习的基本组成部分。作为医学院的教师，我们应该具有强烈的责任心来教育我们的学生在医学领域里掌握扎实的基础知识，以便给他们的患者提供高质量的医疗服务。我期望现在和以后的医学生能使用此手册，并发现它作为一本基本的学习手册对医学生在见习和实习时的使用价值。所有章节的作者和合作者都是Drexel大学妇产科的讲师、住院医师或高年级医学生。这个单位对医学生的培养在妇产科领域具有优良的记录和优秀的历史。我非常荣幸地能利用这些专业经验和他们的奉献精神来主编这本手册。

要想在妇产科见习和实习中学到有用的知识，你必须掌握各种技术，例如统计和处理患者的数据。这些信息必须适当地运用到治疗方案中去。而这些方法必须在门诊和病房的场合下学习。

产科实习有其独特性，医生需要管理两类患者：胎儿和孕产妇。与任何其他专科不同，医生需要两种完全独立的处理技能。该书将你在工作中需要的基础知识汇编成专题目录，重点介绍。内容包括常见及特别情况下临床常见的症状和体征。有关实习技巧和实习能力提高的建议已写在开篇简介中。与大家之前所见的标准化考题一样，该书编有病例多选题，帮助读者了解自己对某一专题的理解程度。另一类考题是以临床病例小短文的形式，帮助读者复习和提高基础知识。对于轮转实习生，作者在提高其口头和书写能力方面倾注了特别的精力，使实习生能够学到超范围的知识。

Shahab S. Minassian

致　谢

感谢我的妻子 Joanne 以及我的儿子 Vahan 和 Haig。感谢他们理解和尊重我的工作和我在医学院的教学任务。在他们的全力支持下，本书出版了。感谢我的已故导师 Warren R. Lang，他对医学生孜孜不倦的教育和作为教育家杰出的技艺是我作为一名年轻的医学生和住院医师的榜样。我真心地祝愿他永远和我们在一起，注视着我们的工作。最后，深深地感谢医学院的全体老师、住院医师和妇产科高年资的学长们，感谢他们对本书的贡献。他们的信仰使我的梦想——一本优秀的 Drexel 大学指南在大家的努力下完成了。

Shahab S. Minassian

目 录

第1部分 妇产科见习实习指南介绍

第1章 一个成功医学生的秘诀 …………………… 3
　　　Amy B. Levine

第2章 医患沟通 …………………………………… 8
　　　Peter A. Schwartz

第3章 妇产科伦理学 ……………………………… 13
　　　Constance K. Perry

第4章 医学生实践技能 …………………………… 34
　　　Vahideh Ameri

第2部分 患者的临床症状、体征和异常的实验室数据

第5章 闭经 ………………………………………… 47
　　　Udele Tagoe and Shahab S. Minassian

第6章 异常巴氏涂片 ……………………………… 61
　　　Joanna Y. Du and Michael Podolsky

第7章 乳腺肿块 …………………………………… 71
　　　Chandra A. Henry

第8章 异常阴道出血 ……………………………… 81
　　　Parveen S. Vahora and Peter J. Chen

第9章 阴道分泌物 ………………………………… 90
　　　Shari Gelber and Paul Nyirjesy

第10章 慢性盆腔痛 ……………………………… 100
　　　Mark B. Woodland

第11章 卵巢囊肿 ………………………………… 110
　　　Dipak Delvadia and Monique Ruberu

第 12 章　多毛症 …………………………… 130
Mandy Marie Gonzalez and Shahab S. Minassian

第 13 章　尿失禁 …………………………… 143
Vicken Sepilian

第 14 章　胎动减少 ………………………… 150
Daniel Kiefer and Patrice M. Weiss

第 15 章　难产 ……………………………… 157
Kelly Fitzgerald

第 16 章　不孕症的评估 …………………… 166
Shahab S. Minassian

第 17 章　妊娠期出血 ……………………… 179
Iraj Forouzan

第 3 部分　患者已知疾患状况

第 18 章　产前保健 ………………………… 193
　　　　　孕前保健 ………………………… 193
Paula L. McAllister and Sandra M. Wolf
　　　　　正常妊娠的生理学 ……………… 208
Gregg Allyene and Tameka Lafayette
　　　　　多胎妊娠 ………………………… 214
Vasiliki A. Moragianni and Iraj Forouzan
　　　　　早产 ……………………………… 220
Megan Beatty and Jack Fitzsimmons
　　　　　胎膜早破 ………………………… 235
Florence Jean-Louis
　　　　　妊娠期糖尿病 …………………… 241
Vasiliki A. Moragianni and Iraj Forouzan
　　　　　妊娠期高血压 …………………… 249
Sandy Li and Jack Fitzsimmons
　　　　　过期妊娠 ………………………… 261
Sean M. Keeler and Patrice M. Weiss

正常分娩和异常分娩 ………… 267
Jennifer Episcopio and Patrice M. Weiss

母乳喂养 ……………………… 277
Dara Shalom and Patrice M. Weiss

第19章 避孕 ………………………… 284
Sandra M. Wolf

第20章 年龄相关性免疫接种及其风险评估和筛查 … 317
Mimi Yun and Sandra M. Wolf

第21章 生殖内分泌 …………………… 332
Sarah Katel, Sarah Sheikh and Shahab S. Minassian

第22章 妇科肿瘤 ……………………… 349
David P. Warshal, James K. Aikins and Robin Wilson-Smith

第23章 妇产科遗传学 ………………… 377
Crystal O. Slade and Angela C. Obringer

第24章 麻醉及疼痛处理 ……………… 397
Valerie A. Arkoosh

第25章 子宫平滑肌瘤 ………………… 412
Carl Della Badia

第26章 习惯性流产 …………………… 420
Iraj Forouzan

第27章 异位妊娠 ……………………… 426
Angela Chaudhari

第28章 外阴良性疾病 ………………… 434
Paul Nyirjesy

第29章 性早熟和青春期延迟 ………… 445
Matin Mazidi

第30章 妇产科手术操作 ……………… 456
Carl Della Badia and Angela Chaudhari

第31章 盆腔炎性疾病 …………………………… 471
　　　　Pablo Argeles and Patrice M. Weiss
第32章 绝经 ……………………………………… 480
　　　　Rebecca Gould and S. Naomi Holt
专业词汇英中文对照 ……………………………… 492

第1部分

妇产科见
习实习指
南介绍

第1章 一个成功医学生的秘诀

▶ 介绍

John Doe，一名三年级医学生，度过了一个忙乱的早晨。由于等车人员出奇的多，他参加交班会迟到了15分钟。会议室的长桌旁坐满了人，他进入会议室后坐在了后排的椅子上，喝了一杯热咖啡牛奶。

主治医生 Jacobs 博士正在查阅 P.M. 的资料——一个产后出血患者的病例。Jacobs 博士向这组医学生和住院医师询问该患者的详细情况。他问了下列问题："患者妊娠期有任何并发症吗？"，"产时有并发症吗？"，"分娩方式是什么？"，"患者有哪些产后出血的危险因素？"，"采取了哪些止血治疗？"。

John Doe 是 P.M. 的婴儿分娩和产后出血时的夜晚值班实习生。他低垂着头，已记不清病例的细节。住院医师们曾警告他 Dr. Jacobs 很可能要讨论该病例，故他计划参加交班会前查阅病历和阅读有关产后出血的内容。然而，John 时间安排有问题，上周三他被叫回值班，星期四由于太累未能查阅有关资料，星期五大学同学来度周末。直到星期一早晨，他仍未准备好病案讨论。

许多学生都为讨论会进行了充分准备，并参加了 Jacobs 领导的生动活泼的讨论。每当学生主动用学到的知识阐述并提出问题时，Jacobs 总是予以表扬。当学生们的阅读已超出课本要求并参考了最新的医学文献时，他更是称赞有加。

讨论会结束后，John 很快离开会议室，朝自助餐厅走去。按计划他将在手术室参与多台手术，需要进食早餐。

John 意识到手术前已没有时间和患者进行沟通了,但填饱自己的肚子是度过一整天的关键。John 的住院医师正在找他,想在手术开始前把他介绍给患者,但是哪里也找不到他。他们决定在手术室等他,推测他被叫到病房看患者去了。

▶ 5P 原则

很显然,John Doe 不知道成为一个成功医学生的秘诀是掌握"5P 原则"。
- 准时(Be punctual)
- 有准备(Be prepared)
- 团队中的一员(Be a team player)
- 积极(Be positive)
- 展示职业品德(Exhibit professionalism)

准时

进入医学院学习的临床实习期后,要求实习生准时参加巡诊、会议、讨论会、手术和按时出诊。考虑到意外的耽误如交通和院内班车排长队,必须提前 10~15 分钟出发。如果可能迟到,应电话通知同事并告知预期到达的时间。不要养成迟到的习惯。如果经常迟到会在大家心中形成不可信赖的印象——对于一个医生来说这是不可接受的作风。

有准备

要了解自己的职责和人们对医学生的期望。向主管实习的教师、主治医师和/或住院医师请教相关的特殊职责和轮转要求。要根据轮转要求按时轮转并调整自己的时间表。要确保自己做好充分准备,按指定时间轮转。

一旦指定负责某一患者的诊疗,实习生就有责任尽可能地了解患者(注意与患者保健有关的)的所有信息,其中包

第1章 一个成功医学生的秘诀

括病史、体格检查、实验室检查和诊断评估，进行全面的鉴别诊断并尽可能地确定诊断。教科书是获得基础知识的一个良好起点。然而，医学领域是不断变化的。通过研究和技术改进，越来越多的信息可供使用。一旦掌握了基础知识，就可查阅文献并获得有关患者治疗计划的最新信息。与团队分享你所掌握的知识，这将向团队展示你对患者承担了恰当的职责，并具备了成为一个好医生的自学能力——这是初学者成为一名优秀医生的美德。

团队中的一员

大多数医学院校实习生是作为治疗团队中的一员来参加工作的。其他成员可包括一起实习的同学、住院医师、主治医师、护士、社会工作者、营养学家和其他服务人员。实习生做好了本职工作，就能为患者提供更理想的服务。与团队成员共同工作，不要试图与他们竞争。完成了本职工作后，询问其他人（尤其是住院医师，他们经常过度工作且被忽视）是否还有其他能帮助完成的工作。成为一个好医生的另一个关键是成为团队中的一员。

积极

与一位工作态度积极的同事合作是很愉快的；而与一个总是抱怨的同事合作是令人厌烦的，可能有损团队精神。到达医院开始工作时，应展现积极向上的工作态度，把所有的问题留在家里，把注意力集中到患者和学习上来。在家时，就应当是在家的样子；工作时，就应当是工作的样子。

展示职业品德

职业品德反映了医学专业的人道和伦理方面的内容。这意味着医务人员自己要高标准、严要求，要诚实和善、相互尊重。不仅要尊重患者和其家庭成员，也要尊重医疗团队中的成员。

▶ 与患者沟通的原则

诚实

永远要诚实。千万不要提供患者的虚假信息。这会严重危害患者的治疗和预后。例如，如果没有查阅实验室检查结果或是没有更换伤口敷料，就不要假装你做了，只要承认你尚未做并立即去做即可。千万不要答应患者你没有把握的事情。如果你没有安排好，就不要答应 Smith 夫人明天她会第一个接受盆腔 CT 扫描检查。患者信任为他们提供治疗的医务人员，虚假承诺会破坏信任的基础。

尊重

尊重患者和他们的自主决定权。对患者进行讲解并帮助他（她）选择治疗方案是医务人员的责任。如果工作做得好，患者通常会选择依从你认为最好的治疗方案。然而，由于各种原因一些患者不会遵从医嘱，原因可能包括与治疗相矛盾的宗教信仰、文化或个人信仰等。只要患者有决策能力，他们有权选择最终的治疗方案，要尊重患者的自主权。

富有同情心

要富有同情心。在急诊室值夜班时，一个忙碌的晚上可能要诊治 5 名伴有阴道出血的孕妇。半夜时，根据你的观察以及每个病例不同的阴道超声表现，有些患者可能收住院治疗。设身处地，理解她们。在这些孕妇中，每位患者都可能会发生流产。当告知孕妇患有疾病时，她们常感到恐惧、困惑和脆弱。此时要富有同情心，要向她们解释，感到害怕是很正常的，你和你的同事要尽可能提供解释、治疗和支持。对你解释病情时表现非常痛苦的患者要进行随访。

良师益友

一个医学生成功的关键是找一个良师益友。通常良师是一名经验丰富的医师，他将起着典范作用。他/她具有成功医师所具备的专业和非专业的素质：知识渊博有学者风度，礼貌谦恭、大公无私和富有同情心。在整个实习阶段，要注意寻找理想的良师，问清楚他是否有兴趣接受带教学生的任务。从各个方面看，能作为良师是莫大的荣耀，因此与他接触时不要紧张羞怯。绝大部分医学院和一些国际组织给医学生提供了正规的导师组，要利用好这些资源。

尽管绝大部分学生知道如何顺利完成医学院前两年的临床实习，但能否圆满完成临床实习是很难预测的。一成不变的忠告就是努力工作，利用好一切临床机会，掌握"5P原则"。

祝好运！

（陈　梅译　吴寿岭校）

第2章 医患沟通

医患之间的沟通质量对医疗质量有着很大的影响。这种沟通源于医生对患者的态度，包括口头和非口头的交流，并持续至今。

▶ 与患者的沟通内容

以下部分将探讨与患者沟通的各方面内容，并回答在实习过程中遇到的常见问题。

怎样做好与患者的第一次沟通？

通过你的外表和面部表情开始你与患者的第一次沟通。外表应永远保持整洁，不邋遢或行为散漫，这是尊重患者的一个表现。衬衫、领带／上衣和裤子要合体，搭配得当，刷手服也能接受，只要保持干净。一件外套夹克可以明确你的职责，加上一些礼节，把你的刷手服和你的睡衣区分开来，你还应给患者一个欢迎式的微笑。

医学生与患者之间应怎样开始互相交流？

你的开场白应包括两个内容：陈述你的身份并让患者有机会明确你和她的关系，直截了当地向患者介绍："你好，我的名字是 Joan Smith，我是一个实习生"。这样比向患者说"你好，我是一名学生"更能让患者确认你的身份。但是你一定要向患者说明你只是一名学生而不是一名执业医师，这是医学伦理学要求的。征询患者意见你该如何称呼她而不是按自己的想法贸然称呼她的名字。对于较自己年长的患者要按照礼貌习惯称呼先生／太太或女士。询问你的患者

第 2 章　医患沟通

在行为习惯方面的喜好，以此向患者表明你们之间是协作关系而不是单方面决定关系。

在你们谈话开始时确保保密原则："我向你保证你对我所说的一切都是保密的，只有你的医治者才有权见到你的医疗记录。"要分清你与每一个不同患者之间的关系，你的目的就是询问病史、体格检查、诊断和治疗。但是你还不清楚她的目标是什么。细细品味传递信心法则中对于非常成功人士的话："寻找理解，首先要理解别人，然后才能被理解。"首先要问的是："需要我的帮助吗？"或"今天您为什么来这里？"或"在我向您提问之前您有什么想要告诉我的吗？"这会让患者感觉到你能理解她的担忧和感受，可能会使她更容易回答你随后的问题。

什么是主动倾听？

在与患者进行交流时，要明白你需要同时做好三件事。
- 仔细聆听患者的倾诉
- 准备你的下一个问题
- 记录你的问题和她的答案

这基本是不大可能的。主动倾听要求你的眼神要注视患者并用语言或其他非语言形式肯定患者。那么你怎样思考下一个问题或记录她回答的重点并同时证明你仍在仔细倾听呢？积极主动倾听是有效的法宝。当她描述一个症状包括疼痛或情绪时，要肯定你对此疼痛或情绪的认同，比如你可以说"那一定很痛"或"我敢打赌那一定很难受"。

是否有影响病史的次要原因？

你需要找出患者就诊的原因。然而，你一定要警惕可能存在的次要原因，尤其是患者最近 2~3 年一直没有看医生时。她可能会有某种最近开始出现的但未提到的原因，例如妊娠、性传播疾病或家庭暴力。

如何通过语言或非语言的表达来安抚患者？

你所使用的语言必须适合患者的年龄、文化和教育水平。避免使用专业医学词汇或方言土语等。数个框架式的问题是很有用的，这使患者很容易地回答问题。例如，询问一些性经历的问题可以说："这是一个个人隐私问题，但却是我们每一个患者都必须回答的问题"。又或者关于家庭暴力问题可以说："虽然这似乎是一个不常见的问题，但是许多我的患者，还有我们国家相当大比例的女性都是家庭暴力的受害者，所以我要向所有我的患者询问这方面的问题"。或者你还可以说："似乎我问了太多的问题，但我只是想完全了解发生了什么事"。

你的很多问题，尤其是妇科或产科相关的，都是非常隐私的。切记这些隐私问题都是必须要问的。患者的主诉、披露相关病史的隐私问题以及体格检查对于最终获得准确的专业诊断是非常必要的。不要用自己的经历评论陈述，你的私人生活不适合这种谈论，这不是谈话而是医学检查。例如，患者说："我每次吃玉米时都会腹泻"。不要作出这样的个人反应："我知道，我吃墨西哥菜时也会腹泻"。如果你断定此症状与患者的疾病之间没有什么必然联系时，你可以恰如其分地说："这是很常见的，很多人都注意到某些不合适的食物会引起腹泻"。

要始终注意患者的肢体语言和面部表情等非语言表达方式，很多问题的答案可以通过这些非语言表达方式而非患者陈述而获得，所以要观察你的患者。

如何结束这次谈话？

首先，不要在你走向门口或开门时问最后1～2个问题。这样会让患者感觉你其实并不对她的回答或她的事情感兴趣，并且你早就想离开了。把门把手想象成带电的，只有在谈话结束时你才可以完全地触摸它。在你继续谈话时斜倚在门把手上会让患者感觉你在催促她赶快结束谈话以及你并没有从她的回答中得到有用的信息。

其次,用一些明显结束性的问题来结束谈话。例如,"你是否对这次谈话很满意?"或"你还有什么遗留的问题没有谈吗?"如果与某位患者的谈话过长,而你的时间安排又很紧,那么你可以自然地把话题重新转回到你所关心的问题上来,如果患者的倾诉或讨论还要继续,超出了你允许谈话的时间,那么你可以坦白地告诉患者,并且下次给出充裕的时间再去拜访她。这些技巧既可以达到你的目的让你最大程度地从患者处获得有价值的信息,还可以让你的患者知道你所做的一切都是为了帮助她消除病痛。

最后,总结这次与患者见面你所获得的资料,以便随后准确地讨论治疗方案(例如检查、治疗或再次的沟通会面)。使用一些陈述语句如:"我们讨论了你的病痛,觉得并不严重。我认为可以先止痛治疗,暂不需要进一步的检查。然而,如果一周内疼痛没有消失请回来复诊,再进一步进行检查。"或"产后第一天任何事情看起来都会变好的,正如我所说的,你认为相当严重的出血实际是正常的。当然,如果出血量增多了请不要犹豫,让护士联系我。"这种陈述允许患者再听一次你的结论,询问她们是否已经理解,让她们意识到你认真倾听了,而且制订了诊疗方案。当你离开房间,不管是在诊所还是医院,你会觉得和患者之间的良好沟通对你们来说是非常有益的经历。

关 键 点

- ▶ 患者对你的第一印象来自于你的外表,面部表情,整洁、干净和面带欢迎的微笑。
- ▶ 首先告诉患者你是一个实习医学生。
- ▶ 努力确定患者就诊的原因并积极主动倾听。
- ▶ 离开之前检查患者所有的问题是否已经回答,并总结就诊内容。

(陈 梅译 吴寿岭校)

第3章 妇产科伦理学

各种治疗都应该符合道德价值观并应统筹考虑。绝大部分临床治疗操作均符合伦理标准，然而极少数诊疗项目可引起强烈的伦理学反响，这可能是所涉及人群的意见不一致和/或涉及相关事件的因素不同所致。在妇/产科中，由于社会缺少对胚胎和胎儿的共识、存在着性别歧视、对自然但非常私密的性功能和生殖要求的认同，使得道德伦理问题显得更复杂。

无论观点是否一致，对包括流产，不育，是否愿意为贫穷/无保险的患者进行诊治，对性传播疾病的秘密治疗，家庭暴力，避孕，收集、保存和使用配子和胚胎植入前的遗传学测定，妊娠期药物使用在内的一些问题，在临床实践中必须加以说明。尽管这些问题缺乏明确的共识，但掌握基本的伦理观点并加以正确的判断、谦逊的态度和勇气可帮助医生采取经得住历史检验的处理意见。（他/她常随机地用来代表不考虑性别的个人）

▶ 一般伦理学问题

伦理、法律和道德三者之间的区别？

道德标准是公认的正确和错误的行为或优良品德和道德败坏的标准。例如，这些标准可能基于特殊的宗教信仰、专业法典或公众意见。伦理学是一门道德科学，它在求证现行的标准是否正确。伦理学分析常常用于确定特定事件的最佳行动方案。它也尝试着寻找解决不同道德观点冲突的最好方法。通常法律与伦理和道德是一致的，然而不是所有合法的均符合伦理学，反之亦然。

法律是由立法、决策机构和判决案例决定的，法律与社会和政治变化相适应。人们对于在伦理方面只有一种解释而在法律上可有多种解释的情况感到惊奇。关键是作为一名专业人员，你应该对自己的判断负责，应以法律和道德标准作为指南，自己有责任决定如何在特殊情况下使用这些指南并作为决策依据。

生物医学伦理学强调生物学、医学和健康服务涉及的伦理学问题。生物医学伦理学常要解决现实存在的问题，所以最终的决策是建立在公众意见一致的基础之上而不是最佳决策。生活是复杂的，理论上的最佳方案在实际工作中往往行不通。

有哪些资源能帮助学生和医务人员处理伦理学问题

大多数医院和卫生机构有伦理委员会和伦理学顾问。当医务人员难以用常规方法处理临床治疗中遇到的伦理学问题时，就会要求伦理学顾问协助处理。在产科医务人员可能遇到更为复杂的情况，即当问题还没有发生时就已存在伦理学问题。伦理学顾问为相关人员提供建议、宣教和/或共同沟通交流的机会。通常对临床问题，他们只提供建议，最终的决定仍由患者/监护人和医务人员做出。

伦理委员会不同于公共团体，一些单位允许学生直接与委员会联系，而另一些单位则要求通过主治医师与委员会联系。一些委员会允许匿名咨询。一些委员会只处理临床问题，而另一些则处理临床和组织问题。

另一可利用的资源是具有丰富经验的同僚或业内专家。可以通过更改主要信息（如姓名）的方法秘密讨论难题。缺少经验的学生自己很难处理遇到的伦理学问题。

由于绝大部分伦理学问题没有明确的答案，如何在实践中处理伦理学问题？

处理伦理学问题的过程与处理临床医学问题的过程类似。首先，必须全面审视情况，以便确认问题所在，然后进

第3章 妇产科伦理学

一步收集信息以正确地判断伦理问题。

你需要去观察、倾听、感受,从不同角度审视情况,倾听各方面的见解和忧虑,最后在记忆中查找相关问题的感受及原因的信息。许多妇产科的问题是情感方面的,例如一个妊娠18周的妇女会理解绒毛膜羊膜炎意味着什么结果,然而即使有生命危险,她也会因为即将失去孩子的悲伤而拒绝引产。同情对于问题的最终解决是非常有用的。替他人作长远考虑有助于促进信任。信任能够提高能力,即通过鼓励信息资源共享和参与统一意见的过程来提高正确识别问题的能力。

最终你必须决定如何处理伦理学问题。下列指南有助于个人克服遇到的道德伦理学难题。该指南摘自 Ruth Purtilo 的"道德决策的6步法"(Purtilo 1999,p. 89)。也有很多类似的版本。此指南不是万能的,然而它能帮助我们做出最佳决策。

1. 汇总信息
2. 如果有,明确存在的伦理学问题
3. 分析问题
4. 考虑实际中的各种替代方案并选择其一
5. 付诸行动
6. 回顾性总结和评定

这些步骤都不是单一的。例如,一个人在处理问题的任何阶段都可以求助于第一步,收集更多的信息。第一步非常重要,每件事情都有很多方面,信息会帮助你准确地发现问题所在。通过信息甚至可发现不存在伦理学问题。第二步有助于进一步确定问题,如一个进退两难的局面(责任/价值观/原则相矛盾冲突时),确定权威(问题应该解决,但不清楚由谁解决)或存在伦理学问题的苦恼时(很明显做是正确的,但是存在着一些问题阻止人们去做这件事)。

第三步有助于提醒不同的人在分析伦理学问题时采用不同的方法,如考虑到结果、规则以前的案例或美德。这可能会导致偏见，如某种宗教观点。然而这不是问题，只要当事人知道因为不同的信仰会影响个人产生偏见，知道自己的偏见并能够处理它就行了。

当选择替代方法时（第四步），一个人应该尽量置身于事外来思考，使错失最佳选择的概率降至最低。第五步强调即使是进退两难，也必须作出决定。决策者只能选择最佳判断。第六步是总结经验找出以后预防此类问题发生的方法或改进处理方法。

▶妇产科中的伦理学观点

医学伦理学中有哪些重要原则？

任何人都有自己的伦理学决定产生的方式。一些人着重依靠规章制度，一些人着重追求好的结局，还有一些人着重培养优良的品德。无论采用什么方式做出伦理学决策，在医学实践中有共同的价值观。最为一致的观点是同情，尊重患者（包括患者的自主权），对患者仁慈、关爱、公正，掌握全面的知识，保护患者的隐私，诚实守信，具有良好的判断力和积极进取。

在美国，存在着种种不同的精神信仰和道德观。因此，患者和卫生专业人员将反映出这种差异。美国的民权运动强调社会组织应尊重个体的信仰和价值观。一个人的精神信仰有助于形成一个人的世界观。因此，对于作为人的个性是重要的。尊重患者的自主权能够使患者在不同的医疗环境里保持其个性。

自主权

自主权包括自我决定的权力和能力，是建立在个人的价值观、优先权和自我决策基础上的。自我决策能力对于充分行使自主权是必要的。然而，值得注意的是卫生机构能够做很多事（例如减轻恐惧，以患者能理解的方式与之交流沟通，止痛等）来提高患者行使自主权的能力。采取合理的方法来提高患者的自我决策力是医务人员的第一职责。如一个产程中的患者（她要求硬膜外麻醉），一旦她的丈夫回到产房，则她拒绝所有止痛药物治疗。这时，请她丈夫出去是合理的，然后再一次私下告知患者，让她确信自己不会被迫拒绝止痛治疗。

在妇产科，自主权是一个非常重要的原则性问题，因为妇女们一直在为自己应得的尊重和各项权利而斗争着。尽管舆论可能对医学伦理学中某些自主权有所争论，但公众都承认它是一个与压迫继续战斗的重要工具。因为妇女们为争取自己的决定权和人身自由的斗争是一个长期的运动，尊重自主权对于维护女权是非常重要的。

女权与绝大部分妇产科医生干预治疗的目的是一致的，因为多项研究表明维护女权与妇女的健康呈正相关。另外，绝大部分的妇科学检查和操作使妇女们在生理和心理上都容易受到伤害，因此信任非常重要。尊重自主权有助于促进信任。因为这表明了对患者的尊重，把患者当作一个正常人，让患者在一定范围内能够自我决定。客观上，自主权有助于减少许多妇女在医疗检查中的不好的经历和恐惧。

知情同意是另一个促进患者行使自主权的有效的手段。有效的知情同意需要三个基本要素：
- 知情
- 理解
- 自愿

所提供信息必须足以让患者对面临的问题做出一个理智决定。然而仅提供信息是不够的，还需要让患者充分理解信息。因此，知情同意要求卫生机构确保患者对所提供的信息有充分的理解。最终，决定必须是自愿的。如果被迫接受或由于其他原因勉强接受一个决定，决定的过程就没有尊重患者的自主权。强迫可能是隐性的，例如以不公平的方式来描述临床医生所推荐的治疗方案要优于另一个可供选择的方案。再强调一遍,知情同意过程可能会维护患者的利益或剥夺患者权利。如果是后者,那么处理过程不符合良好的道德伦理学或合法的知情同意。

因为以上原因,尊重患者的自主权在妇产科是非常重要的。当然这并不意味自主权能够藐视其他的一切。然而,争论的要点在于什么情况可不必尊重患者的自主权。(更多有关于自主权的问题参考 Beauchamp and Childress 1994,Gauthier 2000,Miller 1981,and O'Neill 1984.)

有利和不伤害原则

有利和不伤害原则是卫生机构行动时必须根据患者利益所遵循的积极的和消极的两个原则。在有利原则下,卫生机构有责任采取有利于患者的行动。不伤害原则则要求卫生机构所采取的行动对患者无害并使患者避免受到伤害。这是医疗实践中一个长期、标准的原则。

有利和不伤害原则有时会与患者的自主权相冲突。例如,根据一位患者的疾病情况,妊娠可能会威胁她的生命,可她仍然选择拒绝避孕。在此类病例中,与患者讨论常常是有益的,了解患者拒绝的理由有助于找出解决冲突的办法。这也有助于正确区分两种最佳选择之间的差异。患者可能确信冒生命危险换取孩子是值得的。如有这种观点可进一步讨论其他方案,如选择代孕母亲。有利和不伤害原则的宣教过程是双向的。为了最好地帮助某一特殊患者,医疗机构需要了解患者相关的需要和所关心的问题。同样,患者需要听从医疗机构的意见来考虑是否有更好的选择。

有利和不伤害原则的责任有时可能会忽略患者的要求。这通常涉及患者的治疗要求。例如上述患者为了妊娠要求体外授精,而医生认为这对于患者的身体是非常危险的,他可能拒绝提供这项治疗。医生必须充满同情地拒绝患者和告知拒绝的理由。

医生不能提供强制性的治疗，那将会严重地伤害患者或超出合理治疗范围。当然，这种情况要求仔细判断，医生应判断接受治疗的风险程度。如果与按照患者的要求治疗有冲突，则把患者交给同级医生或上级医生，在患者的自主权和医生治疗方案两者之间会有一个好的折中的办法。在美国，见修正案第14条关于患者自我决定行为42 U.S.C. '1395cc（1994）以及密苏里州卫生部497 U.S.261关于患者拒绝治疗的合法权利的来源。

保密权和诚实

诚实要求一个人表达事实的真相。有人怀疑诚实可能有害。还有一些人不想知道事实的真相。如一个40岁的宫颈鳞状细胞癌Ⅳ期患者，她可能问如果早期进行盆腔检查是否能够治疗此病。与所有其他道义上的困境一样，我们将必须作出判断何种信息在什么时候可以告知，怎样告知。毫无疑问，你不想让她感觉很糟糕，然而你同样不知道该患者对此信息的反应如何。她可能会以此教育她的女性朋友和亲属，告知常规宫颈刮片的重要性。让患者现身说法教育大家与给大家制定规章制度相比，这可能是一个更好的方法。医生能从以上讨论获得信息，指导患者了解病情后的反应。

真相是不会降低希望的。以富有同情的方式来告知真实的病情几乎总是好于谎言的。如果一个人说谎，他精心编造的谎言除了影响医生和患者之外还会影响更多人。例如，让我们设想在先前的病例中，医生淡化宫颈刮片在早期筛查中的作用，目的是减少一些患者的内疚自责感。如果患者在别处知道了真相将会有何反应？如果医生怕患者会强烈自责和内疚，那她现在将独自承受这一切。医生已经不能提供咨询或其他方法减少患者痛苦。另外，患者可能对医生丧失信任——设想由于医生的说谎或是不知道宫颈刮片的重要性。

正如提供准确信息的重要性一样，保护患者的信息也是非常重要的。保密权代表的是患者信任地把自己的信息透露给卫生机构，她认为卫生机构只会利用这些资料信息来更好地促进和保护自己的健康。在妇产科，保密权非常重要，因为需要患者透露个人隐私，可能的尴尬、伤害或是社会禁忌的信息。许多州允许未成年人在无父母知情或允许下治疗她们的性传播疾病。因为保密权的保证实施鼓励了未成年人的就诊。

例如，设想一个16岁女孩感染了梅毒，她可能很尴尬和害怕去就诊，因为害怕父母发现自己有性行为。梅毒在早期阶段是很容易治疗的。治疗梅毒及筛查其他性传播疾病对她来说是很重要的。性生活的安全教育对她的长期健康也是非常重要的。在此病例中，保密权给了这个不幸的不愿治疗的患者接受治疗的勇气。这提供了机会，如果她同意，可以进一步与她的父母商量。但即使她不同意，至少她可以接受治疗，因为她能相信医务人员遵守保密权。保密权使得她能够控制此信息以及是否与什么时候透露给她的父母或监护人。

与其他伦理学原则一样，当法律要求或违反保密原则是唯一合理的、可以阻止更严重可预见伤害时，保密原则可以被忽略。当患者患有传染性疾病而不想透露给她的伴侣，这可能使医生陷入进退两难的境地。例如，想象一位人类免疫缺陷病毒（HIV）阳性妊娠妇女不想让自己的HIV阳性状态告诉伴侣。假设此病例发生在一个无强制性告知法律的州，医生可能很难决定泄露秘密是否合法。好的伦理学顾问能帮助这位妇女自己负责任地处理好这件事情。然而也许还是这位患者会继续拒绝泄露她的HIV阳性秘密给那些处于可能被感染危险的人。在此病例中，医生处于保密原则和对可能被感染危险者的不伤害原则的矛盾中。

公正

公正要求处理问题正大光明，平等、合理分配有限的资料，赔偿伤害或过错，担当社会责任和人权的支持。公正的解释有很多。在妇产科，公正问题包括（但不仅仅限于）努力提高妇女健康关怀的权利；寻找妇女暴力和歧视的根源；尊重性别多样性的差异，讨论除外不育、避孕、流产和绝育患者的健康保险的公平性；稀有资源的分配；医疗事故评定的不公。有时公正问题似乎占据了上风。然而民间卫生机构可通过公正对待患者和优先展示他们的职业道德以促进公正，如担心巨额诉讼费用。然而，职业的评判不应当是法律的，而应当由医务界同行做出。

诚实

诚实是一种印象，关乎于某人自身、社会和职业道德是否与其他人相符。它还是使别人信任你的一种能力，信任你所要做的一切都是正确的。正如 Margaret Urban Walker 对诚实的描写一样，"诚实不仅仅是做得好，为他人做出榜样，而且还勇于承认并处理分内和分外杂乱无章的事情"（Walker 1998，p. 118）。

尽管我们非常希望生活和医疗实践都条理清楚，而实际情况并非人愿。两者常常杂乱无章，我们不知道如何最好地解决问题。在妇产科，这样的事情并不少见，由于社会、文化和精神信仰和风俗习惯的不同，有时涉及多个患者，许多情况是复杂的。为了坚持诚实的原则，医生需要进行良好的判断并对她的决定负责。

治疗孕妇的主要伦理学问题有哪些？

在产科至少有两个患者：孕妇和胎儿。因为胎儿在孕妇体内并依靠她的支持，故情况更为复杂。胎儿只能通过孕妇来治疗。通常这不是问题，因为孕妇健康胎儿才能健康。而且大部分孕妇的目标是分娩一个健康的婴儿。然而有时这并不现实。妊娠能使孕妇的身体或生命陷入危险中。孕妇可能由于各种原因要选择终止妊娠或该孕妇继续妊娠但会危及胎儿（再一次，由于各种理由）。更复杂的是有关胎儿的道德伦理意见不一致。

有关胎儿的伦理学观点有哪些?

有关人类胚胎/胎儿的道德地位是一个具有不同观点的有争议的问题。"道德地位"指的是胎儿实体本身所具有的价值程度,而作为价值的对立面则是方式。人性化有着崇高的道德地位。绝大多数观点认为人权胜于非人权。尽管人们不同意把权利和责任与人性相联系,但绝大部分人同意人不应该仅仅作为生存的方式,一个人的生存权能够被其他人平等的或更强的生存权所拒绝。

不同的人对胎儿的权利有不同的分类,归纳为:无权、有一定权利和自怀孕的瞬间即具有和人一样的权利。这些不同观点影响着避孕、辅助生殖技术、产前检测和产科学实践。如果胎儿从怀孕瞬间即成为人,一些人则认为阻止植入的避孕技术即为流产手术的一种。在生育诊所约有 40 000 个剩余的冷冻胚胎[Hoffman(2003)]。胚胎的道德地位限制了对这些冷冻胚胎的处置。如果他们是人,他们就不能被简单丢掉或用作研究。如果他们是潜在的人或有一定的道德地位,还不是完全意义上的应受到尊敬的人,如何使用才能与尊敬一致?父母的意见能否决定如何处理他们?谁是父母亲(配子捐赠者,有意愿的接受者等)?这是提出的与道德地位有关的问题。

考虑到对胎儿道德地位有不同观点,从以下三个方面考虑人性是有益的:普遍性、社会性和特殊性。普遍性是指几乎被所有人都接受的人性标准。换言之,如果一个生物具有这些特征,他或她就是一个人。自我决策能力被认为是人性的充分体现。因此,绝大部分孕妇无可辩驳的是一个人并且具有人的所有权利。然而很多人认为人并不具有此能力。

社会性是指社会范围内认同的允许某些个体所获取的个人利益。如在美国,法律规定新生儿、幼儿、青少年(持续生长状态的个体)是受所有法律保护的。能存活胎儿也被认为是受保护的人,然而由于在孕妇体内与孕妇有关,所以他们的地位

第3章 妇产科伦理学

是复杂的。这种定位使得胎儿作为人的利益与孕妇的权利发生了冲突。此时综合评估情况是非常重要的。通常要考虑一系列因素，使孕妇愿意采取的措施与其他人认为的胎儿利益相一致。在这种情况下，首要的是确定这些影响因素。

对于不能存活胎儿和胚胎有许多不同的观点。不同的人都有不同的观点。*Roe v. Wade* 阻止州立法使存活前期的流产非法化，还有案例称冷冻胚胎如果没有遗传学父母双方同意就不能被植入子宫。可存活前的胎儿和胚胎地位的诠释是人们对人性说明的一个例子。一对夫妻可能希望自己剩余的冷冻胚胎毁掉。另一对夫妻可能把剩余的冷冻胚胎当作自己的孩子并明确希望继续冷冻。大多数不育诊所在治疗前都要求患者明确他们希望如何处理剩余胚胎。这允许每个人在治疗过程中都有发言权。

诊所还能决定允许选择权的范围。在这种状态下，相关人员能够根据自己特定的价值观来作出决定。这说明了人性的特殊性。诊所会努力尊重夫妻的第二种观点即他们的冷冻胚胎是人，并不是尊重夫妻的价值观及合同约定。然而如果之后不育夫妻不遵守合同（例如拒付胚胎的保存费用），那么并不要求诊所继续保留胚胎。人的特殊性是指人的价值，因此不能强迫他人与其行动保持一致。并且与其行为保持一致也应是自愿和协商的。

这就意味着卫生机构应该考虑到他们对胎儿和胚胎道德地位的看法及这种看法对医疗实践的影响。了解相关的法律知识是非常重要的。一个人应该尊重其他人的观点，这种尊重可能受到法律和自己职业道德的限制。社会条文和特殊观点能帮助一个人决定专业实践的限制和患者的要求，同样协商和解释应当是开诚布公的。

如果孕妇的行为可能会伤害胎儿或使之死亡，医务人员应该怎么办？

这是一个难以处理的事情。医务人员首先应该了解拒绝推荐治疗或坚持危险行为的原因。如果是由于害怕或是误解，那么宣教和同情能够有所帮助。在孕妇的允许下，医务人员能够从与患者有紧密关系的人中求得帮助。如果孕妇不具备决策能力，她需要一个能替她做出决策的代理人。如果能证明孕妇了解其处境和后果，选择合情合理，我们应该尊重其自主权和无伤害原则。我们的社会不会为了他人的利益，甚至孩子而强迫母亲接受手术。孕妇有维护自身健康的权力。美国妇产科医学院称仅在非常罕见的情况下，在衡量孕妇权利、医患关系的重要性后，在难以评估宫内胎儿及预测胎儿和孕妇结局的情况下，才对法院发出强迫对孕妇治疗的传票加以考虑（ACOG 2004）。

一些合法行为可作为对怀孕妇女实施犯罪的手段。对这些行为的公正性已引起了高度关注。例如决定谁去参加新药临床试验就是不公正的。另一些则疑问为什么采取行动反对妇女使用可卡因，而对酗酒或抽烟的妇女却毫无限制。许多卫生机构害怕医疗服务和警察行为之间的关系会阻碍妇女寻求医疗服务。公正、尊重自主权、有利和不伤害原则鼓励卫生机构注重尊重妇女的正确行为方式，例如宣教、讨论和协商。

关 键 点

- ▶ 一个有能力的患者可以拒绝即使是挽救她生命的治疗措施。
- ▶ 怀孕时妇女们保留所有的权利。
- ▶ 良好的交流沟通能够防止产生一些伦理学问题。
- ▶ 伦理学决定要求有良好的判断并考虑到各方面的关系。
- ▶ 开放的思维和经验有助于卫生机构在维护道德完整性的同时尊重人们的各种道德信仰体系。

第 3 章 妇产科伦理学

病 例 3-1

患者女性，42 岁，因严重出血和疼痛药物治疗无明显改善，而准备择期行子宫肌瘤切除术。在签署手术同意书时，她被告知手术过程中可能出现最严重的并发症要切除子宫。她坦率地拒绝在任何条件下行子宫切除术，但仍然想接受子宫肌瘤切除术。

A. 还需要获取患者的哪些信息？
B. 假如她完全理解并继续拒绝，有何伦理学问题？
C. 在什么基础上作出决定，你的选择是什么？

病 例 3-2

患者女性，14 岁，因淋病和梅毒就诊。她信任地告诉你她有多个性伴侣，并不能确定谁传播了疾病。因每周末都有约会她很自豪。她感到伴侣使用避孕套会很不舒服，说这会破坏情绪。当建议她告诉父母时，她拒绝了。因为不想让父母知道，因此她来到诊所而不找她的家庭医生。

A. 这里涉及哪些伦理学问题？
B. 你的替代选择是什么？
C. 你进一步想知道的信息是什么？

病 例 3-3

一个妊娠 28 周的孕妇由于癫痫发作伴有短暂的意识丧失而被送到急诊室。意识清醒后她承认使用酒精和可卡因。她拒绝胎盘早剥的检查并反对医生的建议想离开医院。

A. 你想获取哪些信息？
B. 这里涉及哪些伦理学问题？
C. 你的替代选择是什么？作出选择的依据是什么？

病例 3-4

患者女性，33岁。在入院行第5次剖宫产时，要求医生在分娩后结扎她的输卵管。她已有7个孩子不想再生育了。她要求对其丈夫保密。他不相信避孕。然而他们照料孩子们已有困难，她还担心自己的健康，更复杂的问题在于她的医疗费用是由医疗援助付费的。该州规定在绝育后30天的等候期过后才能付费。唯一例外是出现威胁生命的急诊。

A. 你想获得什么信息？
B. 这里涉及哪些伦理学问题？
C. 处理这些问题有哪些选择？
D. 做出选择时应考虑哪些因素？

病例 3-5

一对夫妻有10个胚胎冷冻在诊所已经7年多了。你告知该夫妻此阶段的胚胎长成健康宝宝的机会微乎其微。然而夫妻俩认为毁坏胚胎将会杀死他们的孩子。他们愿意继续付费储存并希望有人会采用胚胎。

A. 你想获取什么信息？
B. 这里涉及哪些伦理学问题？
C. 你会考虑哪些选择和如何进行选择？

病例 3-6

通过体外授精，一个妇女有三胎妊娠。她想减胎至单个妊娠，因为她还没有准备好一次抚养多个孩子和减少并发症的几率。她要求存活的胎儿为男孩，因为她和她丈夫都想要一个男孩。

A. 在你决定是否答应她的要求之前你需要什么信息？
B. 这里涉及哪些伦理学问题？
C. 哪些伦理学考虑将会影响你的决定？

病例 3-7

能进行产前检测的遗传学疾病迅速增加。假设你计划对妊娠患者提供产前遗传学检测。

A. 你会限制检测类型吗？原因是什么？
B. 如果这样，你决定检测的标准是什么？

参考文献

ACOG (American College of Obstetrics and Gynecology) Committee on Ethics (2003-2004). Patient choice in the maternal-fetal relationship. In Ethics in Obstetrics and Gynecology. Washington, DC: American College of Obstetricians and Gynecologists 2004.

Beauchamp TL, Childress JF. Principles of Biomedical Ethics, Fourth Edition. Oxford, UK: Oxford University Press 1994.

Benhabib S. The generalized and the concrete other: The Kohlberg-Gilligan controversy and moral theory. In Kittay EF, Meyers DT. (eds.), Women and Moral Theory. Savage, MD: Rowman and Littlefield 1987; 154-177.

Gauthier CC. Moral responsibility and respect for autonomy: Meeting the communitarian challenge. Kennedy Institute of Ethics Journal 2000; 10 (4): 337-352.

Gilligan C. Moral orientation and moral development. In Kittay

EF, Meyers DT. (eds.), Women and Moral Theory. Savage, MD: Rowman and Littlefield 1987: 19-33.

Held V. Feminism and moral theory. In Kittay EF, Meyers DT. (eds.), Women and Moral Theory. Savage, MD: Rowman and Littlefield 1987: 111-128.

Hill TE Jr. The importance of autonomy. In Kittay EF, Meyers DT. (eds.), Women and Moral Theory. Savage, MD: Rowman and Littlefield 1987: 129-138.

Hoffman DI, Zellman GL, Fair CC, Mayer JF, Zeitz JG, Gibbons WE, et al. Cryopreserved embryos in the United States and their availability for research. Fertility and Sterility 2003; 79 (5): 1063-1069.

McLeod C. Self-Trust and Reproductive Autonomy. Cambridge, MA: MIT Press 2002.

Mann J, Gruskin S, Grodin M, Annas G. (eds.), Health and Human Rights. New York, London: Routledge 1999.

Meyers DT. The socialized individual and individual autonomy: An intersection between philosophy and psychology. In Kittay EF, Meyers DT. (eds.), Women and Moral Theory. Savage, MD: Rowman and Littlefield 1987: 139-153.

Miller BL. Autonomy and the refusal of lifesaving treatment. Hastings Center Report 1981; 11 (4): 22-28.

O'Neill O. Paternalism and partial autonomy. Journal of Medical Ethics. 1984; 10: 173-178.

Purtilo R. Ethical Dimensions in the Health Professions Third Edition. Philadelphia: W. B. Saunders 1999.

Sen A. The economics of life and death. Scientific American 1993: 40-47.

Sherwin S. No Longer Patient: Feminist Ethics and Health Care. Philadelphia: Temple University Press 1992.

Walker MU. Moral Understandings: A Feminist Study in Ethics. New York, London: Routledge 1998.

病例答案

3-1A 学习目的：考虑改善潜在风险的沟通方法和评估患者的理解程度。

患者拒绝子宫切除的原因可能有许多。确保患者充分理解子宫切除可能是挽救生命的必要方法，这一点是非常重要的。她可能对切除子宫后引起的身体和社会后果有误解。同样重要的是评估她的拒绝是否为自愿，并且应让患者放心只有在为挽救生命或保证健康所必需时才行子宫切除术。

3-1B 学习目的：认识对患者的权益和自主权负责之间进退两难的处境。

当有理由确信患者有决策能力时，要了解她的意见，其行为是否自愿，最终由她自己作出决定。只要不让他人处于风险中，她能最后作出决定，即使医生认为是患者自己在冒险。重要的是要记录医生是如何判定患者具有理解和决策能力，并记录患者拒绝子宫切除。

3-1C 学习目的：理解职业自主权。

尊重患者的自主权并不意味着医生对患者百依百顺。如果在你的专业领域里你认为患者的要求超出了合理医疗的实践范围，明显侵犯了你的道德信仰或要求你做违反意愿的事情，可指点她就诊于其他水平相当或更高的专家。用尊重患者的方式解释你的理由，尽可能向其暗示转诊是医生在帮助她。

3-2A 学习目的：认识青少年作出关于避孕和治疗性传播疾病决定的复杂性。

不同的州有不同的关于未成年人寻找和接受性传播疾病治疗和避孕权利的法律。大部分州允许一些治疗可以不经父母同意，这类治疗是保密的。然而此种状况又是复杂的，因为你会怀疑一个未成年人的决策能力并担心她的决定可能会使她陷入危险。

3-2B 学习目的：确定你的选择符合法律。

如果认为未成年人缺少决策能力,你有选择与其父母或监护人接触的权利。这与你认为一个成年人缺乏决策能力因而与其亲属接触的情况一样。然而,如果考虑此选择,你应确信已对该未成年人的能力作了一个公正的评估,而不是因为她的年龄或是你不同意她的决定而进行过分干涉。另外,与如前所述保密的其他决定一样,你应该首先告诉患者你准备和她的父母或监护人接触的计划。这会缓解患者潜意识里的信任被侵犯的感觉。

3-2C 学习目的:了解可能有许多不让父母/监护人知道的合理理由。

允许未成年人在未经父母同意时接受性传播疾病治疗的主要理由是鼓励她们接受治疗。然而,在有些家庭中家长对于一个未成年人性活动的认识可能使她处于危险中。另外,一些例子可能涉及近亲交配。关心并尊重地与未成年人进行交谈,了解她为什么希望保密,可以发现其他问题。进行一次关于如何在服用处方药物的同时而不让其父母知道此事的现实讨论也是有帮助的。

3-3A 学习目的:熟悉与此情境相关的信息。

你需要评估一个患者的决策能力,询问她为什么不愿意接受检查而选择离开是进行评估的方法之一。如果她的理由不合情理,她可能缺乏决策能力。她理解接受治疗和拒绝治疗的利弊是非常重要的。这包括服用可卡因对她的生命威胁和孕期服用可卡因对胎儿的危险。非常重要的是她要知道医务人员关心的是她的健康。在这种情况下,患者极少对医生有信任感。

3-3B 学习目的:迅速辨别可能的伦理学问题。

妇女的行为增加了她们自己和胎儿的发病率和死亡率。在尊重妇女自主权和保护她们及她们的胎儿免受重大危害之间出现了矛盾。一个药物成瘾的人拥有多大程度的自主权也是一个问题。一些地区已经起诉怀孕期间让胎儿暴露于非法药品的妇女。这给沉溺于某种药品中的妇女在医疗机构分娩造成了阻碍。医务人员感到了在鼓励此类高危妇女去医院诊治与对此类患者使她们的孩子处于高危状态并感到愤怒之间的冲突。

3-3 C　学习目的：考虑你的选择并懂得如何从中选择。

无论你作出的决定是否基于治疗结果、价值和医务人员医德，你的选择都是一样的。如果该妇女缺乏判断能力，你可以开始强迫治疗。在大多数情况下，一旦药物作用逐渐减弱，她将恢复决策能力。如果她恢复决策能力，你必须在尊重她的决定或违背她的意愿强迫治疗两方面选其一。伦理学理论几乎不会支持后者，甚至实利主义者会关注远期效果。强迫她可能会救了她的孩子，但是你必须考虑到当她和任何其他妇女知道发生在她身上的事情后对医患关系的影响，长远来看弊大于利。你最佳的选择是得到她的信任并且尽你所能鼓励她得到她需要的治疗。法律强制不是医务人员的职责。任何视卫生保健等同于法律强制都是在潜在地逐渐破坏卫生保健的目标。由于信任的丧失最终会导致对母亲和孩子更坏的结果。这将导致寻求治疗的减少。

3-4 A　学习目的：熟悉与患者要求相关的信息。

你应寻找能够表明患者是否经过周密考虑且合理选择的信息。对实际选择输卵管结扎来说，有何医疗风险和益处，在她的治疗中需要考虑到是否存在其他情况（例如家庭暴力）。你也必须知道所在州的法律与法规对绝育手术费用的规定。如果她不得不对输卵管结扎付费，则更难以向其丈夫隐瞒此事。

3-4 B　学习目的：了解隐私权的意义。

在这种情形下，妇女享有控制自己身体的权利，然而这是一个消极的权利。社会必须保护妇女控制自己身体的权利。最高法院就计划生育规定丈夫无权控制妻子的身体。然而社会并不需要提供给她们做手术的方式（这种情况下，指的是金钱）。等待做绝育手术的程序需要一段时间的理由之一是患者可在之后的时间内改变她的想法。然而，人们看到一个潜在的不公正，即贫穷妇女比其他妇女就发生在她们身上的事情拥有更少的发言权。

3-4 C 学习目的：考虑选择。

除非输卵管结扎术为妇女健康所必需，大多数法律允许有等待期。可以选择施行免费的输卵管结扎术。如前面提到的，妇女还可以用其他方法避孕，如果她希望的话，可以继续秘密地使用。

3-5 A 学习目的：确定评估病例的重要信息。

重要信息可能包括（但不局限于）夫妻双方在胚胎生成前签署的原始契约书的内容，超过7年的冷冻胚胎发育成健康胎儿的几率，采用此期胚胎发育成胎儿的可能性等。

3-5 B 学习目的：确定存在的伦理学问题。

有三个主要问题：知情同意、强制性签约和不伤害原则。第一，该夫妻是否被充分告知他们的选择和同意体外授精前是否了解冷冻胚胎的成活率。他们之前是否已经理解所提供信息？他们是否理解目前所提供给他们的信息？他们所作的决定是否为自愿的？如果重要内容被拒绝或更改合同可能会无效。另一个重要因素是环境或信息本身发生了相对改变，例如对胚胎存活能力的了解或夫妻双方对胚胎价值的观点。不伤害原则问题（尤其是不伤害）适用于该夫妻、胚胎以及那些可能采用胚胎（儿）的人们。

3-5 C 学习目的：考虑选择。

对于这个问题没有明确的一致意见。继续冷藏胚胎对夫妻的伤害最轻。然而，允许他们将胚胎转移到另一个存储处也是可以接受的。关于对发育成胎儿潜在危险的争论有两个难点。一个是现实的矛盾。一个人能允许他们生存的方式被伤害吗？由于没有使用过长期保存的胚胎，使用这些长期保存胚胎的危险尚不清楚。因此在尚未充分了解这些危险的前提下不得不作出决定了。

3-6 A 学习目的：沟通的重要性。

知情同意是医患之间的一个交流沟通过程。对于患者来说，被告知和理解她要决定之事的相关信息是非常重要的。

医务人员需要倾听他们的患者,从而获得对于决策有重要意义的信息。

3-6 B 学习目的:明确可能的伦理学问题。

无论何种原因,法律上一个妇女有权在胚胎没有存活力之前结束妊娠。然而,在该病例中,要求一个特定性别的孩子可能使医务人员很为难。关于医务人员是否要求其丈夫在场讨论性别选择的问题尚有许多疑问,由于需要确定男性胎儿位置,该妇女的要求增加了并发症的危险(如果有)。

3-6 C 学习目的:职业道德的权利。

医务人员在执行基于性别要求的最后选择时会觉得为难。如果这种治疗有悖于他们的道德信仰,医务人员可以拒绝提供这种治疗。然而,医生不能抛弃患者。患者必须被转至另一个同等的或更好的医疗机构。另外,被转诊不应该使患者处于受到伤害的危险。在面临这种具有挑战性的情形前,考虑自己的信仰是非常重要的。

3-7 A 学习目的:考虑产前遗传学检测中的伦理学问题。

产前遗传检测是非常有益的。在某些病例中,产前检测的结果能够改善对高危妊娠的处理。在其他情况下,可以早期发现致命性的情况并能提供选择结束妊娠。然而,产前检测后患者还能因医务人员认为无关紧要的问题甚至与健康无关的情况(例如性别或血缘关系)而要求终止妊娠。产前遗传检测也能够提供其他人的信息,如代孕者的情况。遗传学家在帮助人们了解遗传学结果方面是有用的,如一些疾病是由于遗传和环境的联合作用引起的,而一些疾病直到成人期才表现出来。

3-7 B 学习目的:考虑你的观点。

面临这些情况时,考虑好自己的观点是有用的。考虑这些观点是否受无意识的偏见或差别影响,这都能有助于更好地理解患者并与她们沟通交流。

(陈 梅译 吴寿岭校)

第4章 医学生实践技能

医学生在妇产科实习期间将会学到许多基本技能,其中包括急诊和巡诊所需的技能。有些技能如手术室操作和放置导尿管,是其他专科轮转时必要的技能。本章将讲述一些在该科实习期间需要掌握的重要技能。

▶ 简单交谈和检查

在医院和流动诊室如何与患者交谈?

保持职业态度,敏锐感知患者的情绪和想法。进诊室前先敲门以提醒患者,告诉患者你是一名实习生,并介绍为其诊治的医务人员。尽可能在患者未脱衣前与患者交谈。切记你所面对的患者因年龄和文化背景的差异需要区别对待,如果有任何疑问,最好用最后的名字称呼患者。

如何使用窥器和双合诊检查?

冷静、理解和专业性很重要。始终想到要让患者感觉舒适,告诉患者下一步将要实施的检查措施。在插入窥器前,首先用手指分开阴唇,为了防止拉拽皮肤和阴毛,在插入窥器的过程中需要保持阴唇分开,插入窥器要缓慢轻柔,有时需要部分打开窥器寻找宫颈。检查完成后,顺着插入窥器的角度退出。

给妇科患者行双合诊检查以及给产科患者行经阴道双合诊检查时,同样需要动作轻柔,并告诉患者检查方法。采用上述方法用手指将阴唇分开,然后用另一只手指插入阴道检查,检查手指僵硬会引起患者的不适感。除非需要寻找特殊病因，一般无需将手指深入到盆腔进行检查。手指应保持弯曲和放松，检查妇科患者时，放在腹部的手同样要保持弯曲。

▶处理住院患者的技能

如何阅读胎儿监护图？

胎儿监护图上有两个图形，下面部分是分娩力计监测数据，由放置在孕妇腹部的体外装置获取。分娩力计监测数据反映了子宫收缩的频率和持续时间。如果用宫内压力导管取代分娩力计监测，就可确定子宫收缩强度。在这种情况下，可用 Montevideo 计量单位计算子宫收缩力，这有助于确定子宫收缩是否充分。记录 10 分钟内的 Montevideo 数据，计算出每次收缩力峰值与基线值之间的差值，然后相加。若数值等于或大于 200mmHg 就可以分娩。

胎儿心脏记录图包括数项内容，应按一定顺序阅读解释。首先确定基础胎心率，其正常范围为 120~160 次/分，>160 次/分为胎儿心动过速，低于 120 次/分为胎儿心动过缓。之后评估基础胎心率短时或长时变异。长时变异呈波浪状，代表每分钟和每小时的胎心变化，结果分为正常、减少或缺乏。通过宫内胎儿头皮电极可获取短时变异。短时变异是指每个胎心率之间的差异。加速性胎心率是胎儿健康的标志，特别是记录到加速性胎心率反应时。胎心率反应性是指存在 2 次加速性胎心率即大于基础胎心率 15 次/分，并且在 2 分钟内持续 15 秒。

胎儿心脏记录图还可检查心动减速（图 4-1）。减速分为三类：早期型、变异型、晚期型。早期型减速与宫缩高峰期同时出现（减速波呈"U"形，与收缩波呈镜像对称），其原因为收缩时胎儿头部受压，收缩结束后，该减速波也消失。变异型减速与收缩不同步，减速波型也不相同。变异型减速与收缩时脐带受压有关,其过程是首先脐静脉受压,随后脐动脉受压,因此在减速前会出现一次反射性加速(常称为"肩"形变化),表现为V形肩图形。晚期型减速是指出现在收缩峰值之后的减速,这种情况发生在子宫胎盘功能不全时。

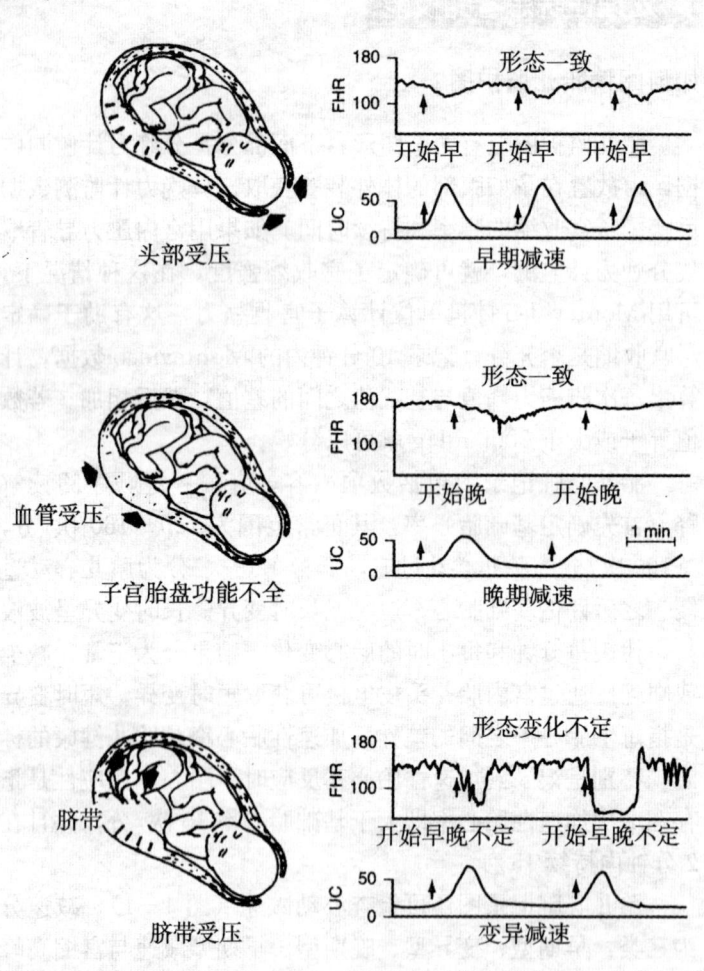

图4-1 胎心监护上所见的各型减速。FHR,胎心率;UC,宫缩。(From Mattox JH. Core Textbook of Obstetrics and Gynecology. Philadelphia: Mosby 1998.)

对于妇产科患者，如何正确使用胎儿、盆腔、腹部和经阴道超声检查？

经腹、经阴道和经会阴超声对检查盆腔及腹腔内结构非常有帮助。经阴道超声对早期宫内妊娠是非常有用的。当血清β-人绒毛膜促性腺激素（β-HCG）>1500mIU/ml需要排除异位妊娠时，超声检查可确诊宫内妊娠。当试图诊断自然流产和稽留流产时，需要早期记录胎心搏动情况来确诊。利用经阴道超声很容易查出卵巢和附件的肿块、囊肿和扭转以及子宫内膜病变。

经腹超声常用于下列情况：子宫肿块较大进入腹腔、较大的附件肿块、膀胱病变以及血清β-HCG>4000mIU/ml的宫内妊娠。行经腹超声时需要要膀胱完全充盈，而经阴道超声时需要排空膀胱。产科检查胎盘时需要侵入性较小的检查措施，这时可行经会阴超声，如妊娠晚期出血及前置胎盘。多普勒超声可用于妊娠期心脏运动及血流检查，也可用于附件血流检查。在超声检查时骨和肌肉回声密度大而表现为白色（特别是骨）；而气体和液体为低回声，表现为黑色。

术前如何正确刷手？

实习生应该完全掌握术前注意事项并在进入手术室之前复习这些规章。任何时候进入任何一间手术室之前，应保证穿好鞋套，戴上帽子口罩，保证头发和胡子不外露，并摘除所有的饰品。在正常情况下，手术室人员包括台上刷手护士（已经刷手完毕并穿上手术服）和台下巡回护士。巡回护士不用刷手，只负责手术室内非无菌事务。刷手护士需为手术人员准备和传递无菌器械和手术设备。向刷手护士和巡回护士作自我介绍，如果你自己穿戴衣服和手套时请让他们帮助并告诉他们你的手套号码。

在住院医师、外科主治医师或护理人员的指导下协助做一些患者的准备工作，然后进行刷手。使用消毒刷清洗你的手和上肢，洗液包括聚维酮碘或其他洗液如氯己定。清洗指甲。双上肢从手指到肘部全部皮肤表面都应清洗 5 分钟（或与手术人员清洗同样长的时间！）。双手应保持在肘上水平位置，洗涤完毕后，双手应上举，这样水就会从指尖流到肘部（从清洁处流向非清洁处）。有些手术室现已使用氯己定或乙醇溶液的洗手液来进行无刷消毒。

怎样正确保证无菌操作技术？

在手术室，你的双手应始终保持在肩和腰之间。进入手术室，伸手，刷手护士递给你毛巾，擦手时身体前倾，防止毛巾接触身体，动作轻柔地从指尖向肘部逐步擦干，然后捏住毛巾一端将其转到另一只手上，采用同样的方式擦干将毛巾扔进指定容器内。刷手护士递给手术服，实习生将双手从袖口处放入并向前伸，巡回护士会从后背系紧手术服。下一步就是戴手套，先用袖套内的一只手拉另一只手臂上的手术服，露出一只手，这时刷手护士会拿来一只手套帮你戴上，戴上手套后可用这只手拉上袖口，刷手护士会递给第二只手套，伸开第二只手就可戴上手套。为了减少职业性接触体液，建议戴两副手套。

然后通过转身将手术服系紧，拉开手术服前面贴有标记的短带，把标记递给其他人，自己转一周，拉紧带子，紧紧拉住标记的人拽出的带子，你在前面就可以系紧你的手术服。

在患者盖上手术大单前，实习生双手应一直举在胸前，站立在指定位置。需要时刻注意周围的情况，如手术台、手术器械和人员。当站在患者旁边时，臀部应靠近手术台，双手放置在患者覆盖的手术大单上。除非有住院医师和主治医师的指示，否则绝对不能动手术器械。双手尽可能地轻微移动，从而最大限度减少触碰缝针和手术刀片。突然移动避让时常会发生意外事件。保持冷静是非常重要的。记住：一旦消毒，就不能自己去调整口罩和眼镜，需要请求别人的帮助。如果自己受到污染应告诉手术团队。

可能要求实习生完成哪些住院患者的基本操作检查和体液分析?怎样做?

导尿管置入术

该操作为无菌操作,包括使用无菌手套、局部消毒和铺无菌单。女性患者应呈典型的"蛙腿"样体位(双足并拢,双膝弓形并分开),无菌单置于两腿之间。Foley管套装包通常包括装在注射器内的润滑油、含10ml无菌液体的注射器、一袋聚维酮碘、棉球和塑料镊子。将装有水的注射器与Foley管球囊口连接,将水注入球囊,检查球囊是否漏气,然后将水抽回注射器。将3~4个棉球蘸上聚维酮碘备用。

用非优势手分开阴唇,以便清楚看到尿道口,第一次用聚维酮碘棉球用力压尿道口,随后用棉球向下擦拭尿道口三次,再用优势手拿起Foley管浸入润滑油,之后将其插入尿道口,直到尿管内出现尿液,将水注入球囊,取下注射器。如果是在手术室操作,可由麻醉医生和手术医生决定Foley管放置的位置,如在大腿上下或左右。

放置胎儿头皮电极

戴无菌手套进行阴道检查。由护士或住院医师递上电极和塑料护套,在探查手指的引导下将护套送入宫颈内,放置在胎儿两侧颅缝的头皮上,并在外面顺时针旋转电极调整位置。放好电极后,拿走护套,通过母亲大腿上的连接护垫将导线与监护器相连。这种内置胎儿头皮电极可以监测到胎儿的各种心音。

放置宫内导管

此导管只在羊膜囊破裂后才能放置。戴上无菌手套检查宫颈,通过探查手指引导将宫内导管/护套送入宫颈,在宫内仍保留护套并继续送入宫内导管。如果宫内导管送入困难,退出并调整护套的位置。为了确定位置,嘱患者咳嗽,压力读数应超过基线值。

人工破膜

戴无菌手套检查宫颈。胎儿头部应与宫颈嵌合良好，不存在冲击征（当推胎儿时胎儿反弹撞击手指）。将羊膜钩伸入阴道，保持钩面对着检查手。当接近羊膜时转动羊膜钩，钩会自动勾住羊膜，旋转180°切破羊膜，这时手仍需留在宫颈内以防止脐带脱出。如果触到搏动团块，应推起胎头，并求援立即剖宫产。此时需要持续托举胎头，直至手术医生请您把手移开。

脐带血气分析

脐带通常有三条血管：一条大静脉和两条小动脉。可用血气包来进行脐动脉血气分析。用血气包里的针和注射器从其中一条动脉抽血，移开并适当处理针头。用肝素帽封住注射器。将采取的标本放入冰中，并在1小时内送往实验室检查。

动脉血气分析

这是一项无菌操作，用一次性血气分析包里的针和注射器抽取动脉血。首选桡动脉，做Allen试验。确定桡动脉和尺桡脉搏动，而后加压，阻断血液，抬手，指尖应该变得苍白。去除尺动脉压力以检测尺动脉供血的完整性。如果手再次变成粉红，就可以按程序在此侧桡动脉抽血。准备一个冰袋，用聚维酮碘擦洗手腕，用三支棉签由内向外进行三次消毒。然后伸开手臂，低于心脏，用两指尖触摸桡动脉脉搏，以估计深度位置。

将针头倾斜以45°角刺入桡动脉。这将会使患者非常不适，应提前向患者说明。鲜红色的动脉血将充满注射器，反之，暗黑色的则是静脉血，然后从手腕拔出针头并按压数分钟。适当处理针头，用肝素帽封住注射器，装进冰袋送往实验室。以同样的方法抽取股动脉血。触到股动脉搏动，使用血气分析包里的长针头。因为是较大的动脉，穿刺位置需要较长时间按压。

遇到异常的化验结果该怎么办？

根据标本和检测方法，每所医院都有自己实验室的正常值。记住你是临床小组中的一个重要成员，所有有效的实验室数据都应该告知你的小组成员，包括住院医师和主治医师。他们将对实验室结果进行评估，决定随后的治疗。

如何拆除常用的缝合钉和缝线？

供应室提供 U 形钉和拆线包。去除缝合钉和拆线后，需用无菌绷带固定皮肤边缘。去除缝合钉，使用带有钳子的一次性缝合钉拆除器。把钳子放在每个钉子下面并挤压把手，钉子弯曲并自动拆除。拆除钉子后，用无菌绷带相隔1cm左右垂直地包扎切口。拆线时，用镊子提起结并剪断缝线的一端。拉起结完整地拆除缝线，包上绷带。拆线和取缝合钉只能在住院医师或主治医师的指导下进行。缝合钉通常在术后 5 天拆除。

如何检查术后切口？

开始所有切口都有触痛。手术后 12~48 小时应该更换敷料。与同学讨论什么时候更换敷料。注意切口颜色。如果发亮、极度肿胀、出现红斑时，应向上级医师报告。用戴手套的手触碰切口，注意伤口是否变硬。记录伤口的任何分泌物或气味。所见的结果都必须向团队汇报。经常查看切口的绷带、缝合钉或缝线。

▶ 门诊技术

如何开始盆腔检查?

所有盆腔检查都必须有一名女助手在场。使患者处于截石位。选择阴道窥器:未经产妇选择"Pederson"(直叶片)窥器,经产妇选择"Graves"(宽大的"鸭嘴式")窥器(图4-2)。一只手分开大阴唇,另一只手将阴道窥器充分插入阴道。动作要轻柔,缓慢进入。推开可能被叶片夹住的阴唇和阴毛,寻找子宫颈。宫颈可在前面或后面,所以需要上下移动窥器寻找。一旦窥器完全进入并充分暴露子宫颈,即可拿开用来分开阴唇的手,拧紧螺丝帽,固定阴道窥器。

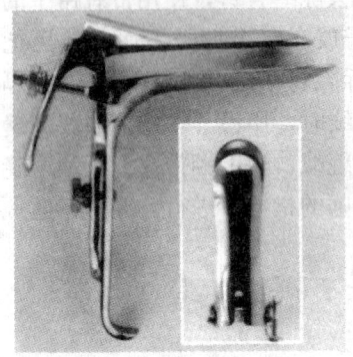 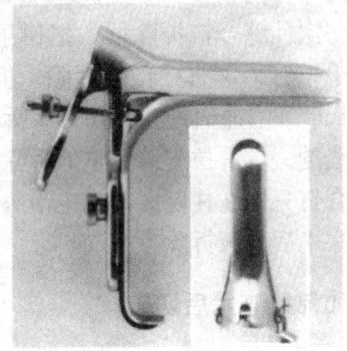

图 4-2 Graves 阴道窥器(左)和 Pederson 阴道窥器(右)。(From Stenchever MA, et al. (eds.), History, physical examination, and preventive health care. In Stenchever MA (ed.), Comprehensive Gynecology, Fourth Edition. Philadelphia: Mosby 2001: 137 - 154.)

如何正确获得宫颈巴氏涂片?

如果宫颈有渗出液,用无菌棉拭子轻轻擦拭宫颈去掉分泌物,然后取宫颈涂片。取 2 个标本:一是在宫颈外口用一次性刮板刮取,另一个用细胞刷刷取(图 4-3)。首先用刮板,每个刮板末端有长短两角。用长角伸进子宫颈,旋转360°取出,递给助手。将细胞刷放入子宫颈口,顺时针转180°,再逆时针转180°,然后将其交给助手。将2个标本涂抹在玻片上并用固定剂固定。目前更常用液基细胞学,用同样的方法收集宫颈细胞样本,分别将细胞刷和刮板在小容器内保存液中旋转数下,封闭容器贴上标记。此标本可以用来进行人乳头状瘤病毒(HPV)分析。

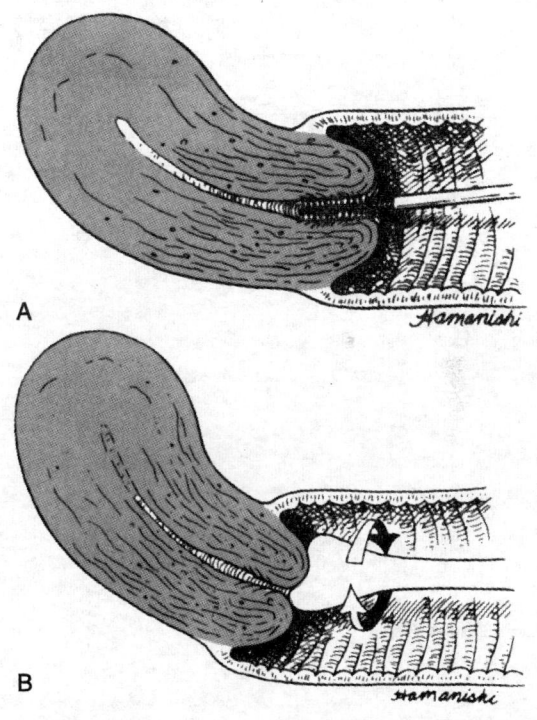

图4-3 (A)用细胞刷从宫颈管内获取细胞;(B)用Ayers刮板从移行区获取细胞。(From Stenchever MA, et al. (eds.), History, physical examination, and preventive health care. In Stenchever MA (ed.), Comprehensive Gynecology, Fourth Edition. Philadelphia: Mosby 2001:137-154.)

如何获取宫颈培养标本?

衣原体和淋球菌培养是常规培养,用 1~2 支棉签放在宫颈上 15 秒即可。阴道分泌物检查常用以确诊阴道炎。用棉签擦拭阴道侧壁后放入一个装有 2 滴生理盐水的试管内。用棉签涂片后盖上玻片立即在显微镜下观察,寻找线索细胞、滴虫和酵母菌菌丝。

(陈 梅译 吴寿岭校)

第2部分

患者的临床症状、体征和异常的实验室数据

第5章 闭 经

▶ 背景

什么是闭经？

闭经是指月经停止至少6个月。然而，临床医生认为月经停闭超过3个周期为闭经。

闭经的分类

闭经可分为原发性和继发性。通过这些分类方法，临床医生可进行鉴别诊断。闭经可由于无排卵、生殖系统的结构和染色体异常所造成。

▶ 原发性闭经

什么是原发性闭经？

原发性闭经是指年满14岁无月经来潮且无第二性征发育，或年满16岁无月经来潮无论有无第二性征发育。第二性征是指乳房发育和腋/阴毛的生长，标志着青春期的开始。

病因学

原发性闭经如何分类？

根据有无子宫和乳房的发育情况，对不同个体进行分类。下面列举了各种临床表现可能的病因及特征。

Ⅰ. 有子宫，无乳房发育
   A. 性腺功能障碍：促性腺激素分泌增多，性腺功能减退

- 促卵泡生成素（FSH）值异常升高达到绝经后水平
- 常因染色体异常、发育和遗传性疾病所致
- 雌激素缺乏

特殊病因

 i 性腺发育不全
- 特纳综合征：45XO
- 躯体异常：身材矮小（<152.4cm）、蹼颈、第四掌骨短小、肘外翻
- 条索状性腺取代正常卵巢组织

 ii 单纯性腺发育不全：46XX 和 46XY
- 可能有条索状性腺或无性腺发育
- 基因遗传性疾病
- 正常身高和表型
- 正常卵巢组织被条索状性腺取代

 iii 其他性染色体异常
  a. 45XO 嵌合体：XO/XX，XO/XXX，XO/XX/XXX
- 正常外生殖器
- 除 45XO 个体外更少见解剖异常
- 少数（20%）可能有月经和排卵

  b. X 染色体的结构异常
- 长臂缺失（Xq）：没有躯体异常
- 短臂缺失（Xp）：表型类似特纳综合征

 iv 酶缺陷：17α-羟化酶缺陷
- 46XX 染色质组型
- 非常罕见
- 卵巢功能衰竭伴雌激素缺乏
- 正常的女性内生殖器
- 皮质醇水平降低，促皮质素（ACTH）和盐皮质激素水平升高
- 过度钠潴留和血钾排泄引起的高血压和低

第 5 章 闭 经

  血钾
  - 需要雌/孕激素替代疗法和皮质醇替代疗法
B. 中枢神经系统-下丘脑-垂体轴失衡
  - 特点是促性腺激素水平和血清雌激素水平均低
  - 病因包括遗传性和后天获得性疾病
  1. 促性腺激素释放激素不足引起的促性腺激素分泌不足并引起的性腺功能减退
     - 血清 FSH 和黄体生成素（LH）水平降低，原因包括：
       □ Kallman 综合征是最常见的原因：缺乏弓状核的完全发育，无促性腺激素释放激素（GnRH）的分泌并伴有嗅觉缺失。
       □ 下丘脑性闭经可以是获得性病因：过度运动、长期紧张、营养缺乏。目前认为，低体重与过度运动和营养性闭经的关系密切。在这三类闭经中，紧张起着重要作用。
       □ 下丘脑的破坏性病变（如肿瘤、放射和肉芽肿性疾病）少见。
  2. 垂体肿瘤
     - 垂体腺瘤：最常见的是催乳素瘤（血清催乳素值升高可明确诊断），常引起溢乳。高催乳素血症对促性腺激素释放激素的分泌起负反馈作用。
     - 其他腺瘤罕见。
     - 需要 CT 或 MRI 协助诊断。

Ⅱ. 无子宫，有乳房发育
  A. 雄激素不敏感综合征（睾丸女性化）
    - 雄激素受体合成或功能缺失。
    - 患者具有 XY 的染色体核型，正常的男性生殖器（位于腹股沟或腹腔内），有正常的男性睾酮水平和双氢睾酮（DHT）。

- 靶器官缺乏雄激素受体的功能（内、外生殖器对雄激素刺激无反应）。无男性外生殖器分化。
- 正常男性睾丸产生抗苗勒管激素导致苗勒管退化，不能形成女性内生殖器。
- 外生殖器为正常女性，乳房发育正常，阴道短并且为盲道。
- 性腺有恶变可能，因此青春期发育成熟后应手术切除性腺。
- 典型患者无腋毛或阴毛生长。

B. 子宫-阴道发育不全（先天性子宫缺如、苗勒管发育不全、Meyer-Rokitansky-Kuster-Hauser 综合征）
- 46XX 染色体核型
- 正常卵巢，正常周期性排卵，正常乳房和阴毛/腋毛生长（这是区别于睾丸女性化的临床特征）。
- 子宫缺如，阴道是盲道。
- 往往伴随先天性泌尿系统和骨骼异常，需行静脉肾盂造影。

Ⅲ. 无子宫，无乳房发育

A. 17α-羟化酶缺陷和 17,20-碳链（裂解）酶缺陷
- 罕见。男性或女性染色体核型
- FSH 和 LH 升高（绝经后水平），睾酮正常/低于正常女性水平。所有患者均为女性表型。
  □ 46XY 染色体核型
  □ 存在睾丸（产生抗苗勒管激素，引起苗勒管退化）。结果：无女性内生殖器。
  □ 无男性外生殖器分化。结果：有女性外生殖器。
  □ 睾酮水平低。结果：无男性内生殖器。
  □ 雌激素不足。结果：无乳房发育。

第5章 闭 经

Ⅳ. 有子宫，有乳房发育
　　A. 无排卵性闭经（见"继发性闭经"部分）
　　B. 垂体原因性闭经（见"继发性闭经"部分）
　　C. 流出道（生殖道）异常性闭经
　　　　■ 无孔处女膜（阴道开口处处女膜完整，妨碍经血外流）
　　　　■ 阴道隔膜：苗勒管形成阴道上端时，正常管板未融合消失，继续发育形成阴道隔膜，妨碍经血流出。
　　　　■ Asherman 综合征（医源性最常见，见"继发性闭经"部分）。子宫内膜刮除过度至基底层，功能层不能增生以致闭经。

评估和处理

一旦确定患者为原发性闭经（前面所述），应做哪些检查？根据检查结果应如何处理？

有子宫，无乳房发育

　　该病是由性腺功能低下（促性腺激素水平增加，性腺功能减退）或中枢神经系统-下丘脑-垂体轴紊乱引起的。应首先检查血清 FSH 水平。如果 FSH 水平升高（>30mIU/ml），诊断为性腺功能衰竭。如果 FSH 水平降低（<10mIU/ml），提示卵巢功能正常，可能为中枢神经系统-下丘脑-垂体轴功能紊乱。

　　所有性腺功能障碍的患者都应确定染色体核型。如果染色体核型是 XX，应该检查血清电解质和孕酮水平，以排除 17α-羟化酶缺乏。如果 17α-羟化酶缺乏，可能有高血钠、高血压、低血钾、孕酮和去氧皮质酮水平增加以及 17α-羟化酶水平降低。治疗措施包括雌-孕激素替代治疗。雌激素可诱导乳房发育、骨骺闭合并防止骨质疏松，而添加孕激素能减少子宫内膜过度增生（由无孕激素拮抗使用雌激素引起）。患者还应该接受皮质醇替代治疗。

如果染色体核型是XY型，则诊断为性腺发育不良，并可能存在条索状性腺，除了需要雌-孕激素治疗之外，如果确诊存在条索状性腺，因其具有潜在恶变的可能，必须手术切除条索状性腺。

FSH水平降低的患者存在促性腺激素分泌不足引起的性腺功能减退，所有此类患者需行头颅CT或者MRI检查以排除中枢神经系统肿瘤（见"垂体病变"部分），还需要检测血清催乳素水平。如果头部影像学发现病变，可行药物或手术治疗。催乳素瘤几乎均可使用多巴胺受体激动剂溴隐亭或卡麦角林治疗。促性腺激素分泌不足引起的性腺功能减退患者必须接受雌-孕激素治疗，以促进乳房发育和骨骺闭合。如果功能紊乱是由于运动和营养因素引起的，则减少运动量和增加体重可以解决此问题。当准备生育时可注射FSH和LH诱导排卵。

无子宫，有乳房发育

详细地询问病史和体格检查能明确正常体毛的有无和分布情况、排卵/经期前的症状和基础双相体温（1个多月的清醒状态下，黄体期基础体温上升提示有排卵）。实验室评估应该包括血清睾酮值测定和染色体核型。

如果有上述征象且睾酮水平处于正常女性水平范围内，染色体核型为XX型，则诊断为苗勒管发育不全或Meyer-Rokitansky-Kuster-Hauser综合征（位居第二位的原发性闭经的主要原因）。此类患者有正常的卵巢和内分泌功能，因此不需要性激素替代治疗。如果（子宫和阴道）完全缺失，需要手术重建阴道，如果部分阴道分化形成可使用塑料扩张器进一步延伸阴道。这些患者在代孕母亲的帮助下可能会有自己的孩子。因为这种综合征常并发肾异常，应进行适当的肾影像学检查。

如果以上征象均无，染色体核型为XY型，则诊断为雄激素不敏感综合征。睾酮水平在男性正常水平范围内。然而，由于靶器官缺乏受体、无男性内外生殖器分化，这些患者表现为女性表型，性腺和肾上腺所产生的雌激素和外周雄激素转化而来的雌激素足以使乳房发育及骨骺闭合。一旦青春期发育完成，因为有潜在恶变风险，应手术切除生殖器。必须告知这些患者，因为没有子宫，她们会终身不孕。

无子宫，无乳房发育

如前所述，此类患者非常罕见，应转至内分泌专家进行全面评估（此评估内容超出了本书范围）。通常这类患者必须进行糖皮质激素替代治疗。如果存在性腺，应该手术切除。

有子宫，有乳房发育

这些患者的共同特征表现和诊断类似于继发性闭经。因此，排除下生殖道异常引起闭经后，这些患者应按照继发性闭经予以评估。

▶ 继发性闭经

什么是继发性闭经？

继发性闭经是指以前至少有过一次正常月经的女性月经停止至少 6 个月。

病因学

引起继发性闭经的最常见病因是什么？

妊娠是引起继发性闭经的最常见的原因，评估时必须予以排除。

引起继发性闭经的其他原因有哪些（妊娠的原因除外）？
病史询问和体格检查能得到哪些信息确定病因？

- 甲状腺疾病：甲状腺功能减退和功能亢进都可以引起无排卵和闭经。甲状腺功能减退：疲劳、便秘、体重增加、皮肤干燥和毛发变脆。甲状腺功能亢进：心动过速、皮肤多汗湿润、眼球突出、体重减轻、焦虑和肠蠕动亢进。

- 多囊卵巢综合征（PCOS）：特点为卵巢分泌过量的雄激素（经常引起多毛和/或痤疮）、月经紊乱（包括闭经）和多囊卵巢。多囊卵巢往往伴有肥胖及胰岛素抵抗。
- 卵巢早衰（提前绝经）：化学治疗（化疗）病史和更年期症状（潮热、失眠、阴道干燥和乳房缩小）。
- 卵巢肿瘤：睾丸支持-间质细胞肿瘤以女性男性化、严重多毛、阴蒂增大、颞部光秃为特征。颗粒细胞瘤是以不规则阴道出血为特征，通常迅速（不足6个月）出现症状。
- 垂体腺瘤/催乳素瘤：头痛、肢端肥大、溢乳、视野模糊和库欣综合征。
- 下丘脑性闭经：过度减重，营养不良或饮食失调，例如厌食或暴食症（体态变形、胎毛、低血压、心动过缓），过度运动，情感/心理压力。
- Asherman综合征：宫腔粘连，最常见于终止早期妊娠的宫颈扩张和刮宫术（D&C）过度及创伤或产后出血的D&C。在美国，盆腔结核是极为少见的病因。
- Sheehan（希恩）综合征：严重产后出血引起的腺垂体梗死和坏死。

评估和处理

排除妊娠后，对闭经患者应该首选哪些检查？

评估应首先从实验室检测促甲状腺激素（TSH）、催乳素、FSH、LH、睾酮和脱氢表雄酮-硫酸盐（DHEA-S）开始，随后进行孕激素撤退试验，口服5～10天孕激素，如甲羟孕酮或炔诺酮，产生"人工"黄体期。如果成功会发生撤退出血。此目的是确定该患者能否产生雌激素，使内膜增生产生月经，并确定是否存在功能通道。如果患者有撤退出血且存有一个完整的生殖通道，则诊断无排卵。如果患者有溢乳，应该行头部CT或MRI检查。如果TSH水平升高，则诊断为甲状腺功能减退，患者应服用外源性甲状腺激素。如果TSH水平降低，一般为甲状腺功能亢进所致，应转至内

第5章 闭 经

分泌科进行评估,通常患者很快会恢复正常排卵周期。

当催乳素水平升高(>20ng/ml)并出现溢乳时,应检查垂体以确定病变。继发性闭经最常见的病变是催乳素分泌性垂体腺瘤,催乳素升高,抑制下丘脑的促性腺激素释放激素脉冲式分泌,直接抑制卵巢卵泡生长并引起闭经。分泌催乳素的微腺瘤(<10mm)可用多巴胺激动剂治疗(溴隐亭或卡麦角林),抑制催乳素的分泌,并恢复正常的月经周期。同样,大腺瘤也可用多巴胺激动剂治疗,经治疗后常消退。较少选择手术治疗。

引起无排卵的最常见原因是PCOS。PCOS的临床特点是月经紊乱,如闭经或月经稀发、高雄激素血症、睾酮和/或DHEA-S水平升高。临床表现为多毛和/或痤疮。无排卵患者应进行上述项目的检查以明确是否为PCOS。大部分PCOS患者肥胖且有胰岛素抵抗。此类患者应使用胰岛素增敏剂治疗或口服避孕药。如果患者有口服避孕药的禁忌证,可以每月加服小剂量孕激素(通常每月口服黄体酮10天),以防止子宫内膜过度增生。

如果患者使用孕激素后无撤退性出血,则可能是流出道异常或缺乏卵巢分泌雌激素(促进内膜增殖)引起撤退性出血。使用雌孕激素周期治疗后无撤退性出血,提示缺乏雌激素,需要明确具体原因,是流出道梗阻还是中枢-下丘脑-垂体性腺轴或卵巢的问题。当雌孕激素人工周期后发生出血,说明流出道是完整的。可能是促性腺激素分泌不足,不足以刺激正常卵巢组织的卵泡产生足够的雌激素(下丘脑性闭经或垂体性闭经)或是存在卵巢早衰。

检测促性腺激素水平(FSH/LH)能够区分两种不同的病因。低促性腺激素水平提示某种下丘脑-垂体轴性疾病,如下丘脑性闭经、Sheehan综合征或垂体肿瘤。下丘脑性闭经和Sheehan综合征的患者存在或潜在有雌激素缺乏,必须用激素替代治疗。如果患者不希望出现撤退性出血,则可以每天使用结合或微粒化雌激素(口服或经皮贴剂)加用孕激素治疗。否则，孕激素应仅在口服雌激素的后 12 天加服，以引发规律的撤退性月经。建议适当补充钙。希望生育的患者可注射绒毛膜促性腺激素替代治疗诱导排卵。这些患者因为雌激素缺乏可能存在骨质疏松的危险，应该进行双能 X 线吸收仪（DEXA）扫描以评估骨密度。

促性腺激素水平升高提示卵巢早衰。卵巢早衰是指年龄小于 40 岁而已进入绝经期。在 40 岁以下的妇女中，发病率约为 1%。约 50% 的患者病因未明，已知的病因包括自身免疫性疾病（最常见病因，约占已知病因的 20%；在自身免疫性疾病中，甲状腺功能减退最为常见）、化疗（烷化剂是最常见的一类）、盆腔放射治疗（放疗）、染色体异常（45XO 嵌合体和 47XXX 最为常见）和少见的酶缺失，如 17-羟化酶和半乳糖血症。卵巢早衰患者还可能缺乏雌激素，必须给予激素替代治疗和补充钙（如前面所提），需要行 DEXA 扫描。希望生育的患者建议使用捐赠卵子。

如果患者在雌-孕激素序贯治疗后仍无撤退性出血，可能有流出道梗阻，包括 Asherman 综合征、处女膜闭锁、阴道横隔和苗勒管发育不全。可行体格检查、盆腔检查、子宫输卵管造影和宫腔镜（评估子宫宫腔）以助于诊断，手术治疗能矫正上述的大多数疾病。

药物、应激和体重减轻如何引起继发性闭经？

这些因素破坏了中枢-下丘脑-垂体轴的正常平衡/功能。
药物

必须获得详细病史和使用的药物明细以确定引起继发性闭经的药物。吩噻嗪是多巴胺拮抗剂，因此可导致高催乳素血症，继而引起闭经（机制如前所述）。单胺氧化酶抑制剂可能具有同样的作用。口服避孕药对子宫内膜有抑制作用，在停止服药后，此抑制作用最多持续 6 个月，称为药物后闭经。如果闭经持续超过 6 个月，就应该寻找其他引起闭经的原因。

应激/运动

任何引起生活变化的重大事件都能够产生应激,如家庭成员的死亡、一个新的工作、疾病或环境的突然改变。过度的体力运动同样也产生压力,压力增加和过度的体力运动同样可引起体脂丢失从而降低 LH 和 FSH。这也使得雌激素在代谢过程中由生成雌二醇(正常月经周期中雌激素的主要形式)转化成儿茶酚雌激素(2-羟雌酮)。儿茶酚雌激素增加可降低 LH 水平。增加的儿茶酚雌激素同样能引起多巴胺水平升高。增加的多巴胺可抑制 GnRH 和 LH 的释放。这些共同的效应可引起继发性闭经。绝大部分患者在明确压力为其病因,缓解压力和/或减少运动量后,卵巢功能可恢复正常,随后月经周期恢复正常。

体重减轻

体重减轻伴随闭经的患者通常有严重的低体重 [低于理想体重或体重指数(BMI)的 90%]。这可能由于过度饮食控制或营养不良引起的。严重的体重减轻明显抑制正常的 GnRH 和 LH 的脉冲释放。神经性厌食症是一种严重的心理疾病伴随严重的体重减轻和闭经。偶尔可引发青春期女性发生继发性闭经,还可引起其他的身体变化,如皮肤干燥、血压低、心动过缓、低体温和便秘。有趣的是,神经性厌食症的患者还有异常的血清 T3 水平下降,而 T4 水平正常。这有助于鉴别单纯的体重减轻和神经性厌食引起的闭经。神经性厌食症的患者接受适当的心理评估和治疗是非常重要的。一旦开始治疗,患者逐渐达到了自己的理想体重,她们通常会恢复正常排卵的月经周期。

PCOS 常见吗?它是如何引起闭经的?

PCOS 是妇女中最常见的内分泌疾病。据估计,在美国至少有 10% 的女性患有此综合征。大多数 PCOS 妇女(但并非所有)有一定程度的胰岛素抵抗。在大多数患者中,高胰岛素血症会刺激卵巢产生过多的雄激素,如睾酮。这些雄激素会经外周脂肪组织中的芳香化酶转化成雌激素,最常见的是雌酮,继而正反馈给下丘脑和垂体,引起 GnRH 脉冲频率增加,使 LH 分泌增加,然后 LH 反馈刺激卵巢基质产生更多的雄激素,持续此过程。

关 键 点

- ▶ 闭经 6 个月后应该开始评估。
- ▶ 根据有无子宫和乳房发育,很容易鉴别诊断。
- ▶ 孕激素撤退试验有助于得出诊断。
- ▶ FSH 水平升高($>40\text{mIU/ml}$)可以鉴别性腺功能衰竭与促性腺激素分泌不足引起的性腺功能减退。
- ▶ 性腺功能衰竭的患者应该行染色体检查,如果存在 Y 染色体,必须切除性腺。
- ▶ 雄激素抵抗患者 20 岁以后睾丸恶变几率为 20%。
- ▶ 怀孕是继发性闭经的最常见病因。
- ▶ 引发 Asherman 综合征最常见的原因是终止妊娠时过度搔刮内膜。
- ▶ 青春期女性继发性闭经的一个常见而且重要的原因是神经性厌食症。

第5章 闭 经

病 例 5-1

患者女性，27岁，因最近3年月经周期为60～90天而就诊。不规律月经同时伴有体重减轻约13.6kg。患者是三项全能运动员，已有4年。患者身高1.65米，体重45.4kg。血清睾酮值23ng/dl（正常范围：20～50ng/dl），血清催乳素17ng/ml（正常范围：20～20ng/ml），血清LH 2mIU/ml（正常范围：2～10mIU/ml），血清FSH 2mIU/ml（正常范围：2～10mIU/ml）。此时无生育要求。

A. 如何进行下一步评估？
B. 如何治疗？

病 例 5-2

患者女性，25岁，因月经周期为90天，乳腺检查证实溢乳而就诊。无乳腺肿块和腺病。血清催乳素57mIU/ml（正常范围：2～10 mIU/ml），血清睾酮、DHEA-S和TSH水平均正常。一周后复查血清催乳素为59mIU/ml。

A. 为了明确诊断，下一步最有意义的检查是什么？

参考文献

Speroff L, Glass RH, Nathan G. Amenorrhea. In Mitchell C. (ed.), Clinical Gynecologic Endocrinology and Infertility, Sixth Edition. Baltimore: Lippincott Williams & Wilkins 1999: 422-476.

Stenchever MA, Droegemueller W, Herbst AL, Mishell DR. Primary and secondary amenorrhea: Etiology, diagnostic evaluation, management. In Comprehensive Gynecology, Fourth Edition. St. Louis: Mosby 2001: 1099-1121.

病例答案

5-1A 学习目的： 了解运动性闭经的诊断步骤。

下丘脑性闭经的患者表现为雌激素水平下降，因而有发生雌激素缺乏相关的并发症的危险。长期下丘脑性闭经的患者应检查骨密度下降情况和随之而来的骨质疏松。运动员有骨折的危险，如压力性骨折。下一步评估应行DEXA扫描。

5-1B 学习目的： 了解下丘脑性闭经的治疗。

运动性闭经且无生育要求患者的治疗措施包括激素替代治疗和减少运动量。同时建议补充钙。对于骨质疏松患者，应使用药物（如二膦酸盐化合物）积极治疗以增加骨密度。

5-2A 学习目的： 掌握溢乳的诊断步骤。

引起催乳素水平持续升高的可能的原因包括垂体催乳素瘤、垂体催乳素细胞的异常增生以及占位性病变压迫垂体柄。头部影像学检查是评估不可缺少的环节，建议行CT对比扫描或MRI检查。

（陈　梅译　吴寿岭校）

第6章 异常巴氏涂片

▶什么是巴氏涂片?

20世纪40年代,George Papanicolaou发明了巴氏涂片的检查方法,它是用刮板和/或毛刷刮取宫颈上皮细胞,再进行单细胞学形态检查。刮取的细胞在玻片上薄层涂片,并且立即固定以防止细胞变形。传统的巴氏涂片的敏感性和特异性分别为51%和98%。为了减少常规巴氏涂片的假阴性率,采用了一种新方法,即将细胞悬浮、弥散在固定液中,使他们互相分离,然后通过过滤选择性收集细胞,将细胞转移至显微镜玻片上进行细胞学判断。

▶什么人需要巴氏涂片筛查?

美国预防服务工作组(USPSTF)建议对21岁以上或性行为史3年以上(无论其年龄)的女性进行筛查。多数美国组织推荐每年进行细胞巴氏涂片检查,检查2~3次正常后逐渐延长到每3年检查一次。美国妇产科医师学会(ACOG)建议有下列情况者每年进行涂片筛查,即任何有宫颈瘤样病变史、HPV感染或其他性传播疾病感染者以及任何有高危性行为者。

因良性疾病而行全子宫切除的女性(如没有确诊宫颈瘤样病变或宫颈癌者),考虑到筛查效率低及假阳性对这组患者造成的伤害,停止涂片筛查是恰当的。USPSTF发现在以前进行筛查的妇女中,已证实65岁以后宫颈涂片筛查的有效率低。新美国癌症协会(ACS)建议无子宫疾病、连续3次宫颈细胞学检查正常或阴性、并且在过去10年内没有异常或检查阳性的妇女,70岁时可停止宫颈癌筛查。

▶什么是宫颈不典型增生?

宫颈不典型增生是一种宫颈上皮的癌前病变,可进一步进展为宫颈癌。不典型增生原有的命名已经被新的组织学术语宫颈上皮内瘤变(CIN)取代。根据上皮厚度,CIN分为3级以表达严重程度。

CIN Ⅰ级是指异型细胞局限在上皮层的下1/3(轻度不典型增生);CIN Ⅱ级是指异常细胞局限在上皮层的下2/3以内(中度不典型增生);CIN Ⅲ级是指异型细胞超过2/3的上皮,包括侵犯全部上皮层(宫颈重度不典型增生和宫颈原位癌)。

在1988年,使用Bethesda系统使宫颈细胞学与临床的相关性更为确切,最近一次的修订是在2001年,具体分型和亚型如下。

非上皮内瘤变和恶变

- 病原体:阴道毛滴虫是一种真菌生物,形态与假丝酵母菌(念珠菌)类似。阴道菌群改变提示细菌性阴道病,细菌形态与放线菌类似。细胞内的感染为单纯疱疹病毒(HSV)。
- 其他非瘤样病变发现:与炎症有关的细胞反应性变化(包括特征性的修复)、放射或宫内节育器(IUD);子宫切除后腺性细胞情况;萎缩。

上皮细胞异常
鳞状上皮细胞异常

- 意义不明的不典型鳞状上皮细胞(ASC-US),不排除高级别鳞状上皮内病变(HSIL)(ASC-H)。
- 低级别鳞状上皮内病变(LSIL)包括HPV感染、轻度不典型增生和宫颈上皮内瘤变Ⅰ级(CIN Ⅰ级)。
- HSIL包括中度和重度不典型增生、原位癌、宫颈上皮内瘤变Ⅱ级和Ⅲ级。
- 鳞状细胞癌

腺上皮细胞异常

- 不典型的腺细胞（AGC）：特指宫颈内膜、子宫内膜或无法确定来源的内膜。
- 不典型腺细胞瘤样病变：指宫颈内膜或无法确定来源的内膜。
- 宫颈内膜原位腺癌，腺癌

其他

- 40岁女性子宫内膜细胞

▶宫颈不典型增生常发生于宫颈的什么位置？

约95%的鳞状上皮内瘤变发生于移行带区。宫颈的移行带位于宫颈阴道部，在原始和新的鳞、柱状上皮交界处，鳞状上皮被腺上皮所取代。

▶宫颈不典型增生的危险因素有哪些？

- HPV感染（致癌亚型有16、18、31、33、35、39、45、51、52、56、58、59、68）
- 过早性行为
- 性传播疾病病史（衣原体、单纯乳头状瘤病毒）
- 多个性伴侣或从事性服务。
- 吸烟
- 多产
- 免疫缺陷（HIV感染、系统性红斑狼疮、移植术后患者）

在上述因素中，HPV感染是宫颈不典型增生最显著的危险因素。

▶ HPV 感染是如何导致宫颈不典型增生的？

HPV 感染可引起特殊的细胞内变化，最常见的就是挖空细胞（核周出现空洞并伴有核异常，图 6-1）。这些细胞发生于生殖器湿疣，也常发生于上皮内瘤样病变区域。HPV 致病的分子机制可能是与癌蛋白结合，从而导致抑癌基因 p53、Rb 的丢失，使细胞恶变。

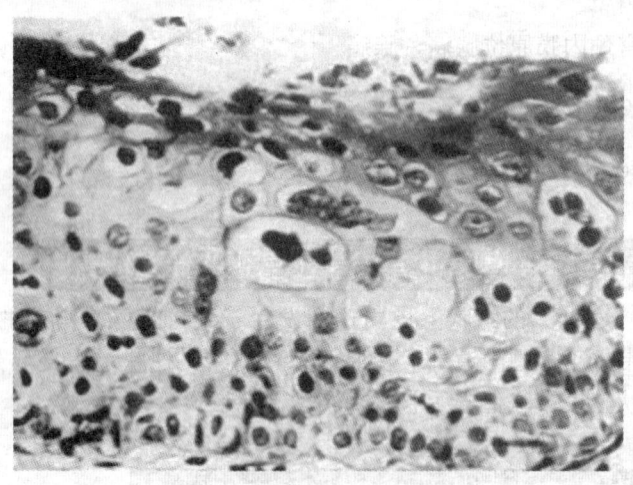

图 6-1 感染人乳头状瘤病毒的变化：挖空细胞，多中心发生，不全角化，异常角化。（低倍镜，HE 染色）（From Grunebaum AN, Sedlis A, Sillman F, et al. Association of human papillomavirus infection with cervical intraepithelial neoplasia. Obstet Gynecol 1983；62：448.）

▶ 评估

何时行 HPV 的 DNA 检测？

在下列情况下行 HPV 的 DNA 检测：
- 巴氏涂片结果为意义不明的鳞状细胞。

第6章 异常巴氏涂片

- 阴道镜检查后12个月随访，巴氏涂片结果为ASC-H和LSIL。

什么是阴道镜检查？

阴道镜检查是一种使用阴道镜放大图像及应用醋酸确定上皮变化的宫颈的可视检查，对阴道镜下发现异常区域进行活检以明确组织学诊断。

巴氏涂片结果为ASC-US的患者开始给哪些处理？

巴氏涂片结果为ASC-US有三种可供选择的处理方法。
- 如果为高危型HPV阳性，行阴道镜检及HPV检测。
- 每4~6个月重复细胞学检查，直到连续2次结果正常。
- 立即进行阴道镜检查。

巴氏涂片结果为ASC-H的患者开始给哪些处理？

阴道镜检查

巴氏涂片结果为AGC或者原位腺癌的患者开始给予哪些处理？

阴道镜检查并行宫颈内膜取样，用宫颈搔刮或刷取获得的细胞分别行组织学检查或细胞学检查。除了子宫内膜细胞不典型增生的患者之外，这些患者应先行子宫内膜取样。如果出现不典型增生的子宫内膜细胞，年龄大于35岁或年轻患者但伴有无法解释的阴道出血者也需要行阴道镜检查。

巴氏涂片结果为LSIL的患者起初给予哪些处理？

阴道镜检查并行宫颈内膜取样。

巴氏涂片结果为HSIL的患者起初给予哪些处理？

阴道镜检查并行宫颈内膜取样。如果在阴道镜下确定病变，也可以进行诊断性切除术操作，以前对非妊娠期妇女的

HSIL 立即在移行带行环形电切（LEEP）。但是许多研究发现，细胞学检查异常的女性立即行 LEEP 以后，在切除的标本上未能发现组织学证实的 CIN。所以这种方法适合于有失访危险的患者或者是高龄患者，对于后者来说 LEEP 对生育的不利影响已经不重要了。

有适合孕妇的特殊筛查方法吗？

孕妇应在首次产前就诊时行巴氏涂片检查。巴氏涂片结果异常时采取下列方法处理：

- ASC-US：处理方法同非孕妇。
- LSIL 和 HSIL：建议阴道镜检查。怀疑高级别病变的必须进行活组织检查。阴道镜检查不满意者需要 6~12 周后复查。只有怀疑病变浸润时才进行诊断性切除术操作。建议在产后 6 周内行巴氏涂片及阴道镜检查以重新评估。

▶ 治疗

CIN 的治疗方法有哪些？

选择治疗方法依据不典型增生的严重程度、病变进展为重度不典型增生或浸润癌的程度而定，下面简述了主要的治疗方法。

冷冻疗法（N_2O 或 CO_2）

- 优点：使用方便，低廉，并发症少。
- 缺点：持续数周的大量阴道分泌物，缺乏组织学检查标本，而且治疗所用探针不易调整到病变和宫颈适合的深度。

CO_2 激光治疗

- 优点：精确，灵活，气化深度可达 7mm。

- 缺点：可出现轻度腹痛，持续 1~2 周左右的阴道分泌物；费用昂贵；需要进行专门的训练和注意一些安全问题；不能进行组织学检查，所以不能发现偶发的浸润病变。

锥形（冷刀）切除术

- 优点：可以得到组织边缘无损伤的完整标本（推荐用于怀疑为原位腺癌的患者）。
- 缺点：需要进行全身麻醉，术后并发症出现率较高（如出血、感染、宫颈狭窄、宫颈功能不全）。

CO_2 激光锥切

- 优点：与冷刀锥切相比，出血并发症少，恢复快，用于大面积或深部精确切除时优势明显，可同时治疗外阴湿疣。
- 缺点：较 LEEP 昂贵，需要进行技术资格认证，使用不当可能对医生和患者造成损伤。

LEEP

- 优点：应用简便，价格低廉，成功率高，还可以在门诊局部麻醉下进行。
- 缺点：可以造成热损伤、感染、出血、宫颈管狭窄。

阴道镜检查满意、活检确诊为 CIN Ⅰ 级的患者起初给予哪些处理？

大多数（近 60%）CIN Ⅰ 级的病变将自然消退。10% 以上的病变将进展为 CIN Ⅲ 级，有 3 种处理方法。
- 首选方法是在 6 个月或 12 个月后复查巴氏涂片，或者 12 个月后进行 HPV 的 DNA 检测。
- 也可以选择 12 个月后复查巴氏涂片或者阴道镜检查。
- 还可采用消融或切除治疗。

阴道镜检查不满意、活检确诊为 CIN I 级的患者起初给予哪些处理？

阴道镜检查不满意即不能完全看清移行带，此时应行诊断性切除术。然而，处于免疫抑制状态、妊娠娠期、青春期的特殊情况下的患者可以不采取治疗而行巴氏涂片检查随访。

阴道镜检查满意、活检确诊为 CIN II 级和 III 级的患者起初给予哪些处理？

许多 CIN II 级病变（将近 42%）可自然消退，但 20% 以上的病变可进展为 CIN III 级，30% 以上 CIN III 级可以消退，但 10% 以上可发展为浸润癌。因为进展为癌变的风险高，可采用 LEEP 或者锥形切除移行带组织活检（或消融、激光切除、冷冻疗法）。如果患者已过生育年龄期且有分娩史，特别是对于 CIN III 级的患者也可以行子宫切除。

阴道镜检查不满意、活检确诊为 CIN II 级和 III 级的患者起初给予哪些处理？

建议进行诊断性切除术。

关 键 点

- ▶ HPV 感染是宫颈上皮不典型增生的最重要的独立危险因素。
- ▶ 宫颈上皮不典型增生最多见于移行带区。
- ▶ 宫颈上皮不典型增生的筛查/诊断方法包括巴氏涂片、阴道镜检查和 HPV 检测。
- ▶ 根据宫颈上皮不典型增生的严重程度，处理包括随访及可能持续的筛查和电灼或切除术。

病例 6-1

患者，女性，25 岁，G3P3Ab3，最近的巴氏涂片检查诊断为低级别腺上皮内病变。

A. 巴氏涂片异常最可能的病因是什么？
B. 下一步适宜的评估方法是什么？
C. 如果确诊为 CIN Ⅰ级，应如何处理？

参考文献

Melnikow J, Nuovo J, Willan AR, Chan BK, Howell LP. Natural history of cervical squamous intraepithelial lesions: a meta-analysis. Obstetrics & Gynecology 1998; 92 (4/2): 727-735.

Parkin DM, Pisani P, Ferlay J. Estimates of the worldwide incidence of 25 major cancers in 1990. International Journal of Cancer 1999; 80 (6): 827-841.

U. S. Department of Health and Human Services. Evidence Report/Technology Assessment No. 5. Evaluation of Cervical Cytology. U. S. Preventive Services Task Force, Guidelines from Guide to Clinical Preventive Services: Third Edition (2000 - 2003) January 1, 2003. Screening for Cervical Cancer Recommendations and Rationale.

Wright T, Cox JT, Massad LS, Carlson J. Consensus guidelines for the management of women with cervical cytologic abnormalities. JAMA 2002; 287: 2120-2129.

Wright T, Cox JT, Massad LS, Carlson J. Consensus guidelines for the management of women with cervical intraepithelial neoplasia. Am J Obstet Gynecol 2003; 189 (1): 295-304.

病例答案

6-1A 学习目的：掌握宫颈非典型增生的常见病因。

HPV感染是宫颈上皮不典型增生的最常见病因。其他危险因素包括过早性行为、性传播疾病病史、多个性伙伴、吸烟、多产、免疫缺陷史。

6-1B 学习目的：了解异常巴氏检查结果的正确评估方法。

必须实施阴道镜检查宫颈内膜取样。可疑异常增生改变的区域应行活检。

6-1C 学习目的：了解CIN Ⅰ级病变的正确处理方法。

大多数CIN Ⅰ级病变可自发消退。确诊CIN Ⅰ级病变的患者有三种治疗方法。首选方法是在6~12个月后复查巴氏涂片或12个月后行HPV的DNA检测。也可选择在12个月后复查巴氏涂片和阴道镜检查，也可消融治疗（冷冻或激光疗法）。

（张蕴霞译　牛建清校）

第 7 章 乳腺肿块

▶ 乳腺良性改变和病变

乳腺良性改变有哪些?

常常只有组织学检查才能明确乳腺肿块和触痛的病因。病史是一个鉴别良恶性病变的重要因素。乳腺组织可以有许多改变包括炎症、纤维囊性改变、纤维腺瘤和增生改变。

乳腺炎的病因有哪些?

急性乳腺炎常见于产后早期数周内因母乳喂养所致的乳头破损或皲裂的哺乳妇女。感染的细菌主要是葡萄球菌和链球菌,通过破损皮肤侵入感染。乳晕下脓肿是一种腺管周围乳腺炎,与继发吸烟产生致癌物感染引起的输乳管鳞状化生有关,与泌乳无关。

近期有乳腺创伤史的患者由于乳腺脂肪组织坏死引起的炎症反应可能出现感染。乳腺管扩张见于在 40~50 岁的经产妇,但是腺管扩张导致的分泌物淤积和腺管周围乳腺炎混合出现的原因尚不明确。肉芽肿性乳腺炎可见于易患结核和结节病的健康者。

什么是乳房纤维囊性病变和纤维腺瘤?

21 岁以下的女性出现乳房纤维囊性变的几率为 10%,绝经后女性则更为常见。纤维囊性病变是一种正常改变,而非疾病。然而,纤维腺瘤是一种乳腺发育的异常增生过程,是一种最常见的女性乳腺良性实体瘤。糖尿病乳腺病与 I 型胰岛素依赖型糖尿病有关,了解甚少,可能是自体免疫性原因。

良性乳腺增生性病变有哪些?

对乳腺增生性病变的间质组织和上皮组织进行分类,以鉴别乳腺的良性和恶性病变。根据可能进展成为明显的癌瘤的组织学危险度分级,可分为上皮细胞增生、硬化性腺病和微导管乳头状瘤。它们都源自同一种散在的基因突变和细胞凋亡障碍,从而有发展为浸润性病变的危险。来源于间质的分叶状肿瘤和高级别的病变罕见。间质组织肿瘤可能是良性(如脂肪瘤)或恶性肿瘤(如血管肉瘤)。脂肪瘤是乳腺最常见的非上皮性肿瘤,血管肉瘤可见于有放疗史的患者。

如何评估伴有急性乳腺病变的患者?

在检查患者时,某些体征(如波动感、红肿或肿块发热)可提示感染的病因。还应注意乳头出现的分泌物。血性分泌物提示导管内乳头状瘤破裂,而黏稠的干酪样分泌物更可能是导管扩张引起的。虽然分泌物细胞学检查可以确定良性病变,但是不能排除同时存在的恶性肿瘤,所以对分泌物细胞学检查还存有争议。89%以上的乳腺癌女患者无乳头分泌物。如果激素对肿块有影响则提示为乳腺囊性增生病。针吸细胞学检查、超声检查、乳腺影像学检查和活组织学检查是有用的临床辅助检查并将在本章后面讨论。

如何治疗乳腺良性病变?

根据诊断,对乳腺良性病变进行相应的治疗。哺乳期乳腺炎最好的治疗方法是应用耐青霉素酶青霉素。治疗期间不鼓励患者停止哺乳,而应鼓励患者排出乳汁,以利于对病变区域的引流。非哺乳期乳腺炎继发脓肿的最佳治疗是切开引流。复发感染的危险可高达75%。手术切除病变乳管可彻底治疗。肉芽肿块的消退取决于原发病。

临床可见到有明显乳腺创伤史引起的脂肪坏死,如果没有重复损伤,可自行吸收。如果没有明显的外伤史,必须进一步检查以排除恶性肿瘤。

根据纤维囊性疾病的病因可给予不同的治疗。甲基黄嘌呤和尼古丁可加剧症状,因而建议患者减少食用含咖啡因的食物和吸烟。补充维生素 A 和 E 对缓解症状的作用有限。据推测,体内雌激素过量也易患纤维囊性疾病。口服避孕药、孕激素、他莫昔芬和达那唑都能影响体内激素平衡,可用于纤维囊性疾病的治疗。

良性病变何时需要活检?

乳腺增生性病变需要组织活检以明确诊断。如果病变可完整切除,常既可用于诊断又可用于治疗。对于其他原因不明的或无症状的乳腺病变应考虑行组织活检。

▶ 乳腺癌

乳腺癌的病因有哪些?

目前乳腺癌的确切病因尚不清楚,然而有许多因素会增加发生乳腺癌的风险。这些因素包括年龄增长、乳腺增生性疾病、对侧乳腺癌或子宫内膜癌、接触放射线、初潮过早、晚绝经、不孕和肥胖。三种主要的影响因素是遗传因子(如 BRCA1、BRCA2)、激素(如内源性雌激素过多)和环境/生活方式(如前述)。

对可疑乳腺肿块应如何评估?

一些与癌性病变相关的典型体征必须明确是阳性的还是阴性的。注意乳房皮肤的回缩或凹陷、乳房的不对称及发红。通常这些改变在传统仰卧位时不明显,因此俯卧位和坐位检查同样重要。检查时,患者要把双臂举过头顶,然后双手叉腰。

在有些病例中，体检首先发现的病变是转移淋巴结而不是乳房肿块。因此临床乳腺检查时应包括仔细触诊腋窝和锁骨上淋巴结区。如果女性乳房较大，则难以触及肿块，请患者坐直并前倾可有助于检查。如果体检不满意或检查发现肿块，应考虑实施放射学检查和/或有创检查。

乳腺癌应如何治疗，其预后如何？

一旦确诊为癌，必须进行肿瘤分期以确定治疗和预后。表7-1列出了美国癌症联合会的分期方法。检测雌、孕激素受体可为预测治疗反应提供有用的信息。如果激素受体阳性，那么激素治疗很可能对患者有效。

对新确诊的乳腺癌患者最佳治疗是什么？

乳腺癌是女性最常见的恶性肿瘤。治疗方法有多种多样，包括药物、手术和放疗治疗。最常见的治疗方案依据乳腺癌的类型、乳腺癌的分级和分期、肿瘤对激素敏感性、家族史、患者的疾病史以及患者的偏爱和舒适度。

治疗乳腺癌的手术方法有哪些？

在过去，乳房切除术是乳腺癌患者唯一的治疗方法。根据肿瘤的侵犯程度，可保留胸肌（改良乳癌根治术）或者切除（乳癌根治术）。全乳房切除术需要切除整个乳腺组织，只保留腋窝组织。还有一种乳腺癌的保守治疗方法，即完整切除肿瘤病灶，这样避免了切除整个乳房而损伤美观。这是较为保守的治疗方法，但是应联合行腋窝切除和术后对剩余乳房组织的放疗。术前有必要行乳房X线检查，最大限度地切除癌变组织，同时尽量减少对外形的影响。

乳腺癌的药物疗法有哪些？

对于某些患者，术后也可选择给予化疗和激素治疗。多种细胞毒性药物（包括阿霉素、环磷酰胺、甲氨蝶呤和氟尿

表 7-1 乳腺癌的 TNM 分期分期

分期标准	定义
原发肿瘤（T）	
TX	原发肿瘤不能评估
T0	无原发肿瘤证据
Tis	原位癌
Tis (DCIS)	原位导管癌
Tis (LCIS)	原位小叶癌
Tis (Paget)	乳头无肿瘤的 Paget 病（Paget 病根据肿瘤大小分期）
T1	肿瘤的最大直径≤2cm
T1mic	微小浸润癌最大直径≤0.1cm
T1a	肿瘤的最大直径＞0.1cm 但≤0.5cm
T1b	肿瘤的最大直径＞0.5cm 但≤1cm
T1c	肿瘤的最大直径＞1cm 但≤2cm
T2	肿瘤的最大直径＞2cm 但≤5cm
T3	肿瘤的最大直径＞5cm
T4	不论肿瘤大小，直接侵及胸壁或皮肤，如下述
T4a	侵及胸壁，但不包括胸肌
T4b	水肿（包括皮肤橘皮样变）或乳腺皮肤溃疡形成，或在同侧乳房皮肤出现卫星灶
T4c	T4a 和 T4b 同时出现
T4d	炎性乳腺癌
区域淋巴结（N）	
NX	区域淋巴结不能评估（如有切除史）
N0	无区域淋巴结转移
N1	可转移到同侧腋窝淋巴结
N2	转移到同侧腋窝淋巴结，固定或表面粗糙，或临床上出现同侧乳房内结节但无腋窝淋巴结转移的证据
N2a	转移到同侧腋窝淋巴结固定到另一侧（表面粗糙）或其他组织
N2b	临床上*仅出现同侧乳内淋巴结转移但无腋窝淋巴结临床上转移的证据

分期标准	定义
N3	同侧锁骨下淋巴结转移；或在临床上*出现同侧乳内淋巴结转移或有腋窝淋巴结转移的临床证据；或者同侧锁骨上淋巴结转移伴有或不伴有腋窝或乳内淋巴结侵犯
N3a	同侧锁骨下淋巴结和腋窝淋巴结转移
N3b	同侧乳内淋巴结和腋窝淋巴结转移
N3c	同侧锁骨上淋巴结转移

From the Greene FL, Page DL, Fleming ID, et al, AJCC Cancer Staging Manual, Sixth Edition, Springer, New york, 2000.

*临床表现根据影像学检查（除淋巴系闪烁造影）或临床检查确定。

嘧啶）联合应用治疗 3~6 个月。对于那些雌激素或孕激素受体阳性的患者可给予激素类药物治疗，如弱雌激素/雌激素竞争性阻断剂-他莫昔芬（或孕激素，如醋酸甲地孕酮）。他莫昔芬治疗周期通常为 5 年。氨鲁米特可抑制肾上腺类皮质激素的生物合成，从而减少内源性雌激素和雄激素的生成。

治疗乳腺癌常用的放疗方法有哪些？

传统上讲，放疗常于术后 2~3 周开始，每周 5 天，持续 5~7 周。治疗的并发症包括继发性肿瘤形成、手臂水肿、潜在多发骨折、皮肤褪色或畸形。心肺的后遗症罕见。

什么是细针穿刺吸引细胞学检查？最常见的适应证是什么？

细针穿刺吸引细胞学检查是一项可以同时诊断和治疗的技术。具体方法是将精确计量细针直接穿刺进入已固定的肿块。为了吸取到液体可能需要多部位穿刺，所以应采取局部麻醉。为了避免形成血肿或者因解剖结构变化而在无瘤部位穿刺吸引，一些放射科医生建议在穿刺前要进行乳房 X 线影像学检查。如果在针吸检查后触不到肿块,那么随访时仅需要重复临床检查。如果在随访中再次发现肿块,推荐切开活检,在这种情况下作细针抽吸细胞学评估是不可取的。

在乳腺随访筛查中应如何使用乳腺 X 线检查?

乳腺 X 线检查是一种乳腺的放射学检查方法。通常是获取两个方位的乳腺影像:轴位和斜位。推荐所有女性 40 岁开始进行乳腺 X 线检查筛查病变,以后每 1~2 年检查一次,直到 50 岁;50 岁以后,每年检查一次。因为年轻女性的乳腺组织致密,所以适合采用超声检查。

乳腺 X 线检查发现的乳房肿块 70% 是良性的。对于可疑恶性病变,X 线片的特征性变化比其他影像检查更为敏感。钙化灶是提示乳腺癌的特征性变化,但是微钙化灶不一定是恶性肿瘤的标志,同样可以出现在良性病变中。边界不规则、有毛刺征并伴有结构异常的钙化灶通常考虑为乳腺癌。肿瘤较正常乳腺组织更致密,所以 X 线可以显影。但需要重点说明的是,有 15% 以上的乳腺癌在 X 线上不能显影。虽然 X 线检查是一种非常好的筛查手段,但是阴性结果不能完全排除病变。如果临床怀疑与 X 线检查结果不一致,那么建议行切开活检。

目前利用乳腺胶片的数字化判读增加了乳腺 X 线片的准确性,有助于评估较困难的乳腺密度的解析。目前,数字化乳腺 X 线片摄影技术还有很多不足,但相信将来一定会更加完善。

对于乳腺造影显像不清者,可采用乳腺 MRI 检查评估。MRI 检查还不能作为一种筛查手段,但更常用于继发于体型原因、乳腺密度或病程而难以评估的乳腺检查。

关 键 点

▶ 病史、体检、放射学检查都是了解乳腺疾病特征的重要手段,但需要组织学检查得出最终诊断。
▶ 乳腺良性疾病的鉴别诊断包括炎症性病变、纤维囊性变、纤维腺瘤和良性乳腺增生疾病。
▶ 上皮细胞增生、硬化性腺病和小导管内乳头状瘤可能会增加发展为恶性疾病的危险。
▶ 恶性乳腺病变的治疗方法有手术、化疗或放疗。预后取决于确诊时的分期。

病 例 7-1

患者,女性,21岁,无孕育史,主诉月经期右侧乳房钝性疼痛而就诊。胸罩会加重这种不适感,所以她买了一个更大罩杯的胸罩,发现仅左侧罩杯内还有空间。体检发现右侧乳房外侧有一无压痛的2cm×2cm大小、可移动的肿块。乳房没有凹陷、回缩和红斑,乳头也无分泌物。

A. 最可能的疾病是什么?
B. 这种疾病的治疗有哪些?

参考文献

Copeland LJ, et al. Breast disease. In Copeland LJ, ed, Textbook of Gynecology. Philadelphia: W. B. Saunders 2000: 1107-1150.

Cotran RS, Kumar V, Collins T, et al. The Female Breast. In Cotran RS, et al, eds. Robbins Pathologic Basis of Disease, Sixth Edition. Philadelphia: W. B. Saunders 1999: 1093-1115.

Lambrou N, Morse A, Wallach E, et al. Breast Diseases. In Lambrou et al, eds. The Johns Hopkins Manual of Gynecology and Obstetrics. Philadelphia: Lippincott, Williams and Wilkins

1999: 234-243.

Mycek M, Harvery R, Champe P, et al. Steroid Hormones. In Brenner GM and Stevens C, eds. Pharmacology, Second Edition. Philadelphia: Lippincott, Williams, and Wilkins 1997: 263-278.

病例答案

7-1A 学习目的：结合流行病学、病史和体格检查排除不可能的诊断。

最可能的诊断是纤维腺瘤。这是20~40岁年轻女性中一种常见的良性疾病。这种肿瘤有逐渐生长的趋势。因为它们有与正常乳腺组织一样的受体，所以应注意对内源性雌激素反应的周期性疼痛。

7-1B 学习目的：针对不同的乳腺疾病选择不同的诊断方法和手段进行随诊。

通过触诊和影像学检查（如X线检查或超声检查），一旦确定诊断，可随诊观察。只有在纤维腺瘤的大小、形状或外形发生改变时才采取干预。此外，根据患者意愿和要求，还可以采取开放手术切除肿瘤或针吸细胞学活检（去除全部肿瘤）。

（张蕴霞译　牛建清校）

第8章 异常阴道出血

▶ 病因

正常、规律性阴道出血是如何发生的?

正常的经血是规律排卵的结果。许多妇女的月经周期是可以预测的,以至于她们可预测数年后的规律月经。任何轻微变化而有别于正常的月经都会引起患者的关注。

月经期通常持续4~6天,但许多妇女可短至2天和长至8天。正常经血量少于30ml,经量大于80ml则为异常。如果经量持续大于正常,可以导致贫血。多数正常排卵女性的月经周期为28~30天。月经周期短于24天或者长于35天,或者经期延长时应进行评估。

异常阴道出血的原因有哪些?

原因可分为三大类型:解剖性、功能性、全身性(框8-1)。解剖性病因又可以分为良性和恶性。良性原因包括早期妊娠并发症(包括先兆流产、不全流产、异位妊娠或妊娠性滋养层细胞瘤)、雌激素缺乏引起的萎缩性阴道炎、感染(宫颈炎、子宫内膜炎)、异物、产道裂伤或创伤、子宫肌瘤、子宫或宫颈息肉。恶性病变(或癌前病变)包括子宫内膜不典型增生或子宫内膜癌、宫颈不典型增生或宫颈癌。

功能性原因只有功能失调性子宫出血(DUB)。DUB是由于不排卵导致的不规则出血。可在育龄的特殊时期出现(如青春期或围绝经期),也可以由一些病变引起,如PCOS、厌食症或食欲亢进、运动或应激导致的无排卵。

DUB是一种排除性诊断,在确诊前必须排除其他所有可能的原因。全身性的原因包括凝血功能障碍(如 Von Willebrand 病)和内分泌疾病(如高催乳素血症、甲状腺疾病或肾上腺疾病,如成年发病的先天性肾上腺增生、肾上腺腺瘤、库欣综合征)。

框 8-1　子宫异常出血的原因

解剖性
- 良性
  - 妊娠期并发症:先兆流产、不全流产、异位妊娠、妊娠性滋养细胞瘤
  - 萎缩性阴道炎
  - 异物
  - 宫颈炎
  - 子宫内膜炎
  - 子宫肌瘤
  - 子宫内膜/宫颈息肉
- 恶性/癌前病变
  - 子宫内膜不典型增生和子宫内膜癌
  - 宫颈不典型增生和宫颈癌

功能性(功能失调性子宫出血)
- 青春期
- 围绝经期
- 多囊卵巢综合征
- 饮食紊乱
- 过度运动或应激

全身性
- 凝血功能障碍
- 高催乳素血症
- 甲状腺疾病
- 肾上腺疾病

第8章 异常阴道出血

用于描述异常阴道出血不同的术语的定义有哪些?

- 月经稀发:月经间隔时间长于35天。
- 月经频发:月经间隔短于24天。
- 月经过多:月经量过多但周期规则。
- 子宫不规则出血:在规律的月经期出现不规则有时是随机的出血。

▶ 评估

异常子宫出血的患者有哪些表现?

患者可有不同的表现方式,而且常可从相关的症状中推测其病因。如果患者是十几岁女孩且伴有贫血,应考虑凝血功能障碍或无排卵引起的月经过多。如果是一个大学生运动员出现月经周期不规则,应想到运动引起的无排卵可导致DUB。近期结婚的女性出现子宫不规则出血、多毛症且一年以上未孕时,PCOS是DUB的常见病因。月经量过多与盆腔压力增加有关时,考虑子宫肌瘤,后者常引起月经过多,而不引起月经间期出血。性侵犯的受害者出血,考虑裂伤。有巴氏涂片异常病史的年轻女性性交后出血,注意宫颈不典型增生的体征。近50岁的女性出现潮热和阴道点状出血,考虑萎缩性阴道炎或子宫内膜增生。当然作出诊断的时候必须排除其他病因。宫颈息肉或子宫内膜炎患者更可能出现子宫不规则出血。

如何开始评估?

通常由采集一个完整的病史开始。在详细询问患者病史,包括疾病开始时间、持续时间、月经量和目前症状特征,搜集简要的"月经史",从月经初潮至目前的月经状况。对目前患者生活情况的了解也有助于分析疾病发生和进展的原因。例如，伴有PCOS的患者月经不规则与体重增加的时间密切相关。

此外，还需要注意患者的用药史、头痛、精力水平、多毛症、运动水平、应激情况。全面的体格检查尤其是对甲状腺异常、溢乳、雄激素过多（多毛症、粉刺）的检查是必要的。应进行盆腔检查、阴道窥器检查和双合诊检查确定出血原因和部位。如果盆腔双合诊检查结果欠佳或发现异常，那么进行直肠阴道三合诊检查也是必要的。

应做哪些实验室检查？

对于任何出现异常阴道出血的育龄妇女，首先应进行尿或血清妊娠试验（β-HCG）以排除妊娠并发症。还需要检查全血细胞计数、血清TSH和血清催乳素水平。如果有雄激素过高的体征，应测血清睾酮、DHEA-S和17-羟基孕酮（先天性肾上腺增生时可以升高）水平。如果近期未行巴氏涂片检查，那么可进行宫颈的淋球菌和沙眼衣原体的培养。如果怀疑与凝血功能障碍有关，应检测凝血酶原时间、部分凝血酶原时间和出血时间。

应进行哪些影像学检查？

一般而言，盆腔超声检查是确定盆腔检查发现异常（如平滑肌瘤）的最佳方法。如果怀疑为子宫内膜息肉或黏膜下子宫平滑肌瘤，可行子宫造影检查或宫腔镜检查。由于CT扫描和MRI检查价格昂贵，而且性价比不高，所以不考虑用于异常出血病因的筛查。然而，MRI检查可用于黏膜下子宫平滑肌瘤治疗前的确诊和定位。

其他可能需要的诊断试验有哪些？

许多疑为子宫内膜增生或子宫内膜炎的患者需行子宫内膜活检。在这种情况下，临床医生也常选择宫腔镜检查和D&C。

应何时实施子宫内膜活检？

适应证包括以下情况：
- 绝经前期患者药物治疗无效、子宫切除术前或任何 40 岁以上女性出现异常子宫出血
- 任何绝经后出血

何时应行 D&C？行宫腔镜检查和 D&C 的优点有哪些？

对于子宫内膜活检，这些检查的适应证是相似的。之前子宫内膜活检时获取的组织不够者或在诊疗室中行子宫内膜活检时由于子宫颈管狭窄而失败的患者还需要行 D&C。研究表明，宫腔镜通过视频设备可以直接观察到宫腔内的情况，在发现子宫内膜息肉和子宫肌瘤方面比 D&C 更为敏感。通过宫腔镜外科医生可同时诊断和治疗。

▶ 治疗

如何治疗 DUB 的患者？

应该针对患者的病因进行治疗（表 8-1）。DUB 的患者可能出现一些紧急情况（如出血），病情也可非常稳定。对于急症患者（图 8-1），首先应评估血流动力学的不稳定情况，可能需要补液甚至需要输血。一旦患者情况稳定或目前一般情况稳定，那么对小于 40 岁的妇女可以采用药物治疗。静脉注射雌激素（结合雌激素，25mg/4h）可以有效止血。长期治疗以口服孕激素开始（醋酸甲羟孕酮 10mg，3 次/日）。如果患者年龄大于 40 岁，那么患者子宫内膜增生和子宫内膜癌的危险会增加，需要组织取样进行检查。下一步诊治应行宫腔镜检查和 D&C。

表 8-1 异常阴道出血的治疗

病因	治疗方法
功能失调性子宫出血	口服避孕药,孕激素,宫腔镜检查/宫颈扩张和刮宫术,子宫内膜切除,子宫切除术
萎缩性阴道炎	激素替代治疗
宫颈不典型增生	环形电切,宫颈锥切活组织检查
宫颈炎	抗生素(如果有适应证,可口服或者阴道给药)
子宫平滑肌瘤	子宫肌瘤切除术,子宫切除术,子宫动脉消融,促性腺激素释放激素促效剂
子宫内膜息肉	切除
子宫内膜炎	抗生素(如多西环素)
宫颈癌和子宫内膜癌	参考妇科肿瘤学
甲状腺疾病	甲状腺功能减退,甲状腺素治疗;甲状腺功能亢进,丙硫氧嘧啶、甲巯咪唑或外科手术
高催乳素血症	多巴胺激动剂:溴隐亭、卡麦角林,腺瘤切除(罕见)
凝血功能障碍	参考血液病学治疗

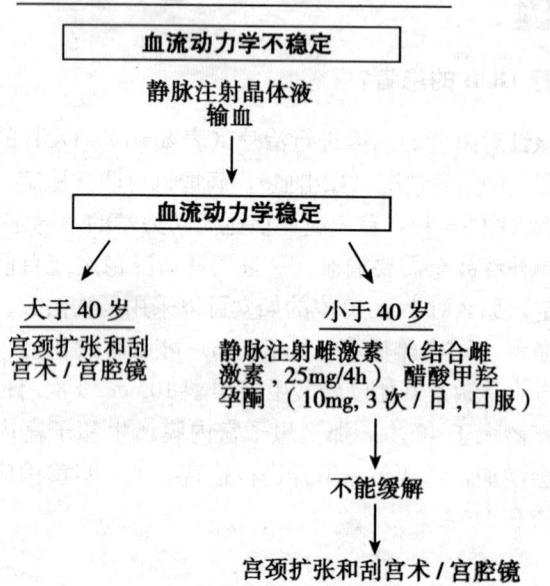

图 8-1 功能失调性子宫出血的急诊治疗

对于病情稳定的患者，可行包括激素抑制疗法在内的药物治疗止血。孕激素和口服避孕药是最常用的药物（图8-2）。口服中、低剂量的单相避孕药，每天2次，持续10天，随即改为新剂型（每天1粒）。也可选择甲羟孕酮或炔诺酮应用2～3周。为了长期随诊，一定要检测激素水平（TSH、催乳素、FSH、LH、睾酮；若怀疑为PCOS，要测DHEA-S）。

对难治性DUB患者可以采用子宫内膜消融术治疗。宫腔镜下子宫内膜电消融或激光消融和热球消融术是新采用的微创手术操作。这些技术不影响生育，如果患者将来无生育要求，根本的解决办法就是子宫切除。

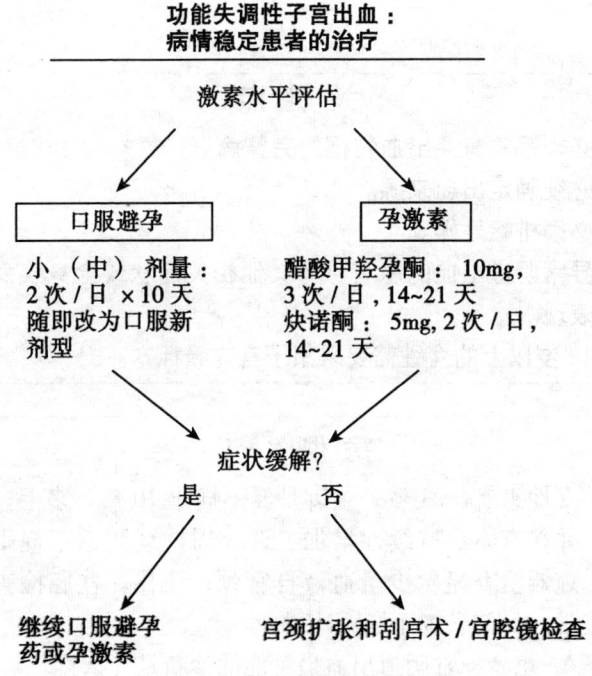

图8-2 病情稳定的功能失调性子宫出血的治疗

如何治疗解剖性或全身性原因导致的出血?

大多数甲状腺疾病和高催乳素血症的患者可选用药物治疗,但也有一些病例需要手术。对于萎缩性阴道炎,可用雌激素替代治疗,口服或阴道给药。子宫平滑肌瘤的治疗方法包括对有生育要求患者的保留子宫的开腹或腹腔镜下子宫肌瘤切除以及对无生育要求患者的子宫切除术。子宫动脉栓塞法(一种新的放射学介入技术)为希望保留子宫的患者带来了福音,但术后的妊娠率目前尚无统计。GnRH 促效剂治疗可使肌瘤萎缩,但停药后可继续生长,所以多用于子宫肌瘤切除的术前治疗。凝血功能障碍的治疗需要参考相应的血液内科治疗。

关 键 点

- ▶ 必须采集有关出血特征的完整病史。
- ▶ 必须确定出血来源。
- ▶ 必须排除妊娠。
- ▶ 异常阴道出血的患者可有其他相关症状或全身疾病的表现。
- ▶ 40 岁以上的女性需要采集子宫内膜标本。

病 例 8-1

女性患者,31 岁。主诉月经不规律 10 年,多毛,痤疮,并伴有体重持续性增加。近 3 周持续阴道不规则出血。窥器检查显示少量血液自宫颈口流出。盆腔检查结果正常。目前患者无妊娠计划。

A. 患者异常阴道出血最可能的诊断是什么?
B. 该患者最好采用什么治疗方法?

病例答案

8-1A 学习目的： 了解 PCOS 的常见症状。

PCOS 是最常见的女性内分泌疾病。诊断标准包括月经稀发，临床（出现多毛和痤疮）或生化检查（血清雄激素水平升高）必须发现雄激素过多。必须排除其他疾病，包括高催乳素血症和甲状腺疾病。

8-1B 学习目的： 了解病情稳定的 DUB 的治疗方法。

病情稳定的 DUB 患者可以通过短期应用大剂量口服避孕药或孕激素得到控制。这两种药物不仅可以抑制激素水平、稳定子宫内膜，还可以止血。

（张蕴霞译 牛建清校）

第9章 阴道分泌物

▶什么是正常的阴道分泌物？

阴道分泌物是一种正常的生理现象。生理性分泌物的成分有宫颈黏液、上皮细胞、厌氧菌、需氧菌、水分和电解质。分泌物的质和量随生殖情况和月经周期的变化而变化。对于绝经前女性而言，雌激素可使阴道上皮糖原含量增加，糖原被阴道内乳酸杆菌分解以维持阴道的pH（4.5）。正常的阴道分泌物无味、白色清澈并可积聚在某些区域，有时量可很大。

▶分泌物异常患者的病史包括哪几个方面？

重要的病史包括患者的诊疗史和用药史，这些都是导致阴道正常菌群改变的危险因素。应用皮质类固醇、HIV感染、糖尿病所致的免疫抑制或者近期使用抗生素都可以导致非生理性微生物过度生长。询问患者局部卫生措施，包括乳膏剂染料、香水的使用以及长期使用卫生棉。使用一种新产品或者换用一种新品牌都可能引起化学性阴道炎而使分泌物增多。阴道冲洗会改变正常阴道寄生菌群，因此会增加细菌过度生长而出现异常分泌物的危险。

必须了解患者全部的性生活史。多个性伴侣以及新的性伴侣、配偶有多个伴侣都是性传播疾病以及细菌性阴道炎的危险因素。患者可能会提供之前出现过类似分泌物的信息，详细了解患者之前的诊断治疗情况及其结果。对于之前多次出现异常阴道分泌物并且对治疗无反应的患者，应考虑可能是误诊，特别是对于患者自己作出的诊断或仅根据病史作出的诊断。要求患者描述分泌物的气味、黏度、周期和颜色。

第9章 阴道分泌物

了解有无相关的症状,例如灼热感、瘙痒、排尿困难、性交困难、呕吐、发热、寒战、腹痛。月经间期的出血和性交后出血有重要价值。

▶ 体格检查包括哪些项目?

应该按顺序进行体格检查。在盆腔检查时,要先检查外生殖器和阴道外口,然后再置入阴道窥器,视诊阴道侧壁和宫颈。应注意损伤、红斑、水肿、分泌物部位和性状。寻找异物,然后行双合诊检查了解表面痛、宫颈举痛以及附件触痛。

▶ 什么是湿涂片

湿涂片是一种门诊的诊断方法,有助于确定阴道分泌物的原因。将分泌物标本用盐水稀释后在载玻片上单层涂片。在显微镜下可以看到上皮细胞、白细胞、乳酸杆菌和其他微生物。在正常的分泌物中可见明显的乳酸杆菌和几乎透明的上皮细胞。出现白细胞可能是正常的。白细胞和上皮细胞之比大于1:1则提示感染。

▶ 还应进行哪些诊断性试验?

在用盐水稀释标本前,先用pH试纸检测阴道pH。在阴道侧壁上留取标本。正常分泌物的pH一般为3.8~4.2。近期性交、大量的宫颈黏液性或血性分泌物、(妊娠期)胎膜破裂都可使阴道pH上升。如果怀疑念珠菌感染应准备KOH,将标本湿涂片与10% KOH混合。KOH可溶解其他细胞组织,使真菌的假菌丝和孢子更易见到。KOH也可以用来做"胺臭味试验"。如果存在厌氧菌,KOH会释放胺,产生一种鱼腥气味。

▶ 细菌性阴道病：病因

细菌性阴道病有哪些特征？

细菌性阴道病的特征是阴道正常菌群减少（如乳酸杆菌），厌氧菌增加。

细菌性阴道病的危险因素有哪些？

细菌性阴道病的危险因素包括多个性伴侣和阴道冲洗。但是，细菌性阴道病也见于无性生活的女性。

细菌性阴道病的并发症有哪些？

细菌性阴道病具有患明显的或非典型的盆腔炎性疾病、子宫切除后阴道残端蜂窝织炎、泌尿道感染的危险，同时对 HIV 和 HSV 的易感性增加。细菌性阴道病产科患者发生早期胎膜早破、早产、羊水感染和产后子宫内膜炎的危险性会增加。

▶ 评估

如何诊断细菌性阴道病？

患者经常描述有稀薄的恶臭分泌物，在性交之后更加明显。检查可发现均匀、灰色的覆盖阴道壁黏膜的分泌物。湿涂片检查可发现线索细胞和缺乏乳酸杆菌。阴道 pH 上升，胺臭味试验常为阳性。革兰染色也可以作为一种检测手段，对阴道正常的和异常的菌群进行评分（Nugent 评分）。

什么是线索细胞

线索细胞是指附有大量细菌的上皮细胞。在湿涂片上，上皮的细胞边缘不清。

▶ 治疗

如何治疗细菌性阴道病?

可选择甲硝唑 250mg, 3 次/日×7 天; 甲硝唑 500mg, 2 次/日×7 天; 0.75% 甲硝唑凝胶, 1 次/4 小时×5 天; 2% 克林霉素乳膏 5g 阴道内使用, 1 次/4 小时×5 天; 克林霉素乳膏(每天单次应用 5g 或分次用 5g×7 天)或阴道用药(100mg×3 天)。建议患者在应用甲硝唑 24 小时内不要饮酒,因为可能导致戒酒硫样反应。

细菌性阴道病患者的性伴侣应进行治疗吗?

细菌性阴道病患者的性伴侣无需治疗。性伴侣的治疗对于改善治愈率和降低复发率没有影响。

▶ 外阴阴道假丝酵母菌病的病因

外阴阴道假丝酵母菌病(酵母菌感染)的原因有哪些?

假丝酵母菌是一种常见的酵母菌。在许多妇女中,假丝酵母菌是阴道菌群的正常组成部分,大多数携带者都不会出现症状。多数病例都属于白色假丝酵母菌感染。少部分真菌性阴道炎是由光滑假丝酵母菌或者其他真菌引起的。真菌性阴道炎的危险因素包括妊娠、糖尿病、肥胖或者由于应用皮质类固醇或 HIV 感染引起的细胞免疫能力下降。大多数复发性假丝酵母菌阴道炎的患者对患病的危险因素都知之甚少。

可疑外阴阴道假丝酵母菌病的患者应如何评估?

外阴阴道假丝酵母菌病的患者常因出现白色稠厚的阴道分泌物伴外阴瘙痒而就诊。患者会出现明显的外阴皮肤烧灼感、排尿困难和性交困难。检查可发现外生殖器红斑、水肿和表皮脱落。阴道窥器检查可见白色黏稠的分泌物或者斑块贴附在阴道壁上。阴道 pH 在正常范围内（≤4.5）。诊断依靠湿涂片镜检或涂片后滴注 KOH 镜检。因为 KOH 可以将阴道上皮细胞溶解，更易于发现芽酵母和假菌丝。如果涂片结果为阴性，则应作培养以提高发现病原菌的可能性或为复发患者作出特异性的诊断。

如何治疗外阴阴道假丝酵母菌病？

外阴阴道假丝酵母菌病的治疗可以采用局部应用咪唑类或者三唑类药物。局部治疗可以用非处方药，可通过1天、3天、7天疗法治疗。患者对短期疗程有更好的依从性。应警告患者这些用于局部的药物可以使避孕套和阴道隔膜的橡胶软化。外阴阴道假丝酵母菌病也可单用口服氟康唑治疗。氟康唑对许多药物都有影响，在开处方前要检查与患者目前所用药物是否会产生反应。

外阴阴道假丝酵母菌病不是性传播疾病，对性伴侣的治疗不会降低复发的可能性。如果患者是由假丝酵母菌以外的微生物引起的感染、患有使外阴阴道假丝酵母菌病发病危险性增加的潜在疾病或者复发的患者都要延长治疗时间以控制感染。

▶ 滴虫病

什么原因会引起滴虫病？

滴虫性阴道炎是由阴道毛滴虫感染所致。阴道毛滴虫是一种单细胞的原虫。阴道毛滴虫潜伏在男性和女性的尿道旁腺中。滴虫病是一种性传播疾病，并且25%的感染性阴道炎都是由滴虫引起的。

滴虫病的症状有哪些？

患者可能主诉大量白色、灰色、黄色或绿色的阴道分泌物,也可主诉外阴瘙痒或阴道异味,然而多数患者也可没有症状。

如何诊断滴虫病?

视诊可见小阴唇和前庭出血斑点和水肿。阴道窥器检查有时可见大量的泡沫状分泌物。滴虫性阴道炎的典型体征是"草莓状宫颈",但是只有10%的患者出现这种变化。滴虫性阴道炎患者的阴道pH为5~7。在湿涂片上找到运动的滴虫就可明确诊断。对于有症状的患者,湿涂片的敏感性是50%~60%。湿涂片上还可以看见大量的白细胞和上皮细胞。如果怀疑滴虫病的患者而检查未发现滴虫,建议进行培养。

如何治疗滴虫病?

甲硝唑或者替硝唑都可用于治疗滴虫性阴道病。甲硝唑可以采用一次性给药(2g)或者12小时给药(500mg)一次,连续7天。一次性用药更易于引起患者恶心,然而由于价格较为便宜,患者对这种疗法的依从性较好。滴虫病不应局部用药治疗。甲硝唑的副作用包括恶心、呕吐、继发假丝酵母菌感染。使用甲硝唑后饮酒也可引起戒酒硫样反应。替硝唑一次性给药(2g)比甲硝唑效果更好并且有更好的耐受性。

无症状的患者应治疗吗?

由于许多无症状患者终将会出现症状,所以无症状患者也应进行治疗。

感染患者的性伴侣应治疗吗?

滴虫病是一种性传播疾病,感染患者的性伴侣也应治疗以防止复发。

关 键 点

- 阴道分泌物是一种正常现象,随着生殖年龄和月经周期会发生改变。
- 通过湿涂片检查、KOH 处理和阴道 pH 的检查可以对异常阴道分泌物进行诊断。
- 正常湿涂片检查可见大量上皮细胞、乳酸杆菌和少量的白细胞。
- 细菌性阴道病的诊断标准是:线索细胞,阴道 pH>4.5,胺臭味试验阳性,均质的灰色分泌物(四项中符合三项就可以确诊)。
- 细菌性阴道病与妊娠期或非妊娠期妇女的泌尿生殖系统感染的发病率有关。
- 细菌性阴道病的治疗包括使用甲硝唑或克林霉素,可以口服或阴道用药。
- 外阴阴道假丝酵母菌病的阴道 pH 正常。
- 外阴阴道假丝酵母菌病的危险因素包括应用抗生素、糖尿病、妊娠、细胞免疫功能下降。
- 外阴阴道假丝酵母菌病首要的治疗是口服或阴道应用吡咯类药物。
- 滴虫病是一种性传播疾病。
- 滴虫病患者可能出现带有臭味的泡沫状分泌物和瘙痒。
- 滴虫病的诊断依据包括阴道 pH>4.5,湿涂片可见大量的白细胞和运动的滴虫。

病 例 9-1

患者，女性，20岁。主诉外阴瘙痒和阴道分泌物。

A. 鉴别诊断有哪些？病史和体检中的哪些发现可以协助诊断？

B. 如果湿涂片检查没有发现病原微生物但可见大量白细胞带臭味的泡沫状黄色分泌物，阴道pH为5.5，应如何处理？

病 例 9-2

患者女性，50岁。G2P2，因年度体检来诊。无主诉。检查中发现均质的阴道分泌物，带有鱼腥气味，怀疑为细菌性阴道炎。

A. 应如何处理？

B. 6个月后，患者因月经间期出血4个月再次就诊，准备进行D&C。仍怀疑为细菌性阴道炎，处理是否有变化？

参考文献

Centers for Disease control. Sexually transmitted disease treatment guidelines. CDC, 2002. http://www.cdc.gov/std/treatment.

Nyirjesy P, Sobel JD. Vulvovaginal candidiasis. Obstet Gynecol Clin N Am 30: 671-684, 2003.

Soper D. Trichomoniasis: under control or undercontrolled? Am J Obstet Gynecol: 190 (1), 281-290, 2004.

Hillier S, Holmes KK. Bacterial Vaginosis. In Holmes K, Sparling PF, Mardh P. et al. (eds), Sexually Transmitted Diseases. 3rd ed. New York, McGraw-Hill, 1999, pp 563-586.

相关网站

National Network of STD/HIV Prevention Training Centers.

Examination of vaginal wet preps. Seattle, WA; 2001. Accessed October 15, 2004 at http://depts.washington.edu/nnptc/online_training/wet_preps_video.html#wet_preps. Author's note: This site is an excellent instructional video on how to do microscopy of vaginal secretions.

病例答案

9-1A 学习目的：了解不同类型的阴道分泌物的病史和体检结果。

阴道瘙痒可见于外阴阴道假丝酵母菌病、滴虫病和化学性阴道炎。滴虫病患者可能主诉有大量的带有臭味的分泌物。新的性伴侣或者无保护的性行为史都是发生滴虫病的危险因素。假丝酵母菌感染的患者可能主诉无味的稠厚白色分泌物。糖尿病、HIV感染、应用皮质类固醇、应用抗生素都与外阴阴道假丝酵母菌病有关。询问患者是否应用了新的卫生产品,可以鉴别是否为化学性阴道炎。

9-1B 学习目的：熟悉滴虫病的处理。

本例是典型的滴虫病表现,只有50%~60%的标本湿涂片检查可以发现滴虫。也可以进行分泌物的培养。如果是滴虫病,患者及其性伴侣都需要应用甲硝唑进行治疗。

9-2A 学习目的：熟悉细菌性阴道病的处理。

应该特别询问患者阴道分泌物及分泌物的气味,这是因为许多患者不能提供这方面的信息。如果患者否认不适,而且除细菌性阴道病之外未见其他病理学改变,那么不需要进行治疗。应该了解患者性生活史,并根据病史作淋病和衣原体培养。无症状的淋病患者一般不需要对细菌性阴道病进行治疗。

9-2B 学习目的：熟悉细菌性阴道病的并发症。

术前要特别询问患者的阴道分泌物。如果体检和湿涂片检查都支持细菌性阴道病,那么在术前应该进行药物治疗。细菌性阴道病是宫颈扩张和刮宫术后发生子宫内膜炎的危险因素。

(张蕴霞译　牛建清校)

第 10 章 慢性盆腔痛

▶什么是慢性盆腔痛?

慢性盆腔痛是就诊于全科或妇科门诊的妇女最常见的主诉之一。其确切的定义为:盆腔、脐下腹壁和/或腰骶部持续六个月以上的疼痛。疼痛与月经周期(痛经)和性交(性交困难)有关,但是疼痛不一定具有周期性或一致性。典型的慢性盆腔痛包括一些功能的受损,且患者需要药物或手术治疗。

▶急性和慢性盆腔痛有哪些差异?

急性疼痛通常明确且为近期起病,在起病后的数天或数周内消失,可能是其他某些疾病的征象,休息有助于缓解。急性疼痛的程度各异并且可导致患者焦虑。急性疼痛常是其他疾病的典型表现。慢性盆腔痛无确切的起病时间,不能通过生物学功能预测持续时间。休息对缓解慢性盆腔痛无帮助。慢性盆腔痛的程度也是多变的,但常伴有抑郁或易激惹。慢性盆腔痛是一种疾病。

▶慢性盆腔痛常见吗?

慢性盆腔痛很常见。对于全科医生来说,它也许是育龄女性中最为多见的一类疾病。尽管全科医生经常遇到此类患者,但转诊至该领域专家的并不多见。全科医生经常以他们自己的方法治疗慢性盆腔痛患者。下面是一些关于慢性盆腔痛的重要资料。

- 在美国,5263 名妇女中就有 773 名(15%)罹患慢性盆

第 10 章 慢性盆腔痛

腔痛。
- □ 年龄范围 18~50 岁。
- □ 据报道，61% 的患者病因不明。
- 每年英国慢性盆腔痛发病情况：
  - □ 发病率 38.3‰。
  - □ 该数据来自 136 全科诊所。
  - □ 苏格兰发病率最低，而威尔士发病率最高。
- 60% 的患者未转诊至专科医生。
- 28% 的患者从未确诊。

产次可以影响盆腔痛的发生率。之前，医生常常把妊娠作为一种可能有效的"治疗"方法来减少盆腔痛的发生。生育与盆腔痛的关系问题尚无定论。但是，剖宫产和其他子宫手术（例如肌瘤剥除术）后发生的子宫内膜异位症可能与慢性盆腔痛有关。

▶ 慢性盆腔痛的病因有哪些？

为了更好地了解慢性盆腔痛，临床医生需要熟悉慢性盆腔痛临床表现的生理-心理-社会模式。尽管仅有约 30% 的慢性盆腔痛者患有妇科病，但它是妇产科患者最常见的主诉之一。更常见的是泌尿系统和胃肠系统的病变，分别占 31% 和 38%。其他原因包括骨骼肌肉因素、神经系统因素和心理因素。此外，抑郁和焦虑以及躯体和性虐待也是其发病原因。

▶ 慢性盆腔痛中常见的妇科疾病有哪些？

诊断慢性盆腔痛有三个等级的证据，这些证据的等级和慢性盆腔痛的确切的病因关系如下：
- 等级 A（符合科学证据）：
  - □ 子宫内膜异位症
  - □ 妇科恶性肿瘤

- □ 卵巢淤滞综合征
- □ 卵巢残留综合征
- □ 盆腔淤血综合征
- □ 盆腔松弛和/或脱垂
- □ 盆腔炎性疾病
- □ 结核性输卵管炎
■ 等级 B（有限的证据）
- □ 粘连
- □ 良性囊性间皮瘤
- □ 子宫肌瘤
- □ 术后腹膜囊肿
■ 等级 C（专家的观点）
- □ 子宫腺肌病
- □ 宫颈狭窄
- □ 子宫内膜或宫颈息肉
- □ IUD
- □ 排卵痛

▶ 与慢性盆腔痛相关的最常见的泌尿系统疾病有哪些?

在分析尿道和慢性盆腔痛相关的问题时，临床医生常把病因分为膀胱感染/炎症、下尿道损伤或下列综合因素：

■ 感染/炎症
- □ 慢性尿道感染
- □ 间质性膀胱炎
- □ 放射性膀胱炎
- □ 复发性急性膀胱炎
- □ 复发性急性尿道炎

■ 损伤和综合因素
- □ 结石/尿路结石（尿石症）
- □ 尿道憩室

第10章 慢性盆腔痛

- □ 尿道肉瘤
- ■ 其他
  - □ 尿道综合征
  - □ 逼尿肌括约肌协同失调

间质性膀胱炎可通过膀胱扩张和膀胱镜诊断，最近常采用膀胱内注入氯化钾溶液法来诊断。

▶ 与慢性盆腔痛有关的最常见的胃肠疾病有哪些？

许多慢性盆腔痛与胃肠道病变有关。与慢性盆腔痛关系最为密切的胃肠道疾病是结肠炎，但是临床医生也必须考虑到肿瘤的可能性。憩室病、便秘、肠梗阻和疝气也是疼痛潜在的病因。

▶ 与慢性盆腔痛有关的最常见的骨骼肌肉和神经系统的疾病有哪些？

虽然骨骼肌肉和神经系统疾病与慢性盆腔痛有关，但是在某种程度上较难作为病因加以考虑并作出诊断。神经压迫、肌肉紧张以及疝气都是慢性盆腔痛的病因。其他诊断包括肌筋膜疼痛综合征，如肌纤维痛和盆底肌肉痛。此外，慢性病毒性疾病如水痘（带状疱疹）和疱疹病毒都可引起慢性盆腔痛。

▶ 如何诊断和治疗慢性盆腔痛？

诊断慢性盆腔痛的方法是多元化的，包括以下几点：
- ■ 倾听：获取详细的病史，包括与疼痛相关的所有正常活动和身体功能（例如月经、性生活、排便、排尿）
- ■ 听：当获取病史后，与患者互动以更好地了解患者的疼痛以及如何影响她的生活。通过这种方法就能采取合理的方法认识疾病并且提供最好的处理方法。

- 触：进行全面彻底的体格检查。寻找患者最常见的疼痛部位，并在检查中诱发患者疼痛。使用常规的仪器和工具帮助辨别疼痛的类型（例如阴道窥器检查引起的外阴或阴道深部疼痛可提示子宫内膜异位症、子宫肌瘤或卵巢囊肿）。
- 查找未知因素：体格检查是有限的。在高达50%的病例中可能漏掉一些重要信息。当体格检查和盆腔检查不足以诊断时或有其他指征时可采用其他检查。这些检查包括：
  - 盆腔超声
  - 盆腔和脊柱的MRI检查
  - 实验室检查，如白细胞（升高可以提示感染）、红细胞沉降率（血沉）、生化检查和标记物检查（如CA-125）

▶腹腔镜对慢性盆腔痛的诊断和治疗有帮助吗？

有。当其他所有方法都不能明确诊断时，腹腔镜是一种有效的诊断方法。它能确诊粘连、子宫内膜异位症、盆腔脏器扭转、卵巢残留、腹内疝（例如坐骨疝）以及其他非妇科疾病（例如慢性阑尾脓肿）等引起慢性盆腔痛的疾病。随着仪器的更新、技术进步以及对疾病过程的了解，我们能更好地使用腹腔镜，这将对现在和未来的治疗方法产生影响。有关评估腹腔镜作为一种慢性盆腔痛病因诊断方法的报道证实了它的价值（表10-1）。

表10-1 慢性盆腔痛患者腹腔镜中的病理发现

诊断	11个研究（1318）1981-1991（%）	3个研究（281）1994（%）
未见病理改变	39	4
子宫内膜异位症	28	62
粘连	25	17
慢性盆腔感染性疾病	6	3

采用清醒镇静和诊断性腹腔镜,并结合慢性盆腔痛患者的"疼痛定位图"。虽然该技术已经被一些医生广泛使用,但其他医生对其价值和可靠性提出了质疑。

在腹腔镜检查评估慢性盆腔痛患者时,常发现子宫内膜异位症。尽管10%无症状的妇女可能患子宫内膜异位症,但在慢性盆腔痛患者中有2/3为子宫内膜异位症(表10-2)。以往仅通过视觉所见就可以诊断子宫内膜异位症,而现在认为更准确的方法是取局部组织标本来证实诊断并且指导治疗干预。

表10-2 慢性盆腔痛患者和不孕症患者中子宫内膜异位症的发病率

	合并痛经的子宫内膜异位症的发病率	
	慢性盆腔痛	不孕症
无	22(6%)	155(46%)
轻度	57(16%)	117(35%)
中度	150(42%)	48(14%)
重度	25(36%)	16(5%)
	合并性交困难的子宫内膜异位症的发病率	
	慢性盆腔痛	不孕症
无	175(49%)	294(88%)
轻度	105(29%)	32(10%)
中度	52(15%)	7(2%)
重度	25(7%)	3(1%)

▶慢性盆腔痛患者诊断和治疗预后如何?

慢性盆腔痛病因和诊断治疗的及时性可以影响整个治疗的成功和预后。总的来讲,单一疾病要比多种疾病并存的治疗效果好。

提醒患者疼痛治疗可能成功也可能失败,正确的诊断和治疗需要时间,参与治疗的除了医生之外还需要许多人配合,其中包括患者本人。同时还需要考虑在此领域里的补充和辅助医疗保健人员提供的治疗，如下：
- 按摩
- 针灸
- 理疗和职业疗法

▶慢性盆腔痛诊断和治疗中最常采用哪些外科方法？

许多外科方法可用于治疗慢性盆腔痛，包括探查性和诊断性腹腔镜和剖腹探查术。治疗干预将和手术一并进行，可能包括以下任何一种方法：
- 异位内膜活组织检查和消融术（烧灼术、激光）
- 粘连松解术
- 子宫悬吊术
- 神经消融技术（如子宫骶神经丛和骶前神经丛）
- 阑尾切除术
- 腹膜活组织检查
- 脊髓及椎间盘手术

上述所有手术方法可用来治疗不同的疾病。重要的是，外科干预只有在内科医生或外科医生认为有指征或认识到时才能实施。诊断性手术简约但不简单，且可能会影响预后。

▶可以用栓塞疗法治疗慢性盆腔痛吗？

研究使用栓塞疗法的初衷并不是为了治疗慢性盆腔痛的原因或病因，而是用于治疗大的纤维瘤。这无意中获得了使某些慢性盆腔痛患者疼痛（并非完全）缓解的可靠证据。治疗通常是栓塞子宫或纤维瘤的血管。然而，最近栓塞疗法也应用于有明显盆腔静脉淤血证据而无其他原因的慢性盆腔痛患者。早期的研究结果非常引人注目，各地报道30%～60%慢性盆腔痛患者的症状得以缓解，但得出栓塞对治疗慢性盆腔痛有效的结论还为时过早。

第 10 章 慢性盆腔痛

▶ 治疗慢性盆腔痛的一般原则是什么？

不要忘记，慢性盆腔痛的妇女可能患有其他疾病，需要常规健康筛查和预防保健。与其他人一样，慢性盆腔痛的女性也可患有急性和严重的疾病。以下原则适用于慢性盆腔痛的患者：

- 接近患者的方法：
  - 耐心：任何情况都不应被视为荒谬、不可能或不重要而被遗漏。
  - 倾听：建立融洽关系，让患者把病史直接告诉医生。
- 病史：
  - 保持开放的心态。
  - 不要单纯把自己作为妇科医生、麻醉科医生、神经科医生、理疗师和消化科医生。
  - 直接询问疼痛病史。
  - 完整的系统回顾。
  - 进行疼痛程度的评估。
- 体格检查：
  - 确定疼痛和压痛区域的确切位置。
  - 通过系统且有条理的触诊，使疼痛再现。
  - 在人体解剖图谱（疼痛定位图）中将这些发现标记好。

关 键 点

- ▶ 多学科诊断和治疗：必须有一个团队才能成功地治疗和护理这些患者。
- ▶ 具有多重诊断的可能：通常不是由单一疾病引起的，而是由多种病因所致，需要多方面的治疗。
- ▶ 慢性盆腔痛患者和非慢性盆腔痛患者可以患同样的疾病：不要忘记全面照顾患者，其他因素也可影响患者的一生。
- ▶ 接触慢性盆腔痛患者要有耐心和开放的心态：疼痛容易转移医生的注意力，不要让患者的这些问题干扰你作出正确的处理。

病 例 10-1

患者，女性，26岁，未经产。主诉最近出现严重的周期性盆腔痛就诊。有抑郁病史数年。患者未用任何药物，使用避孕套避孕。因轻度肥胖体格检查受限，但盆腔检查正常。

A. 针对该患者有哪些处理方法？如何执行？
B. 正确的处理是行盆腔超声检查。患者正处于月经中期，超声发现左侧卵巢有一4cm大小的囊肿。下一步应如何处理？

参考文献

American College of Obstetricians and Gynecologists. Clinical Management Guidelines for OBGYN. ACOG Practice Bulletin, Number 51, March 2004.

Stenchever M, Droegmueller W, Herbst A, Mishell D. (eds.). Comprehensive Gynecology, Fourth Edition. St. Louis: Mosby, 2001.

第10章 慢性盆腔痛

病例答案

10-1 A 学习目的：熟悉年轻慢性盆腔痛患者的处理方法。

对该患者正确的首选方案是在下一次月经后第7天开始口服避孕药物。其他可选择的方法为给予3个月疗程的GnRH激动剂以缓解疼痛。使用非类固醇抗炎药物（NSAID）和周期性使用抗抑郁药物也有助于缓解疼痛。

10-2 B 学习目的：掌握有卵巢囊肿的慢性盆腔痛患者的处理。

患者的卵巢囊肿<5cm，因而恶性的可能性不大。正确的方法是观察并随诊检查，在1~2个月经周期后行盆腔超声检查。此期间囊肿消退的可能性相当大。必须警惕卵巢扭转和囊肿破裂，但发生的可能性较小。另一个方法是口服避孕药1~2个周期，有助于缓解抑郁。

（巩丽梅译 王燕云、张蕴霞校）

第 11 章 卵巢囊肿

▶ 什么是卵巢囊肿？

卵巢囊肿是指在卵巢内或卵巢表面充满液体的囊性肿物。大多数卵巢囊肿是生理性的且往往没有任何症状。四种最常见的生理性囊肿为滤泡囊肿、黄体囊肿、黄素化囊肿和妊娠黄体瘤。大多数生理性卵巢囊肿在未治疗的情况下可在数月内消失。这些生理性囊肿不是真正的肿瘤，而是正常生理过程中的一种病理变化。

当卵巢囊肿引起的疼痛干扰妇女的日常生活时，生理性卵巢囊肿才需要临床治疗。卵巢囊肿破裂或扭转可产生急性腹部或盆腔疼痛。另外，卵巢囊肿可能伴有盆腔胀满感、性交困难、月经不调、乳房疼痛或恶心。病史与体格检查对于卵巢囊肿的鉴别诊断非常重要。然而，最终诊断往往需要手术病理证实。

在育龄妇女中，约75%的卵巢囊肿是能够自行消退的生理性囊肿。仅很少部分的卵巢囊肿是非生理性的或是真正的卵巢肿瘤。极少部分非生理性卵巢肿瘤是恶性肿瘤。良性卵巢肿瘤可以通过其胚胎细胞系或其病理来区分（表11-1）。除了转移性生殖细胞肿瘤和转移至卵巢的肿瘤之外，恶性卵巢肿瘤的分类与良性卵巢肿瘤类似（表11-2）。卵巢囊肿的鉴别诊断广泛，应包括非卵巢肿瘤（表11-3）。

▶ 滤泡囊肿

什么是滤泡囊肿？其发生机制是什么？

滤泡囊肿是位于卵巢皮质内的生理性卵巢囊肿。它是一个充满澄清至稻草黄色液体的半透明薄壁结构，有时就像一个位于卵巢表面的水泡。滤泡囊肿的生长依赖于促性腺激素。组织学上，囊肿外层由卵泡内膜细胞构成，内层为卵巢颗粒层细胞，后者可产生富含雌激素的液体。在正常的卵巢周期中，排卵可使卵巢滤泡和富含雌激素的液体一同释放。排卵后，囊性滤泡经过正常闭锁成为妊娠黄体。如果未出现排卵，则囊性滤泡体积增大并导致形成滤泡囊肿。因此，滤泡囊肿是一种正常卵巢功能的异常变化。

表 11-1 良性卵巢囊肿的类型和特征：非生理性

类型	胚胎起源	大体病理	恶性的可能性	两侧对称
浆液囊腺瘤	体腔上皮	单纯或复合囊肿	20%~30%	10%
黏液囊腺瘤	体腔上皮	单纯或复合囊肿	10%~15%	1%
子宫内膜样囊腺瘤	体腔上皮	单纯或复合囊肿	5%~10%	17%
勃勒纳瘤	体腔上皮	单纯或复合囊肿	3%~5%	6%
纤维瘤	性腺间质	实体瘤	5%，但年轻女性更高	
颗粒细胞瘤	性腺间质	实体瘤		
男性细胞瘤	性腺间质	实体瘤		
囊性畸胎瘤	生殖细胞	复合囊肿/实体	少于1%	15%

表 11-2 恶性卵巢肿瘤的类型和特征

类型	胚胎起源	病理相似性
浆液性囊腺癌	体腔上皮	输卵管
黏液性囊腺癌	体腔上皮	宫颈内膜
卵巢子宫内膜样癌	体腔上皮	子宫内膜
勃勒纳瘤	体腔上皮	膀胱
粒层-卵泡膜细胞瘤	性腺间质	性索-粒膜细胞
泡膜细胞瘤	性腺间质	间质-泡沫细胞
卵巢支持-间质细胞瘤	性腺间质	性索-间质
未成熟畸胎瘤	生殖细胞	外胚层、内胚层、中胚层
无性细胞瘤	原生殖细胞	遗传异常
内胚层窦瘤	卵黄囊	胚外组织
转移性肿瘤		
Krukenberg瘤	胃肠道	胃、结肠
乳腺	乳腺	
子宫内膜	子宫内膜	

表 11-3 非卵巢起源盆腔囊肿的类型、恶性可能和诊断试验

囊肿	恶性可能	推荐的诊断试验
输卵管管周围囊肿	无	超声
异位妊娠	无	超声和定量 β-HCG
阑尾炎	无	螺旋 CT 扫描与良好的病史与体格检查
子宫肌瘤	很低	盆腔 MRI
腹膜后团块	低	盆腔 MRI
盆腔肾	无	超声
憩室炎	无	盆腔 CT 扫描/MRI 检查

滤泡囊肿是由于成熟滤泡破裂失败或未成熟滤泡闭锁所致。正常情况下，月经周期中点的黄体生成素高峰可使卵细胞从囊性滤泡破出。如果黄体生成素高峰不出现，则滤泡不破裂。黄体生成素高峰可被多种增加内源性雌激素水平的因素减弱。如果没有黄体生成素高峰，滤泡将继续生长并成为滤泡囊肿。

滤泡囊肿会累及哪些人？

滤泡囊肿常见于行经的年轻育龄女性，多见于月经初潮不久。囊性纤维化累及的女性在其生育年龄期间出现卵泡囊肿的几率增加。偶尔，由于母体刺激胎儿卵巢出现滤泡囊肿，通常出生后仅持续数月。卵泡囊肿在绝经后的女性中罕见。

如何发现滤泡囊肿？

滤泡囊肿通常无症状，常在盆腔影像学检查或盆腔检查时偶然发现。囊肿常在 1～3 个月内消失，且很少出现症状。囊肿直径 2.5～15cm 不等。较大的囊肿可引起盆腔下部或腹部沉重感。巨大囊肿经妇科检查可发现。大多数滤泡囊肿被患者或检查者忽视。最好的早期诊断检查为全面的盆腔超

第11章 卵巢囊肿

声检查。结合病史、体格检查以及盆腔超声可以明确诊断。盆腔 MRI 检查也非常有帮助，但价格非常昂贵。最终确诊或治疗可能需要外科手术。

如何处理滤泡囊肿？

处理滤泡囊肿的总原则为观察。育龄女性的单一的 5~8cm 的卵巢囊肿一般至少随访一个月经周期，多为功能性囊肿，而肿瘤的危险性很小。大多数囊肿在诊断后 1~2 个月内自行消失（继发于囊液重吸收或囊肿破裂）。在鉴别单纯和复杂多隔囊肿方面，经阴道超声检查优于经腹超声检查。经阴道超声也可以用于监测囊肿的大小和血供。

如果卵巢囊肿持续 6~8 周以上，则需要外科手术切除以鉴别卵巢囊肿或恶性卵巢肿瘤。需要手术时，大多数情况可行腹腔镜卵巢囊肿切除。腹腔镜可更好地显示解剖结构并且以最小的创伤切除囊肿。除非患者最近正准备妊娠或有使用激素避孕的绝对禁忌证，否则可用复方口服避孕药或肌内注射甲羟孕酮治疗生理性卵巢囊肿。这两种药物可减少未来发生囊肿的危险，并且随着时间的推移有助于缩小现存的囊肿。

手术病理学检查是明确卵巢囊肿是良性还是恶性的唯一方式。盆腔超声或 MRI 检查有助于确定恶性肿瘤的可能性。另外，血清 CA-125 水平也有助于判断是恶性肿瘤的概率。但是这些方法的准确性均不及手术病理学检查。之前有报道尝试经皮卵巢囊肿吸引术治疗，但囊液漏入腹腔的风险高并且引流的囊肿复发率高达 40%。恶性囊液流入腹腔会加重恶性肿瘤的外科分期。如果怀疑是恶性肿瘤，则最好获取组织标本进行病理学检查，因为囊液的细胞学检查对于发现恶性囊肿并不可靠。

▶黄体囊肿

什么是黄体囊肿?

正常情况下,滤泡释放出一个卵泡,其形成的结构称为黄体囊肿。大多数黄体囊肿可自行消退。黄体内偶有血性液体。正常情况下,黄体囊肿直径小于 4cm(偶尔异常的囊肿直径可达到 11~15cm),其外观呈紫色至棕色,表面光滑。持续性黄体囊肿的壁变为灰白色并且黄体细胞常因受压萎缩而呈多边形。黄体囊肿可能伴有正常的内分泌功能或长期分泌孕酮,这可能导致不规则月经出血。

黄体囊肿的发生机制是什么?会累及哪些人?

当正常的 LH 激增时,囊性卵泡释放卵子并形成黄体。黄体囊产生大量的雌激素和孕激素,有助于子宫内膜为着床做准备。排卵后几天,薄壁毛细血管自卵泡膜内层侵入粒层细胞。有时,已经释放卵子的开放滤泡发生闭锁,并且液体在此范围内积聚,导致黄体囊增大而形成囊肿。

成熟的黄体内腔也可能被自发出血的血液填充。一些大的黄体囊肿可能在日常体力活动中破裂并释放出大量的血性液体进入腹腔。曾有报道在术中可发现 2~3L 的血液。如果囊肿的中央腔持续存在,并且血液被澄清的液体所替代,则为一种无激素白体囊肿。黄体囊肿发生于育龄女性(与滤泡囊肿类似)。

如何发现黄体囊肿?

结合病史、体格检查以及盆腔超声可以有助于诊断。许多黄体囊肿在检查时可以引起单侧下腹部和盆腔隐痛,盆腔超声显示为低回声的囊肿碎片。大部分囊肿没有症状。然而,一些囊肿破裂可能造成大量的腹腔内出血。内出血于性交、运动、创伤或妇科检查时出现。

如何处理黄体囊肿？

经阴道超声检查有助于附件囊肿或肿块的诊断。有时，后穹窿穿刺术（从阴道后穹窿插入一个小号穿刺针，并抽取盆腔直肠子宫陷凹的积液）可用于判断黄体囊肿出血的严重程度。然而，这是一个非常痛苦的操作，并且特异性较低。如果后穹窿穿刺液的红细胞比容超过 15%，必须手术治疗。腹腔镜囊肿切除术可作为外科治疗的选择，并保留剩余卵巢。对于无症状的未破裂黄体囊肿可进行随访。大多数小于 5~7cm 的无症状黄体囊肿常在 6~8 周内消退。

▶卵泡膜黄素化囊肿

什么是卵泡膜黄素化囊肿？其发生机制是什么？

卵泡膜黄素化囊肿是一种导致卵巢中至重度增大的生理性囊肿。常继发于由内源性或外源性 HCG（用于生殖治疗）或卵巢对促性腺激素敏感性增加而导致的卵巢过度刺激。囊肿内膜由被认为是来自卵巢结缔组织的膜黄体细胞组成。它是良性肿瘤，故被认为与双胞胎、葡萄胎妊娠以及胎儿溶血症有关。在严重的病例中，整个卵巢的直径可达 20~30cm。这些双侧发生的薄壁灰褐色多囊结构在影像上看起来类似蜂巢。小囊肿内含有澄清至稻草黄色的囊液或血性囊液。组织学上，囊肿的内膜由膜黄体细胞构成。

卵泡膜黄素化囊肿会累及哪些人？

卵泡膜黄素化囊肿往往与葡萄胎妊娠和绒毛膜癌有关。接受注射或口服促排卵药物的女性可能造成医源性卵泡膜黄素化囊肿。正常妊娠时也偶有发现，同样在母体促性腺激素的影响下新生儿也可发病。

如何发现卵泡膜黄素化囊肿？

触诊可发现卵泡膜黄素化囊肿的存在，并常常可以通过超声确认。卵泡膜黄素化囊肿几乎均为左右对称出现，并且导致轻至重度卵巢增大。大部分大的囊肿将引起盆腔胀满感，偶尔由于卵巢的增大可能出现附件扭转。

如何处理卵泡膜黄素化囊肿？

因为这些囊肿可逐渐消退，一般采用保守治疗。如果这些囊肿在剖宫产时偶然发现则应灵活处理。不要尝试引流或穿刺多发囊肿，否则可能会造成出血。这些囊肿由薄壁构成，所以一旦出血会难以控制。产后其病程自然消退。在一些病例中，卵泡膜黄素化囊肿于 HCG 水平检测正常后还将持续数周。

▶ 黄体瘤

什么是黄体瘤？其发生机制是什么？

黄体瘤是一种罕见的出现于妊娠期间的膜黄体细胞过度增生反应。它是一个类似于卵泡膜黄素化囊肿的良性肿瘤。黄体瘤的出现可能是由于卵巢组织对孕激素的过度反应所致。其确切病因不明。这些囊性或实体的卵巢结节与黄体无关。大约半数黄体瘤具有多个结节，并且有近 1/3 报道为双侧结节。大部分黄体瘤无症状，并且是在剖宫产或产后输卵管结扎时偶然发现。与卵泡膜黄素化囊肿一样，黄体瘤可自行消退。

黄体瘤会累及哪些人？

黄体瘤最常见于妊娠的经产妇。报道显示非洲裔美国女性的发病率较高。外生殖器雄性化的女性胎儿也时有发生。

第11章 卵巢囊肿

30%的病例可发生母亲男性化。大多数患者无症状。一旦患者出现症状，可能是由于卵巢分泌雄性激素所致。

如何发现和处理黄体瘤？

黄体瘤通常是在剖宫产或产后结扎输卵管时偶然发现的。这些肿瘤在妊娠结束后自行消退，一般在产后3个月内消失。

▶ 浆液性囊腺瘤

什么是浆液性囊腺瘤？

在各年龄段中，浆液性囊腺瘤是最常见的良性卵巢上皮性肿瘤。不同于生理性囊肿，这些肿瘤具有恶变的可能性。约15%的病例为双侧发生。其平均直径为5～10cm，单房或多房。由单层非纤毛方形至高柱状上皮构成，稻草色的囊液通常含少量血。目前尚不清楚浆液性囊腺瘤是否为浆液性囊腺癌的前体。

浆液性囊腺瘤的发病机制生原是什么？会累及哪些人？

浆液性囊腺瘤源于卵巢上皮细胞系的异常生长，其确切的细胞系尚不清楚。然而，有人提出这些肿瘤来自间皮细胞。大多数患浆液性囊腺瘤的女性年龄在20～50岁之间。各年龄段妇女均可患浆液性囊腺瘤，但很少见于75岁以上的女性。在绝经女性中，浆液性囊腺瘤是最常见的卵巢囊肿。

如何发现浆液性囊腺瘤？

大多数浆液性囊腺瘤无特异性症状。然而，患者可能出现囊性附件肿块以及腹围增加。全面的盆腔超声检查可显示囊肿。盆腔和腹部的MRI检查有助于鉴别囊肿的良恶性。

绝经患者的血清 CA-125 水平有助于确定恶性肿瘤的可能性。

如何处理浆液性囊腺瘤？

与到目前为止讨论的生理性囊肿不同，浆液性囊腺瘤不会自行消退。对于所有大于 5~7cm 并且在 6~8 周内不缓解的附件囊肿，应考虑恶性肿瘤的可能性。盆腔超声、盆腔 MRI 检查以及血清 CA-125 有助于术前诊断。然而，因为这些肿瘤中有超过 1/3 的肿瘤为恶性肿瘤，需要手术病理检查得出最后诊断。

腹腔镜手术适于切除较小的肿瘤，较大的则需要剖腹手术。囊肿或受累卵巢应送冰冻切片检查。交界性恶性肿瘤应按照肿瘤分期处理。不能进行经皮附件囊肿穿刺术，因为囊液对明确诊断的帮助不大，并且恶性卵巢囊肿的囊液溢漏将加重肿瘤的分期。

▶ 黏液性囊腺瘤

什么是黏液性囊腺瘤？其发生机制是什么？

黏液性囊腺瘤内充满黏稠的、胶冻状物质。这些肿瘤也来源于间皮细胞系。与浆液性囊腺瘤相似，黏液性卵巢肿瘤是上皮细胞系（体腔上皮）异常生长的结果。大多数肿瘤直径为 6~12cm。但是，有的肿瘤也可达 45.5kg。囊肿被覆的上皮与黏液性囊肿被覆的正常宫颈内膜上皮相似。大多数黏液性囊腺瘤是良性的，其中仅有部分是双侧的。黏液性囊腺瘤在卵巢上皮肿瘤中居第二位。

黏液性囊腺瘤会累及哪些人？

大多数患黏液性囊腺瘤的女性年龄在 30~50 岁之间。恶变率为 15%，虽然低于浆液性囊腺瘤的恶变率，但仍应

如何发现黏液性囊腺瘤？

黏液性囊腺瘤和浆液性囊腺瘤的检查方法相同。大多数肿瘤通常是在常规体格检查或因腹围增加而行盆腔超声检查时发现。

如何处理黏液性囊腺瘤？

治疗选择手术切除。对于年轻的患者要考虑生育能力的保持，囊肿不大时可行囊肿切除。黏液性囊腺瘤与浆液性囊腺瘤相比，双侧同时发生和恶变的几率均较低。年龄较大或怀疑恶性的患者，可行子宫切除加双卵巢切除术。大多数黏液性囊腺瘤患者应行阑尾切除术。据报道，阑尾区可发生黏液性囊腺瘤。

▶ 子宫内膜瘤

什么是子宫内膜瘤？

子宫内膜瘤以良性非特异性间质增生为特征，瘤内可见子宫内膜样腺体。这些患者盆腔的其他区域常有子宫内膜异位的情况。盆腔子宫内膜异位较显著，子宫内膜瘤是卵巢增大的常见原因之一。卵巢子宫内膜瘤的大小不等，可以是从直径1～5mm的小囊肿到直径5～10cm多腔的血性大囊肿。

这些充满陈旧血性液体的"巧克力囊肿"常难以与卵巢肿瘤或卵巢癌相鉴别。与盆腔子宫内膜异位症类似，疼痛程度与疾病的严重性无直接关系。患子宫内膜瘤的卵巢表面不规则且常有粘连。子宫内膜瘤的壁被覆以内膜间质为基底的子宫内膜样上皮。较小的囊肿有薄壁，常因腔内周期性出血而发生穿孔。

子宫内膜瘤的发生机制是什么？会累及哪些人？

子宫内膜异位症被认为是卵巢子宫内膜瘤的前期病变。子宫内膜瘤最常发生在 20~44 岁的妇女。绝经后的妇女很少发生，尤其是那些使用激素替代治疗的妇女。

如何发现子宫内膜瘤？

卵巢子宫内膜异位最常见的症状是盆腔痛、性交困难和不孕。只有少数的患者通过盆腔检查发现卵巢增大。盆腔检查时，卵巢常有触痛并由于炎症和粘连而固定。卵巢常与周围组织紧密粘连。大多数患子宫内膜瘤的女性没有症状。有症状的患者常见子宫内膜异位症状，并与有触痛的附件肿块相关。

如何处理子宫内膜瘤？

腹腔镜手术是外科治疗的"金标准"，囊肿切除前无需药物治疗。囊肿切除是许多治疗中心采取的手术方法。但是，囊肿切除和有功能的卵巢组织丢失之间的关系仍未确定。术后口服小剂量周期性避孕药对术后子宫内膜异位症远期复发无明显影响。GnRH 激动剂偶尔也用作外科治疗的辅助治疗。

▶ 勃勒纳瘤

什么是勃勒纳瘤？

勃勒纳瘤与纤维瘤非常相似，是最常见的卵巢良性实体肿瘤。一直以来被认为是一种良性肿瘤，最近有报道显示有散发的恶性勃勒纳瘤。微观可见增生的致密纤维间质由上皮细胞等包绕。组织病理学与膀胱移行上皮相似。勃勒纳瘤常常在浆液性或黏液性囊腺瘤中偶然发现。勃勒纳瘤通常体积

第 11 章 卵巢囊肿

较小,常在病理检查时偶然发现。勃勒纳瘤多为良性和单侧发生。某些肿瘤可达到 8cm,在盆腔检查时可被发现。

勃勒纳瘤的发生机制是什么?会累及哪些人?

勃勒纳瘤的发生是由于体腔上皮化生为尿路移行上皮。勃勒纳瘤通常发生于 40~60 岁的妇女。

如何发现勃勒纳瘤?

在本节讨论过的检测其他卵巢肿瘤的所有方法都适用于勃勒纳瘤的检查。

如何处理勃勒纳瘤?

与所有实性卵巢肿瘤一样,勃勒纳瘤需要手术切除,并评估其良恶性。

▶ 纤维瘤

什么是纤维瘤?

纤维瘤是卵巢皮质上结节样良性实体肿瘤。在组织学上,纤维间质呈旋涡状排列。与许多其他实体卵巢肿瘤不同,纤维瘤和激素的生成无关。在一些病例中可发现与盆腔肿块相关的胸腔积液和腹水。这些临床发现的症候群被称为 Meigs 综合征。这一综合征的病因尚不清楚。Meigs 综合征可能与勃勒纳瘤和 Krukenberg 瘤有关。在其他情况下,遗传性基底细胞痣综合征的患者可发现有纤维瘤发生。这种综合征的特征如下:早期出现基底癌细胞、颌骨的角质膜囊肿、硬脑膜的钙化和肠系膜囊肿。

纤维瘤的发生机制是什么?会累及哪些人?

纤维瘤是由产生胶原蛋白的纺锤体细胞束形成的。确切的病因不清楚。与卵泡膜细胞瘤不同，这些肿瘤不产生任何激素。虽然多发生在 40~60 岁的妇女，但所有年龄的妇女均可发病。30 岁以下的患者的发病率不足 10%。

如何发现纤维瘤？

纤维瘤可伴发于 Meigs 综合征或基底细胞痣综合征。与其他的实体卵巢肿瘤一样，盆腔检查或超声检查能发现较大的纤维瘤。如果不是与相应综合征有关或偶然在手术标本中发现，较小的纤维瘤是不会被发现的。

如何处理纤维瘤？

治疗方法选择手术切除。切除纤维瘤将使 Meigs 综合征的胸腔积液和腹水消失。

▶良性囊性畸胎瘤

什么是良性畸胎瘤？

良性囊性畸胎瘤是一种来源于卵巢胚胎细胞系、生长缓慢的肿瘤。畸胎瘤的大小不等，直径从数毫米到 25cm 不等。大多数畸胎瘤小于 10cm 且单侧发生。10%~15% 为双侧。触诊时这些肿瘤（囊实性）有均一的揉面感。囊壁为光滑、有光泽、不透明的白色。当打开囊肿时，黏稠的脂性液体从囊肿内流出，常有坚硬的毛发及软骨和牙齿交织在一起。良性畸胎瘤由成熟细胞组成，常来源于三个胚胎层。可见皮肤和皮肤附属物混合在一起（包括皮脂腺、汗腺、毛囊、肌纤维、软骨、骨骼、牙齿、神经胶质细胞、呼吸道及胃肠道的上皮）。

牙齿主要是前磨牙和磨牙形状。大多数实性成分被包含在一个突出的被称为隆凸或 Rokitansky 小结的囊壁内，在囊内可发现所有三个胚胎层的细胞。囊壁常常含有肉芽组织、巨噬细胞及假黄体细胞。直径小于 6cm 的皮样囊肿生长慢（约 2mm/年）。有三种疾病与皮样囊肿有关：毒性甲状腺肿、类癌综合征及自身免疫溶血性贫血。在显微镜下观察约 10% 的良性畸胎瘤内有成人甲状腺组织。

良性畸胎瘤的发生机制是什么？会累及哪些人？

畸胎瘤来源于第一次减数分裂后的单一胚胎细胞。良性畸胎瘤可发生于从婴儿期到绝经后任何年龄的患者。畸胎瘤是青春期女性最常见的卵巢肿瘤，也常见于青少年女性。50% 以上的良性畸胎瘤发生于 25~50 岁的妇女，10 岁以前罕见。

如何发现良性畸胎瘤？

因为畸胎瘤有一定的重量，因此常位于盆腔陷凹的前面或后面。超声检查时，因畸胎瘤表现为强回声而被发现，这一特点在影像诊断上有帮助。半数以上的畸胎瘤没有症状，常在例行盆腔检查时被发现，有时可在腹部 X 线检查、超声检查或开腹手术时偶然发现。在腹部或盆腔检查时囊性畸胎瘤可作为附件肿块而偶然被发现。

如何处理良性畸胎瘤？

为了诊断和治疗良性囊性畸胎瘤，必须行囊肿切除术或卵巢切除术。在大多数病例中，应在尽可能多的保留正常卵巢组织的前提下切除囊肿。皮样囊肿特异性的并发症包括扭转、破裂、出血以及恶变。扭转是常见的并发症，这是因为这些肿瘤相对较重并具有活动性。

附件扭转是需要紧急手术治疗的急腹症，更常见于妊娠期。在罕见情况下，肿瘤破裂、流出脂性刺激性的内容物可进入腹腔引起急性腹膜炎。如果在手术期内肿瘤内容物流出，反复冲洗可防止发生腹膜刺激。肿瘤破裂后缓慢流出脂性物质的情况在临床上更为常见。它可以产生严重的化学性肉芽肿性腹膜炎。

卵巢甲状腺肿

什么是卵巢甲状腺肿？其发生机制是什么？

卵巢甲状腺肿是一种畸胎瘤，在瘤中甲状腺组织较其他组织生长快并且是主要的组织。它是甲状腺组织在卵巢的一种肿瘤样生长。2%～3%是单侧且直径小于10cm。有时可出现胸腔积液和腹水。

卵巢甲状腺肿会累及哪些人？

多发生于50～60岁的人群，很少发生在青春期前。只有8%的卵巢甲状腺肿患者表现有甲状腺功能亢进的症状，25%～33%的患者可伴有明显的甲状腺功能异常。

如何发现卵巢甲状腺肿？

大多数是在切除的盆腔肿块进行病理检查或在盆腔检查、超声检查时发现的。患者常出现疼痛、压迫和月经不规律的症状。肿块可在体格检查时触到，这取决于肿块的大小和位置。约15%的患者有甲状腺增大。

如何处理卵巢甲状腺肿？

治疗选择手术切除。不足5%的卵巢甲状腺肿女性患者可发展成为毒性甲状腺肿，这是由于卵巢或甲状腺产生的甲状腺激素增加所致。

恶性畸胎瘤

什么是恶性畸胎瘤？

又称为不成熟畸胎瘤，这些囊肿被分为1、2、3级。肿瘤的分级越高，神经上皮就越不成熟，预后越差。这些肿瘤通常是囊实相间的，组织学上含有不成熟或胚胎样的组织。

大多数是单侧发病。

恶性畸胎瘤的发生机制是什么？会累及哪些人？

现认为这些肿瘤源于减数分裂的胚细胞。恶性畸胎瘤常在20岁以前发病。

如何发现恶性畸胎瘤？

患者可出现腹痛和腹部膨隆。X线影像显示一个含有钙化（如牙齿）的软组织肿块。超声显示内胚层成分（毛发、皮脂）、声像区（钙、牙齿）和脂肪/液体平面。CT扫描显示有脂肪/液体衰减、钙化/骨化（牙齿、骨骼）的软组织肿块。MRI检查显示液体/液体平面和脂肪。

如何处理恶性畸胎瘤？

治疗方案选择手术和化疗，而且应根据分期进行选择。Ⅰ期是指病变局限在卵巢，Ⅱ期局限在盆腔，Ⅲ期局限在腹腔，Ⅳ期包括远处转移。年轻患者常保留子宫和双侧卵巢而保留生育能力。五年生存率在60%～90%之间，这取决于肿瘤的分级和分期。

▶ 浆液性囊腺癌

什么是浆液性囊腺癌？会累及哪些人？

浆液性囊腺癌是最常见的卵巢恶性肿瘤，约占女性恶性肿瘤的6%，但是在女性恶性肿瘤死亡病例中占50%。这是由于肿瘤发现晚和不能确定高危人群所致。2/3的患者为双侧发病。与肿瘤有关的早期症状不确切。晚期患者可因腹水而出现腹胀和疼痛。在20～75岁所有年龄组中人群中均可发病。最常见于50～70岁年龄组，40岁之前很少发病。

如何发现浆液性囊腺癌？

常规检查很难发现浆液性囊腺癌。早期症状不确切。胃肠疼痛、腹膨隆和轻度腹痛常见，而晚期症状包括伴有腹水的腹胀和更严重的腹痛。

如何处理浆液性囊腺癌？

请妇科肿瘤学专家会诊有助于处理怀疑浆液性囊腺癌的患者。手术切除肿瘤后进行化疗是最佳的治疗方案。

▶ 颗粒细胞肿瘤

什么是颗粒细胞肿瘤？其发生机制是什么？

颗粒细胞肿瘤是可产生雌激素的性索-间质肿瘤。这些肿瘤大多数是良性的，但有女性化作用。这些肿瘤起源于胚胎生殖嵴或肾间质和体腔上皮源性肿瘤前体。颗粒细胞肿瘤形成的确切病因不清楚，可能是多因素的。

如何发现颗粒细胞肿瘤？

成人型（占95%）主要影响绝经后的妇女，青少年型（占5%）主要发生在30岁以下的妇女。对颗粒细胞肿瘤患者进行检查时常可触到一个实性或囊性肿块，这些患者常常有腹围增加和腹部不适。约10%的患者有腹部症状出现，常由肿块增大或腹水造成的。肿块增大也能引起邻近组织压迫的相关症状，如腹痛、排尿困难、尿频和便秘。

肿瘤释放的雌激素可引起基于患者年龄而预见的症状。青春期前的女性可出现早熟的青春期，而行经期的妇女可有月经过少、月经过多或继发性闭经。绝经后的妇女可有绝经后出血、子宫内膜增生和/或子宫内膜腺癌。少数患者可有男性化症状如粉刺、多毛、声音低沉和阴蒂肥大，这是由肿

第11章 卵巢囊肿

瘤细胞产生的睾酮所引起的。激素引起的许多症状在肿瘤切除后可消失。

如何处理颗粒细胞肿瘤？

请妇科肿瘤学家会诊有助于处理怀疑颗粒细胞肿瘤的患者。尤其是绝经后和初潮前的患者，因为这些患者发生恶变的危险性较大。对于放射学或超声检查怀疑恶性的患者（患者有内分泌症状和附件肿块），术前请妇科肿瘤学家会诊有助于诊断和治疗。外科治疗是最为重要的。完整切除分期适合的肿瘤是外科治疗的主要目的。确诊肿瘤复发后的平均生存期约为5年。化疗和/或放疗可用于治疗晚期患者。

由于无拮抗的雌激素作用，颗粒细胞肿瘤与内膜增生和内膜癌有关。如果出现异常出血，应进行刮宫以排除内膜肿瘤。如果不考虑将来生育问题，应行经腹全子宫切除术和双侧附件切除术。

病例 11-1

患者25岁，初产妇，准备分娩。主诉因出现急性左下腹疼痛就诊，疼痛为绞痛。患者孕13周进行早孕超声检查时发现一个直径为5cm的"疑似黄体囊肿"。孕前无明确的病史。患者主诉一月前开始出现疼痛，为轻度钝性疼痛，可耐受。患者今晚从熟睡中痛醒，为阵发性疼痛，活动后加剧。热敷或冷敷不缓解，伴间断恶心、下腹部绞痛。患者生命体征正常，痛苦面容。盆腔检查：左附件可触及一6cm、质软肿块。全血细胞计数正常。

A. 评估时应进行那些影像学检查？哪种检查最为合适？
B. 最可能的诊断是什么？

参考文献

Chapron C, Vercellini P, Barakat H, Vieira M, Dubuisson J-B. Management of ovarian endometriomas. Human Reproduction Update 2002; 8 (6): 591-597.

Cotran RS, Kumar V, Robbins SL. Robbins Pathologic Basis of Disease, Fifth Edition: Philadelphia: Saunders, 1994: 1065-1068, 1073.

DeCherney AH, Nathan L. Current Obstetrics and Gynecologic Diagnosis and Treatment, Ninth Edition. New York: McGraw-Hill 2003.

Dilek U, et al. Excision of endometriotic cyst wall may cause loss of functional ovarian tissue. Fertility and Sterility 2006; 85 (3): 758-760.

Montz FJ, Schlaerth JB, Morrow CP. The natural history of theca lutein cysts. Obstetrics and Gynecology 1988; 72: 247-251.

Rodriguez M, et al. Luteoma of pregnancy presenting with massive ascites and markedly elevated CA125. Obstet Gynecol 1999; 94 (5): 854

Rodriguez M, Harrison TA, Stenchever MR. Chapter 18. Benign Gynecologic Lesions. Comprehensive Gynecology, Fourth Edition. St. Louis: Mosby 2001.

Scott JR, Gibbs RS, Karlan BY, Haney AF. Chapter 56. Management of the Adnexal Mass. Danforth's Obstetrics and Gynecology, Ninth Edition, Philadelphia: Lippincott Williams & Wilkins, 2003.

第 11 章　卵巢囊肿

> **病例答案**

11-1 A　学习目的：掌握怀疑卵巢囊肿时如何正确选择影像学检查。

应行腹部和盆腔超声检查。超声检查可证实妊娠状况（胎儿心脏搏动和妊娠囊的大小）和卵巢囊肿。

11-1 B　学习目的：掌握妊娠早期卵巢肿块的鉴别诊断。

该患者最可能的诊断是卵巢囊肿蒂扭转，它是卵巢囊肿常见的并发症。扭转常伴有绞痛，为阵发性剧痛。多普勒检查可提供有关卵巢血流的重要信息，扭转时卵巢血流减少或消失。另一种可能的诊断是黄体囊肿破裂。

（巩丽梅译　王燕云、张蕴霞校）

第12章 多毛症

▶ 病因学

什么是多毛症?

多毛症是指在男性正常而在女性为异常区域的柔软未着色的毫毛变为粗的、着色的终毛。毫毛覆盖除手掌和足底之外的整个身体,终毛出现在青春期。由于多毛的程度不同,所以患者的苦恼程度也不同。许多患者常常自己设法清除不必要的毛发,而不是看医生去寻找病因或治疗。

医生对多毛的识别很重要,因为某些病因是严重的,需要治疗。多毛是因为女性体内雄激素水平升高刺激所致。这些雄激素效应源于全身的雄激素生成增多、局部 5α-还原酶(5AR)活性和/或局部雄激素受体的反应性增加。如果雄激素明显增加,可发生女性男性化。

多毛症的发病率如何?

在妇女中,多毛症的发病率为 5%~15%。在雄激素过多的患者中,80%以上可有多毛症。一些多毛症的妇女体内雄激素水平正常,故称为特发性多毛症。5%~15%雄激素水平正常的女性可患特发性多毛症。这些患者毛囊局部的雄激素增加和/或毛囊对雄激素的反应性增加。雄激素增加而未出现多毛症的女性患者可能是其毛囊对雄激素反应性低(基于种族特点)或是隐匿雄激素过多(无多毛症或粉刺但常无排卵)。

多毛症有种族差异吗?

一个人的种族决定其毛囊的密度,但是并不决定终毛的数量。同一种族的男性和女性毛囊密度相同，但是雄激素水平将决定它们有多少变成终毛。由于有更多的体毛向终毛分化，密集的毛囊使多毛加重。亚洲妇女因为她们的毛囊常较少而不太可能发生多毛症，因此在没有多毛症的患者中也要怀疑雄激素增加的可能。特发性多毛症具有地理分布特点，在地中海地区的种族中较普遍。

遗传在多毛症中起作用吗？

是的。一些病因具有遗传性和家族性，例如内分泌失调（如 PCOS 和非典型性先天性肾上腺增生症）。

正常毛发如何生长？

毛发成组生长，包含 2～4 个毛囊、皮脂腺和立毛肌。毛囊、相关的皮脂腺和立毛肌构成毛囊皮脂腺单位。毛囊单位的密度与种族有关，而与性别无关（如前所述）。在毛囊单位中，毛发的类型可能为胎毛、毫毛或终毛。胎毛为细、短且色浅的体毛，其在四个月大小时消失。

毫毛常不着色，短于 2mm 且直径小于根鞘。终毛有髓鞘、着色，比毫毛长、粗。毛发的结构在妊娠 9～12 周开始形成，来自外胚层和中胚层，胎儿在妊娠 16～20 周出现毛发。妊娠 22 周时人体总的毛囊数确定，且在 40 岁左右时毛囊数量开始减少。因此，毛囊数量的增加不是多毛的原因。

毛囊生长周期有三个阶段：(1) 毛发在生长初期生长活跃；(2) 在毛发生长中期，生长停止并且毛芽收缩；(3) 毛发生长终期持久，始于毛发生长静止并在其他毛发长出时脱落。每个毛囊均经历各自不同的阶段。因此，毛发生长连绵不绝，并且毛发和体毛的生长时间也不相同。如果毛发生长变为完全同步，那么所有的毛发将在同一时间生长或脱落。不同步生长的重建要经过 6～12 个月。这称为静止期脱发，它可由妊娠、药物或发热引起。

激素在体毛生长中的作用？

雄激素作用于毛发生长初期，雄激素水平升高会使体毛增加而头发减少。雄激素可使雄激素敏感的毫毛变成终毛并且刺激皮脂腺分泌。这种作用出现在青春期，伴有粉刺、男性型秃顶（雄激素性脱发）。在女性，雄激素有三种来源：卵巢产生全部睾酮的25%、50%的雄烯二酮和10%的DHEA。肾上腺产生95%以上的DHEA-S、90%的DHEA、50%的雄烯二酮和25%的睾酮。

血循环中其余50%的睾酮来源于外周雄激素前体的转化。雄激素刺激毫毛变成终毛并且能够刺激终毛和毫毛的生长。在正常妇女，50%以上的睾酮与性激素结合球蛋白（SHBG）结合而无活性。大约1/3与白蛋白松散结合，具有部分活性。只有0.5%~1%为游离并具有活性的睾酮。血循环中的睾酮在毛囊细胞内通过5AR转变成DHT（图12-1）。DHT是刺激毛发转化和生长的主要物质。身体不同部位的毛囊对雄激素敏感性不同，其原因尚不清楚。

女性雌激素和孕激素也影响毛发的生长。雌激素促进头皮毛发生长，抑制身体毛发生长，同时也使毛发变细、着色少。孕酮很少有直接的作用。

▶多毛是如何发生的？

多毛症最常见的原因是卵巢产生的雄激素造成的。高催乳素血症可能偶尔引起肾上腺雄激素增高，并伴有DHEA-S增高。甲状腺功能亢进和库欣综合征是更为少见的病因。雄激素通过增加5AR活性而影响毛发的生长，因此雄激素越多意味着酶活性越强。升高的雄激素将减少SHBG在肝的生成，反之使具有生物活性的游离睾酮增多，进一步加重多毛症。在胰岛素增高的妇女中，增高的胰岛素可产生刺激毛囊生长的作用，这已被体外试验证实。PCOS患者常常具有胰岛素抵抗。其高胰岛素血症使卵巢的雄激素增加而SHBG减少。雄激素和胰岛素使SHBG减少，而雌激素和甲状腺激素则竞争性使SHBG增加。

特发性多毛症严格的定义为具有正常的睾酮水平和正常排卵功能的多毛症。按此严格定义，仅有不足20%的多毛症妇女可作出此诊断，推测其原因是由于诸如5AR活性增加或毛囊雄激素受体的数量增加等局部因素所致。实验室研究表明特发性多毛症患者的血清睾酮和DHEA-S浓度正常，而3α-雄烷二醇葡萄糖苷酸浓度增加（雄激素在毛囊中的一种代谢产物，图12-1）。

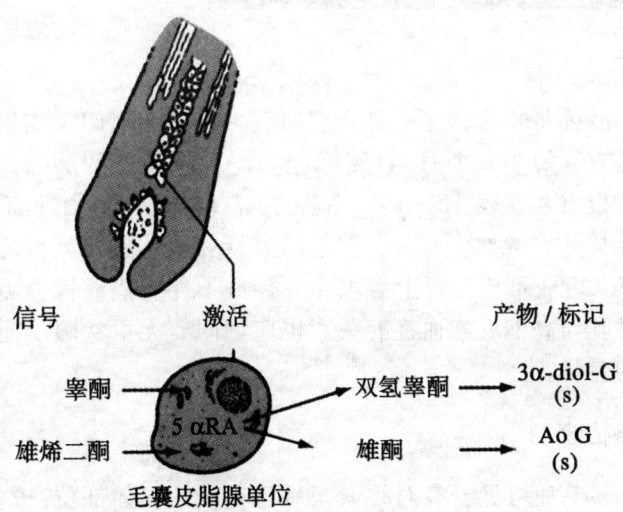

图12-1 外周雄激素代谢和活性标记物。5αRA，5α还原酶；3α-diol-G，3α-雄烷二醇葡萄糖苷酸；Ao G，雄酮葡萄糖苷酸；s，血清。(From Lobo RA. Androgen excess. In Mishell DR Jr., Davajan V, Lobo RA (eds.), Infertility, Contraception, and Reproductive Endocrinology, Third Edition. Cambridge, Mass.: Blackwell Scientific Publications, 1991.)

▶ 哪些疾病可引起多毛症?

即使患者不重视，多毛也不应被忽视，因为这可能是原发疾病的唯一重要体征。患者可能有糖耐量损害或2型糖尿病、功能失调性子宫出血、子宫内膜增生或产生激素的肿瘤。这些疾病的治疗比多毛症的治疗更重要。主要病因包括PCOS、21-羟化酶缺乏（不典型肾上腺增生）、特发性多毛、内分泌系统紊乱和分泌雄激素的肿瘤（表12-1）。PCOS是最常见的原因。

▶ 如何评估多毛症患者的主诉?

病史

最重要的问题之一是询问出现多毛症的时间。如果起病迅速（短于6个月），则可能为产生雄激素的肿瘤。服药史很重要（表12-1）。月经不规律则高度怀疑PCOS，后者与体重增加也有关。多毛的家族史很重要并且可能提示PCOS或不典型肾上腺增生。伴或不伴头痛或视力障碍的溢乳与高催乳素血症有关。也应询问有无甲状腺功能减退的症状。

体格检查

多毛症可见于有对雄激素敏感毛发的躯体部位。这些部位一般沿身体的正中线分布：上唇、下颌、颈部、胸部、腹部和大腿内侧。严重的可影响到中线以外的部位如鬓角、上肢、下肢和下背部。仔细检查皮肤的所有部位，以便对受累部位的严重程度定量评估，例如分为轻、中、重度（一些临床医生为了研究目的通常采用评分系统，甚至留取影像作为基线资料）。在大多数情况下，多毛症是显而易见的。

第12章 多毛症

表 12-1　多毛症的鉴别诊断

外周的
- 特发性多毛症

肾上腺
- 肾上腺肿瘤（肾上腺腺瘤）
- 迟发的先天性肾上腺增生（21-羟化酶缺乏）

卵巢
- 卵巢支持-间质细胞瘤：卵巢肿瘤，通常为单侧并且发生于20～40岁
- 间质卵泡膜细胞增生症：卵巢增大伴有黄素化卵巢间质细胞增加，逐渐出现男性化
- 黄体瘤：妊娠过程中卵巢对绒毛膜促性腺激素的反应增加，伴有男性化并且可能使女性胎儿男性化
- 卵泡膜黄素化囊肿（过度反应的黄素化）：可能男性化，罕见

内分泌
- 多囊卵巢综合征
- 高催乳素血症（垂体腺瘤）
- 甲状腺功能减退

药物
- 甲睾酮和其他外源性雄激素、苯妥英、二氮嗪、达那唑、环孢霉素和米诺地尔

确认毛发是粗的，不要与类似的检查所见相混淆，如多毛症。多毛症是指胎毛数量广泛增加，但并非以男性方式生长。雄激素明显升高时常发生男性化且出现男性化/女性特征缺失的征象：声音低沉、颞侧秃发、男性肌肉形态、小乳房、阴蒂肥大和阴道干涩。黑棘皮症、皮赘以及肥胖与高胰岛素血症有关，这些体征偶见于PCOS患者。油性皮肤和粉刺是雄激素增高的体征，也可能为PCOS。检查乳房有无溢乳、甲状腺增大或结节。

▶针对多毛症的实验室和影像学检查有哪些?

初始检查应包括测量血中激素水平,进行内分泌评估,包括睾酮、DHEA-S、TSH、催乳素、皮质醇(库欣综合征)以及 17-羟基孕酮(诊断不典型肾上腺增生)。一些临床医生建议绘制一个游离睾酮或游离睾酮百分比的水平图。这些测定结果有助于确定诊断和治疗。

血液激素检查在雄激素分泌型肿瘤的诊断中是很有用的。当睾酮>200ng/dl 时,需要检查卵巢以排除肿瘤(卵巢支持-间质细胞瘤)。而 DHEA-S$>700\mu$g/dl 时,则患肾上腺肿瘤的可能性较大。针对卵巢和肾上腺的影像学检查分别是超声和 CT 检查。经阴道超声发现卵巢轻度增大,周围有多个 5~10mm 的卵泡(典型的"项链征")并且间质组织增多,提示为 PCOS。

DHT 主要存在于细胞内,血液内含量很少。它不是理想的雄激素或 5AR 活性增加的血清标记物。外周雄激素代谢的血清标记物是 3α-雄烷二醇葡萄糖苷酸,但其对诊断的特异性不大,因为它也反映了肾上腺雄激素的产生情况。3α-雄烷二醇葡萄糖苷酸的水平不影响治疗计划。

不常规检测 DHEA 和雄烯二酮,因为它们的来源不具有特异性(卵巢或肾上腺)。如果 17-羟基孕酮水平>200ng/dl,则行 ACTH 激发试验以诊断 21-羟化酶缺乏。如果怀疑库欣综合征时,则应进行地塞米松抑制试验。PCOS 是女性最常见的内分泌疾病,对于多毛症患者应首先考虑该病。

当符合以下三项标准中的两项时即可作出诊断:PCOS的超声表现、有临床或实验室检查雄激素过多的证据以及月经不规则。必须排除甲状腺疾病、高催乳素血症、不典型肾上腺增生和库欣综合征。由于大多数患者的发病机制与高胰岛素血症有关,应筛查胰岛素抵抗。至少要进行空腹血糖和胰岛素检查。血糖/胰岛素比值<4.5 时可作出诊断。然而

75g 2 小时糖耐量试验被认为是最好的临床指标,应行此项检查,尤其是肥胖患者。

▶多毛症的初始治疗有哪些?

当得知这是一种可治疗的疾病,并且有多种治疗方案时(表 12-2),患者将会很高兴。为了取得最佳治疗效果必须联合药物治疗。因为大多数患者是卵巢产生的雄激素过多所致,所以一些激素治疗方案是最好的选择。最理想的方法是首先充分治疗激素异常,使需要美容治疗清除的毛囊数量减少。激素治疗不能使毫毛再生,但是它们能阻止毫毛向其他毛发的转化、延缓生长、变细并且降低剩余毛发着色。

表 12-2 多毛症的药物治疗方案

药物	举例
口服避孕药	屈螺酮/炔雌醇
	去氧孕烯/炔雌醇
GnRH 类似物	醋酸亮丙瑞林
胰岛素增敏剂	二甲双胍
	噻唑烷二酮类(罗格列酮、吡格列酮)
雄激素受体阻滞剂	螺内酯
	氟他胺
生物调节剂	盐酸依氟鸟氨酸

鉴于毛囊有多个生长阶段,并且通常需要 6~12 个月,因此要求患者和医生具有足够的耐心。用电解或激光永久地破坏毛囊比剃须、蜜蜡脱毛或拔除更有效,但是费用高并且可能需要多次治疗。一种新方法是局部应用依氟鸟氨酸氢氯化物霜剂,目前仅用于面部脱毛。五种治疗方法包括雄激素抑制治疗、雄激素受体抑制剂、5AR 抑制剂、生物调节剂以及脱毛。

▶ 雄激素抑制疗法是如何治疗多毛症的?

小剂量口服避孕药可抑制 LH 和 FSH，减少卵巢雄激素的产生。雌激素增加而黄体激素减少 SHBG 的生成。口服避孕药中的黄体酮具有 5AR 的作用并具有雄激素受体拮抗剂的作用，增加睾酮在肝的代谢。胰岛素增敏剂将降低与 PCOS 有关的高胰岛素血症。胰岛素是卵巢雄激素生成的刺激物且在 PCOS 发病过程中起关键作用。胰岛素水平下降可减少卵巢雄激素的生成，并已显示出能够减少 PCOS 患者的多毛症。

用于治疗 PCOS 的胰岛素增敏剂的是二甲双胍（目前最常用的）和噻唑烷二酮类（吡格列酮和罗格列酮）。通过低糖类饮食或热量限制以及规律的锻炼等生活方式的改变以降低体重对成功治疗 PCOS 也非常重要。有趣的是，因为二甲双胍和生活方式改变可增加排卵，对于这些患者而言，避孕可能突然变得很重要。因此，必须给予指导。

GnRH 类似物可用于极端情况的治疗，如多种治疗失败后。这些药物可下调垂体受体的功能并减少 FSH 和 LH。在正常情况下，下丘脑脉冲式分泌的 GnRH 可刺激腺垂体产生 LH 和 FSH，从而刺激卵泡生长和成熟。GnRH 类似物通过降低卵巢功能而减少雄激素的产生。通常给予每月一次的深部肌内注射。雌激素将最终降至绝经期的水平。患者治疗超过 6 个月时必须接受"反向添加"雌-孕激素替代治疗以防止出现骨质疏松症和雌激素缺乏的症状。

▶ 雄激素受体抑制剂是如何治疗多毛症的?

这些抑制剂包括螺内酯、氟他胺和醋酸环丙黄体酮。醋酸环丙黄体酮目前尚未在美国上市，在这里不进行讨论。这些药物是有效的，但可引起男性胎儿女性化，使用时需要进行避孕。螺内酯是一种常用的利尿剂，可引起男性乳腺发育和男性阳痿，是目前治疗多毛症最常用的药物。它是一种醛

第12章 多毛症

固酮拮抗剂，可抑制雄激素受体、5AR 与 SHBG 结合，通过模拟黄体酮使 LH 减少，并且在大剂量时可抑制雄激素的合成。其最重要的机制是阻断雄激素受体，从而起到降低雄激素在全身和局部的作用。

口服避孕药是极好的辅助药物，与螺内酯联合应用可产生不同模式的作用。使用口服避孕药避孕还具有另一个有用的副作用：减少由螺内酯导致的功能失调性子宫出血。螺内酯还可引起高血钾和低血压。特殊的禁忌证是肾功能受损、妊娠、子宫异常出血、高血钾和低血压。此外，螺内酯还有几个与利尿作用有关的副作用，但幸运的是患者能够逐渐耐受这些副作用。

▶ 脱毛是如何治疗多毛症的？

大多数多毛症患者首先想到的是脱毛而不是咨询医生。这是因为患者不认为这是一个医学问题，他们只是去除毛发而忽视了这个潜在的重要体征。然而，对于其相关的疾病，及早明确诊断并给予恰当的药物治疗是很重要的。如果能针对多毛症的病因直接进行治疗，将减少以后脱毛的问题以及减少复发的机会。

脱毛技术对于治疗多毛症是很重要的，因为即使雄激素的刺激作用降低了、毛发的生长减少了，终毛也不能恢复为毫毛了。因此，为了取得治疗多毛症的最佳效果，需要联合使用永久脱毛与药物治疗。正确的脱毛技术能极大地减少脱毛所带来的不利于皮肤的改变，并且减少需要去除的毛发数量。

去毛的方法有漂白、脱毛和拔毛。漂白可改善终毛的外观。脱毛是指用剃除或溶解毛发的霜剂去除皮肤表面的毛发。拔毛是指自毛囊拔除毛发。例如镊子拔除、蜜蜡脱毛、糖化、涂擦剂、绞线以及使用螺旋式脱毛器。所有的方法都需要抓住并拔除毛发。当用于体毛时，这些方法不会增加或减少毛发的生长,但是可能会导致毛囊炎、皮疹、假毛囊炎以及嵌毛。

拔毛和脱毛的另一个缺点是不适用于有斑秃和全秃的患者,因为只有毛发生长后才能被去除。电解作用能永久地去除毛发,但是通常需要反复治疗来破坏真皮乳头。医生可以为患者介绍一位经验丰富的电解专家进行治疗。如果电解操作不当会引起瘢痕。

激光脱毛方法的基本原理是毛发选择性光热作用理论,深色毛发可选择性地吸收特定波长的激光。如果患者的肤色浅,毛发是深色时效果最佳。该治疗导致毛囊进入休止期的时间最长为2年或者可能成为永久性的损害。为了保持无毛需要多次重复治疗。新技术的使用减少了着色、水疱、水肿、红斑、烧伤和瘢痕的副作用。

▶如何治疗难治性多毛症?

对于严重和难治性多毛症的治疗方法甚少。酮康唑可用于抑制雄激素的合成,因为肝毒性和许多药物的相互作用,只作为最后的选择。双侧输卵管-卵巢切除术已用于由卵巢产生的雄激素引起多毛的老年患者,而且是根治性治疗。产生雄激素的肿瘤也需要外科切除。

关 键 点

▶ 对于所有的多毛症患者,切记应寻找并治疗相关疾病。
▶ 在数月内出现多毛症或男性化时需要查找产生雄激素的肿瘤。
▶ PCOS是多毛症的病因之一。
▶ 口服避孕药和抗雄激素药是极好的联合治疗方案。
▶ 在永久除毛之前要治疗原发疾病。持续治疗可阻止更多的毛发变成终毛。

第12章 多毛症

> **病 例 12-1**
>
> 患者,女性,21岁,因避孕就诊。患者月经规律。自青春期至今持续存在粉刺和多毛。对于下颌和颈部的毛发采用剃除的方法,对于腹部的毛发偶尔采用蜜蜡脱毛。体格检查:中度多毛和粉刺明显,BMI正常。血液激素评价发现:睾酮增高,90ng/dl;TSH、催乳素、17-羟基孕酮以及皮质醇水平正常。
>
> A. 建议患者采用什么方法避孕。
>
> B. 6个月后,多毛略改善,粉刺中度好转。患者想进一步改善多毛,下一步最好的处理方法是什么?

参考文献

Azziz R. The evaluation and management of hirsutism: Clinical gynecologic series, an expert's view. Obstetrics and Gynecology 2003; 101 (5): 995-1007.

Azziz R, Carmina E, Sawaya ME. Idiopathic hirsutism. Endocrine Reviews 2000; 21 (4): 347-362.

Familydoctor. org. http://www.clevelandclinicmeded.com.

Speroff L, Fritz MA. Hirsutism: Clinical Gynecologic Endocrinology and Infertility, Seventh Edition, Philadelphia: Lippincott Williams & Wilkins 2005: 499-526.

Stenchever MA, Herbst AL, Droegemuller M, Mishell D. Hyperandrogenism: Comprehensive Gynecology, Fourth Edition. St. Louis: Mosby 2001: 1143-1148.

病例答案

12-1A 学习目的： 了解多毛症的正确治疗。

睾酮增加最常见的原因是卵巢源性的，并且对降低LH刺激卵巢的治疗有效。低剂量的口服避孕药是治疗卵巢诱发的多毛症的一线治疗。在该病例中，口服避孕药可以避孕并且减少粉刺。

12-1B 学习目的： 掌握难治性多毛症的治疗。

联合用药是多毛症治疗的良好选择。一种抗雄激素药物，如螺内酯可以与口服避孕药联合。一旦减毛治疗有效，则建议患者进行最终的脱毛治疗（例如，由值得信任的电解或激光去毛专家进行）。

（巩丽梅译　王燕云、张蕴霞校）

第13章 尿失禁

▶如何定义尿失禁?

尿失禁的定义为客观证实的不自主的漏尿行为。在65岁的女性人群中发病率为15%～35%,在疗养院居住的人群中发病率可达50%。尿失禁会严重影响女性的社会性、临床情况以及身心健康。尿失禁分为真性压力性尿失禁、急迫性尿失禁、充溢性尿失禁、混合性尿失禁和尿道解剖学缺陷所致的尿失禁。

▶女性尿失禁的易患因素有哪些?

导致尿失禁的各种因素包括高龄、绝经、多产、吸烟、妇科手术、神经系统疾病、胃肠道和呼吸系统疾病、职业和环境因素以及药物因素。尿道感染、异物以及膀胱肿瘤也可导致尿失禁,应予以排除。如有可能,应停用引起或加重尿失禁的药物。

▶正常的排尿如何控制?

为了了解女性尿失禁的病理生理情况,需要掌握女性下泌尿生殖道的解剖和生理特点。膀胱肌由网状平滑肌纤维组成的薄的逼尿肌组成,并受S2～S4副交感神经纤维支配。

尿道由盆腔筋膜的耻骨尿道韧带支撑,后者可支持腹腔内尿道邻近部位的组织。雌激素在维持尿道血液供应和防止尿道黏膜萎缩方面起着重要的作用。交感神经纤维发自T10～T12和L1、L2,其中α肾上腺神经纤维兴奋可引起膀胱颈和尿道的收缩,β肾上腺神经纤维兴奋可引起尿道的松弛。

▶尿失禁的类型、成因以及如何评估和治疗？

真性压力性尿失禁

运动和紧张时，立即有少量尿液流出为真性压力性尿失禁。真性压力性尿失禁是尿失禁最常见的类型。

病因学

在休息状态下，尿道内压常高于腹腔内压，因此可以控制排尿。只要膀胱尿道连接部有良好的支持，任何腹内压增加而引起的膀胱内压力的增加都可传导至尿道内括约肌，从而控制排尿。

当失去这些支持后，尿道内括约肌降至盆腔隔膜以下。腹腔内压升高很容易超过尿道内括约肌的压力而引起真性压力性尿失禁。除了尿道支持外，尿道本身内在的缺陷也可引起真性压力性尿失禁。尿道内在功能不全与盆腔手术、膀胱颈手术、经阴道分娩所致的瘢痕有关，这些可削弱盆腔底部的支撑力或引起去神经损伤。

评估

- 详细询问病史可以明确尿失禁的性质。每天坚持记录排空和尿失禁的情况。进行全面的体检，重点注意有无盆腔脏器脱垂和阴道组织的雌激素营养情况。主动加压和咳嗽常引起漏尿。
- Q-尖端试验：将棉签拭子插到尿道近端，然后嘱患者用力。如果拭子的摆动幅度超过水平线30°，表明膀胱近端支持力明显不足。
- 膀胱尿道同步测压图：这是一组测量的总称，包括残余尿量、膀胱容量、逼尿肌收缩、漏尿量和阈值。可提供尿失禁性质的更多信息。

治疗

- 盆底肌肉的锻炼可以增强盆底肌肉的力量并改善对周围组织的支持。
- 过去以为雌激素替代可以改善尿道血液供应防止尿道黏膜萎缩。最近研究证明,雌激素替代治疗会使病情恶化,所以不再推荐使用。
- 在尿道周围注射胶原可增加黏膜下的支持力度。
- 外科手术治疗的目的是将尿道膀胱连接部恢复到正常的解剖位置,外科手术是唯一有效的治疗措施。手术方法有很多,包括经阴道至腹部入路。经腹耻骨后尿道固定术对纠正真性压力性尿失禁有很好的疗效。阴道前壁缝合术、尿道缝合固定术和阴道旁缺损组织修补术也有较好的疗效。然而这些方法的治愈率都低于经腹耻骨后尿道固定术。

急迫性尿失禁

急迫性尿失禁(逼尿肌不稳定)是逼尿肌不自主收缩引起的漏尿。通常为有强烈的尿意后出现尿失禁。夜尿症是另外一种常见情况。女性急迫性尿失禁的发病率是男性的2倍。尽管与年龄无关,但与年龄性疾病有关,如睡眠障碍、糖尿病和慢性咳嗽。

病因学

急迫性尿失禁是逼尿肌反射亢进和不稳定所致。逼尿肌可自发或由于用力、运动以及听到流水声音而收缩。通常与某些潜在的病变或必须诊断清楚的疾病相关,包括膀胱炎、神经系统疾病(或创伤、肿瘤)以及出口梗阻。与真性压力性尿失禁相比,用力后出现漏尿通常要晚数秒钟。

评估

- 通过病史可以鉴别急迫性尿失禁与其他类型的尿失禁。体格检查常无异常发现。
- 膀胱尿道同步测压图显示在膀胱充盈未到正常排尿容量时有逼尿肌的收缩。

治疗

- 膀胱训练和改变生活方式是治疗的首选。定时排尿和避免刺激因素可以减少尿失禁。
- 抗胆碱能药物（包括托特罗定、奥昔布宁、溴苯胺太林）具有抑制逼尿肌张力的作用，可作为一线治疗药物。
- 三环类抗抑郁药物（丙咪嗪）具有抗胆碱作用和α肾上腺素能受体阻断作用，可用于治疗急迫性尿失禁。

充溢性尿失禁

充溢性尿失禁是指膀胱过度充盈所致膀胱内压力超出尿道压力而出现的尿液外溢。

病因学

充溢性尿失禁常由膀胱去神经化引起，去神经化常由下位神经元损伤和糖尿病引起的神经病变所致。硬膜外麻醉、脊髓麻醉以及神经节阻滞可导致尿液潴留而出现充溢性尿失禁。

评估

- 通过病史可以揭示与糖尿病及其他神经系统疾病病史有关的持续性溢尿。体格检查可发现过度充盈的膀胱。
- 膀胱尿道同步测压图可显示膀胱容量增加伴残余尿量改变、逼尿肌收缩不良以及对膀胱充盈的敏感性下降。

治疗

- 拟胆碱药物（氯丙胆碱）可刺激逼尿肌收缩。
- 间断自行导尿。

混合性尿失禁

有些患者可同时存在真性压力性尿失禁和急迫性尿失禁的症状。这样的尿失禁称为混合性尿失禁。通过膀胱尿道同步测压图检查可以明确诊断。治疗包括行为改变、盆腔肌肉锻炼和抗胆碱能药物治疗。

解剖缺陷

尿道本身和周围组织的解剖缺陷可引起漏尿。尿道阴道瘘可导致阴道持续漏尿。瘘的发生与阴道手术、经阴道分娩及放射治疗有关。通过静脉内注射或膀胱内灌注靛蓝、胭脂红可使阴道内填塞的干净棉塞出现印记而作出诊断。细小的瘘管可自行闭合，但大多数需要外科手术治疗。

尿道憩室可导致排尿后滴沥或漏尿。尿道下方可见团块样物质。通过静脉肾盂造影和尿道镜检查可明确诊断。需要外科手术切除治疗。

关 键 点

- ▶ 在 65 岁以上的妇女中，尿失禁的发病率为 35%。
- ▶ 详细询问尿失禁的发生时间及特征有助于进行鉴别诊断。
- ▶ 评估内容应包括排空日志、盆底检查和尿动力学检查。
- ▶ 膀胱锻炼、使用抗胆碱能药物以及外科手术是治疗的重要手段。

病 例 13-1

患者女性,55岁,G6P6。主诉用力后尿失禁,近六年来逐渐加重。因怀疑真性压力性尿失禁而就诊。

A. 如何确定诊断?
B. 该诊断的病因有哪些?

第 13 章 尿失禁

病例答案

13-1 A 学习目的：了解妇女不同类型的尿失禁及其评估。

详尽的病史以及体格检查可提供有价值的信息，Q-尖端试验和膀胱尿道同步测压图检查有助于作出正确诊断。

13-1 B 学习目的：了解真性压力性尿失禁的病理生理。

当腹腔内压力增加超过尿道内括约肌控制排尿能力后即可发生真性压力性尿失禁。尿道本身内在的缺陷也可引起真性压力性尿失禁，其缺陷常与盆腔、膀胱颈手术、阴道分娩及去神经损伤有关。

（王　健译　周宏萍校）

第 14 章 胎动减少

▶ 病因学

哪些原因可引起胎动减少?

协调的胎动在妊娠 7 周左右就会出现,但直到妊娠 20~22 周时母亲才能明显感觉到胎动。随着胎儿的发育成熟,胎儿会出现周期性睡眠及活动。因为胎儿的活动、心率、肌张力对缺氧及酸血症敏感,当患者主诉胎动减少时,为了避免发生胎儿死亡或胎盘功能减退,常需要对患者进行评估。每次孕检时都需要例行询问患者的胎动次数。

约 7% 的患者在整个孕期主诉有胎动减少的情况。导致胎动减少的原因包括胎盘功能减退、羊水量减少、睡眠/觉醒方式的改变。灾难性意外事件,如胎盘早剥和脐带意外损伤,常突然发生且无法预料,因此当发现胎动减少时,往往出现胎儿死亡。

注意:超过 22 周的所有孕妇在孕检时都要询问胎动次数,自诉胎动减少的患者要进行进一步的评估。

▶ 评估

有哪些用于评估胎动减少的检查方法?

胎儿踢腿记数

通过超声技术已证实母亲所感觉的胎动是可靠的,因此一些人主张用"胎儿踢腿记数"作为监测方法。常用的方法是在用完点心或下午茶点后,让患者左侧卧位 30~60 分钟,并记录胎动次数。尽管严格的临床试验已确定了最佳次数,但大多数临床医生认为 2 小时胎动 10 次为安全评估指标。

宫缩应激实验（CST）

CST 是指如果存在子宫胎盘功能不全伴宫缩胎盘灌注的减少将导致一过性缺氧和胎心率下降。与此类似，宫缩可挤压脐带（可引起变异减速），进而有助于确定羊水过少。

具体的操作方法是让患者取侧卧位，同时连续监测胎心率和进行分娩力描记。在 10 分钟内至少有 3 次宫缩，每次至少持续 40 秒，如无自主宫缩，可通过刺激乳头或静点缩宫素诱导宫缩。通过是否有迟发减速评估胎心率。晚期减速是指在宫缩最强后出现减速低谷，且持续时间超过宫缩时间。CST 的不同结果见表 14-1。

表 14-1 宫缩应激试验说明

结果	意义
阴性	无迟发或显著变异减速
阳性	50% 以上的宫缩伴迟发减速（即使宫缩频次少于 3 次/10 分钟）
不确定，可疑	间断出现迟发或显著变异减速
不确定，过度刺激	胎心减速发生在宫缩时，宫缩每 2 分钟至少 1 次或持续 90 秒以上
不满意	10 分钟内宫缩少于 3 次或无法解释的扫描图形

CST 的相对禁忌证包括早产或有早产危险的患者、胎膜早破、子宫手术病史（包括古典式剖宫产）和已知的前置胎盘。

无负荷试验（NST）

NST 的前提是胎心率的变异和加速不是由酸血症或其他神经抑制所致。具体方法是让患者略左侧卧位，行连续胎心监测。一旦确定基线，在 20 分钟的监测图形中应有两次加速。加速是指胎心增加的峰值(但不一定持续)较基线增加15次/分,至少持续15秒。试验结果分为反应型和无反应型。大多数无反应型NST出现在睡眠期。在这类病例中,试验应延长时间或给予适当刺激。应特别注意50%的24~28周的胎儿是无反应的(15%,28~32周)。无反应型NST应根据延长监测、声音刺激、生物物理评分(BPP)或是否为过期妊娠分娩进行评估。

无反应型NST伴轻度变异减速(<30秒)不需要干预和进一步评估。相反,反应型NST则伴有轻度减速(20分钟内至少有3次)或严重的变异减速与增加剖宫产及胎儿死亡风险相关。

BPP

BPP包括30秒的胎儿呼吸运动、3次明显的身体活动、一次躯干和肢体伸展复屈以及羊水量。评估持续30分钟,最后还需要进行NST。BPP的5项内容列于表14-2,每项赋予0~2分,8~10分为正常,6分为可疑,4分以下为异常。羊水过少时,无论评分多少,均应行进一步评估。

表14-2 BPP

项目	标准
无负荷试验[a]	反应型
胎儿呼吸运动	在30分钟内至少1次持续30秒的呼吸运动
胎动	在30分钟内躯体或肢体活动至少3次
胎儿肌张力	至少1次躯干伸展复屈,手指摊开合拢
羊水量	羊水暗区垂直直径≥2cm

[a] 如果其他四项均正常可省略。

改良BPP是在原评分的基础上考虑胎盘功能不良可使胎儿尿生成减少,从而羊水量减少发展而来的。改良BPP包括NST和羊水指数评定。羊水指数是将四个象限最大羊

第14章 胎动减少

水暗区的垂直深度相加。正常的改良 BPP 为反应型 NST 及羊水指数>5，无反应型 NST 或羊水指数≤5 则为异常。

注意：掌握 BPP 的内容。

这些检查确实可预测预后吗？

对于产前监测的实用性，文献报道有不同的看法。事实上，大量已报道的资料提示这些检测可能是"无效的或有害的"（可能是由于对假阳性结果的胎儿干预增加）。尽管很少发生，但胎儿死亡的可能性会给患者和医生造成相当大的压力。为了使患者（和医生）放心，通常仍进行监测。

如果患者的其中一项检查正常，如何向其告之？

在大样本系列研究中，NST 检查结果正常，一周内发生死产的几率为 1.9/1000；CST 检查结果正常的为 0.3/1000；BPP 检查结果正常的为 0.8/1000；改良 BPP 检查结果正常的为 0.8/1000。因而，NST 检查的阴性预测值为 99.8%，CST 及 BPP、改良 BPP 的阴性预测值为 99.9%。解释任何检查结果时必须同时考虑临床特殊情况，当母亲及胎儿的情况发生变化时需要重新评估。此外，这些检查不能预测紧急事件的发生，如胎盘早剥及脐带异常。

▶ 治疗

对于异常结果应如何处理？间隔多长时间进行复查？

在一次安慰性的检查中孤立出现一次胎动减少，只需要监测一次。然而如果临床情况和病情发生改变时，则需要重新进行检查。显然，无论距上次检查时间长短，只要胎动迅速减少均要进行评估。另外，慢性疾病时，如Ⅰ型糖尿病、过期妊娠、胎儿生长受限、同种免疫疾病，即使胎动正常，也应每周或每两周检查一次。

任何药物试验,即使反应正常也应考虑整个临床情况。如果检查异常与母亲病况有关(低氧血症、糖尿病酮症酸中毒等),矫正这些情况可使检查结果恢复正常。如果母亲无异常(或不可纠正的异常),应逐步进行检查,例如 NST 为无反应型,应进行 BPP 或 CST 检查。如果 BPP 或 CST 结果无异常,无反应型 NST 可能是其他原因所致(如胎儿在睡眠周期)。

在产科,合理处理的实施必须考虑到孕周。例如,10 个人中有 6 个人 BPP 羊水过少的足月患者可能要分娩;妊娠 24 周时,10 个人中有 6 个人 BPP 羊水过少的患者需要一系列的检查,并且常常需要全面评估羊水过少的病因(包括胎儿畸形、染色体异常)。

关 键 点

▶ 据报道约 7% 的患者在整个孕期的某一时段会出现胎动减少。
▶ 评估胎动减少的方法有踢腿记数、CST、NST、BPP、改良 BPP 和其他一些相关试验。
▶ 恰当的措施是建立在评估检查结果、孕龄和可能存在的原发病的基础之上的。

病 例 14 - 1

患者 22 岁,G2P1001,妊娠 37^{-2} 周,第 2 胎。主诉过去一周胎儿每天只胎动 2 次,无阴道出血及漏液。产前特殊情况为有古典式剖宫产史和吸烟。

A. 最可能引起胎动减少的原因是什么?
B. 采用哪些检查方法可评估胎儿情况?
C. 如果检查结果正常,将向患者提出哪些忠告?

参考文献

American College of Obstetricians and Gynecologists. Antepartum fetal surveillance. Practice Bulletin No. 9, October 1999.

Cunningham FG, Gant NF, Leveno KJ, et al. Antepartum assessment. In Cunningham FG, Grant NF. et al (Eds). Williams Obstetrics, Twenty-first Edition. New York: McGraw-Hill, 2001: 1095-1110.

相关网站

www.uptodate.com Search: The Fetal Biophysical Profile.

病例答案

14-1 A 学习目的： 能够列出引起胎动减少的原因。

随着孕期增加，胎动逐渐变得有力，在妊娠末期减弱。最常见胎动减少的原因是睡眠觉醒的变化和羊水减少。在正常妊娠中，每天胎儿踢腿记数少至 4 次，多至 100 次以上。

14-1 B 学习目的： 熟悉用于评估胎儿和胎动减少的常规方法。

较常用的方法为改良 BPP，该方法可评估羊水量、胎心率、有无宫缩。其他可采用的方法有踢腿记数、NST 或 BPP。患者有古典式剖宫产史，为 CST 的相对禁忌证。

14-1 C 学习目的： 掌握产前试验的局限性并劝阻患者的危险行为。

除了常规产前预防，应劝告该患者戒烟。吸烟是引发胎盘早剥的危险因素（属于产前检查不能预见的紧急情况），吸烟还与胎儿活动减少有关。

（王 健译 周宏萍校）

第15章 难 产

▶ 难产定义

难产或异常分娩是指不能在特定时限内结束分娩,许多因素可使分娩的任一环节减慢或停止。产程过于缓慢的分娩与正常分娩很难鉴别。而且是否应遵循严格和特定的时间框架以预防难产的发生率和死亡率尚存在很大争议。然而,据证实,产程延长与母儿并发症的增加相关。医生需要能识别难产并给予适当的干预,同时应注意分娩有正常的变异发生。

▶ 病因学

难产的原因有哪些?

难产的病因常不明确,并常由多个因素的综合作用所致。一般认为决定正常分娩有三大要素"三个 Ps":powers(产力,子宫收缩力)、passage(产道,母亲骨盆)以及 passenger(娩出物,胎儿)。

产力

分娩定义为子宫颈扩张和胎儿下降,子宫收缩力必须有足够的强度、协调性、频率和持续时间以便胎儿通过骨盆以及宫颈扩张消失。有效宫缩以宫底部最强,向下逐渐减弱,从而使宫口扩张和胎儿下降。

任何影响子宫协调宫缩的情况都会造成滞产。母亲体力衰竭、乳酸酸中毒、感染、脱水、酮症酸中毒均可影响子宫收缩(子宫过度膨胀情况,如多胎、羊水过多、胎位异常也可影响子宫收缩)。

产道

女性骨盆一般分为四类：女型、男型、类人猿型和扁平型，还可有混合型。最常见的骨盆为女型骨盆，也最有利于阴道分娩。第二种常见的骨盆是类人猿型，有时不利于分娩。扁平骨盆是最不利于阴道分娩的骨盆，非常少见，在女性中不足3%。

女型和类人猿型骨盆其前后径和正中平面均≥10cm。男型和扁平型骨盆径线要小的多。枕横位和头盆不称为两种难产胎式，通常因男型和扁平型骨盆的后骨盆腔小而影响胎先露旋转所致。

娩出物

胎儿通过母亲骨盆是一个连续的适应性运动：衔接、下降、俯屈、内旋转、仰伸、复位、外旋转和胎儿娩出，主要依靠母亲的骨产道和子宫收缩来实现。

大多数女性是女型骨盆，在头位分娩时，胎儿以左枕前或右枕前俯屈适应骨产道，有利于此胎位时胎先露最大径线通过约9.5cm的骨盆最小径线。

胎先露的径线大于9.5cm时通过骨盆腔时可能受阻，胎头巨大可影响入盆，如胎位异常。即使胎儿小，先露径线也可非常大，枕横位、枕后位、额先露、高直位、复合先露均以大径线通过骨盆腔。头盆倾势不均胎头矢状缝未与横径或斜径垂直，胎儿也是以较大的径线和形成角度下降。胎儿畸形也可造成难产。

难产的其他原因有哪些？

母亲患某些疾病时会为胎儿下降造成机械性软组织屏障。如子宫肌瘤、肥胖、尿潴留。硬膜外或脊髓或硬膜外-脊髓联合麻醉是否会造成滞产，对于这一观点，文献一直存在争议。一般认为这类麻醉可能会延长第二产程至少1小时。

第15章 难　产

▶ 评估

正常分娩的阶段和时期有哪些?

分娩分为潜伏期和活跃期，活跃期分为第一、二、三阶段。潜伏期是指逐渐增强宫缩且规律并伴宫颈扩张。一般认为出现规律宫缩伴宫口扩张至3cm标志着潜伏期结束。活跃期第一阶段以宫缩更频繁，强度更大，伴宫口扩张和胎先露下降，以宫口开大3~10cm为特征。活跃期第二阶段是从宫口开全到胎儿娩出，活跃期第三阶段是从胎儿娩出开始到胎盘胎膜娩出。

潜伏期经常被误认为是活跃期异常，导致不必要的干预。尽管以前认为潜伏期时间是特定的，但事实上，许多妇女在进入活跃期前数周会感觉不适和轻微的子宫收缩痛，因为潜伏期缺乏明确的起始点，因而无法设定明确的时间段。

经产妇和初产妇分娩有哪些区别?

医生必须了解经产妇和初产妇分娩的区别从而正确处理产程。初产妇胎头下降及宫颈消失先于宫颈扩张，胎头下降及宫颈消失可能早于活跃期数周。经产妇直到活跃期才出现胎头下降及宫颈消失，通常在第二阶段胎先露才下降，需要注意初产妇易发生潜伏期假临产和高张性子宫收缩。

什么样的分娩过程被称为难产?

用不同的时间段监测产程进展。Friedman曲线图是最古老、目前仍广泛应用的方法，尽管近来许多研究指出它的参数过短且严格（图15-1）。一般来说，活跃期第一阶段停滞是指超过2小时胎头未下降，宫口未消失或扩张。第二阶段延长指经产妇2小时或初产妇4小时胎头未下降。最容易发现难产的异常征象是子宫收缩图形异常。无论其原发病因是什么，常出现无效宫缩。

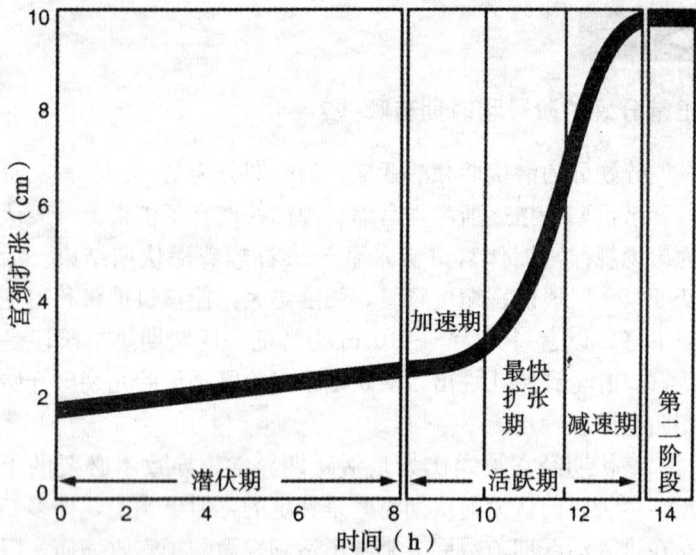

图 15-1 初产妇平均宫口扩张曲线特征。(Adapted from Friedman EA. Labor: Clinical Evaluation and Management, Second Edition. Norwalk, CT: Appleton Century Crofts, 1978.)

异常子宫收缩图形的构成有哪些？

在活跃期，有效的宫缩图形是指间隔 2~5 分钟出现一次，至少持续 60 秒，休息时宫腔压力 10mmHg，宫缩时宫腔压力最高至少达到 40mmHg，越接近第二阶段，宫缩越频繁，强度越大（2~3 分钟一次）。

无效宫缩图形可以是低张性或高张性宫缩。低张性宫缩虽然协调，但不能增加宫腔内压力从而完成分娩。高张性宫缩的特点是宫缩强度高，但打乱了宫缩的极性，虽然宫腔内压力高，但分娩仍失败。

体外监护可提供宫缩的频率和持续时间，但无强度，只有宫内压力导管才能提供宫缩强度的数值，以 Montevideo 单位值计算。Montevideo 单位的计算方法是用 10 分钟内每次宫缩时的峰值压力减去静息时的压力。在活跃期，宫腔压力应在 95~395 Montevideo 单位之间。虽然宫内监测可提供详细的数据，产科医生仍需要权衡这些数据的价值是否高于应用腔内导管带来的绒毛膜羊膜炎的风险。

怎样的骨盆适宜分娩？

在分娩过程中，评估骨盆的特征比了解骨盆类型更重要。一般用手检查适宜骨盆会发现一环形前骨盆、钝的坐骨棘、整齐的侧壁、可活动的尾骨和凹陷的骶骨。女性真骨盆最小平面（正中平面）约 10cm，但临床上不能测量到此平面。临床上真骨盆唯一能够测量清楚的平面是对角径，后者是从耻骨联合下缘中点到骶骨岬中间的对角线。

适宜骨盆的对角径约 11.5cm。在阴道检查时，检查者用拇指与手掌结合部紧贴耻骨联合下缘中点，示指进入阴道寻找骶骨岬。如果可触及骶骨岬，标记拇指与手掌结合部紧贴耻骨联合下缘中点位置，测量示指和标记位置的距离（为对角径），测量其长度是否≤11.5cm。

一个女性的骨盆可通过她的分娩史评估，通过了解阴道分娩的最大胎儿体重，即可获悉多大径线的胎儿适宜其骨盆。记住胎位异常可使所有胎儿径线不相干。

什么是头盆不称和持续性枕横位？

头盆不称是指胎头过大不能通过母亲骨盆（不考虑胎位和母亲骨盆类型）。持续性枕横位是指胎儿通过母亲骨盆由横径向前内旋转失败，尽管较早出现分娩信号，通常在活跃期早期和第二阶段出现这两种类型的难产。

▶ 治疗

如何确定患者是否进入活跃期？

当孕妇出现痛性宫缩且宫颈扩张小于 4cm 时，应评估子宫收缩图是否具有活跃期特征。绘制宫缩图,如果观察1小时后无良好的宫缩、宫颈无变化,提示孕妇未进入活跃期。

初产妇在潜伏期和活跃早期常出现高张性宫缩图,疼痛剧烈但宫颈无变化。对于这些病例,一旦确定胎儿无异常,治疗性休息可使孕妇在活跃期保持清醒的状态下缓解和终止宫缩。目前休息疗法的药物包括镇静药物、抗组胺药和麻醉药物。

单剂量苯海拉明25~50mg口服,硫酸吗啡10mg肌内注射或者异丙嗪25~50mg肌内注射或静点的镇静作用足以扭转母亲的衰竭状况。人工破膜是潜伏期的相对禁忌证,会增加感染、脐带脱垂和先露异常的危险。

如何发现可能的难产病因?

排除可能的难产病因,利用利奥波德(Leopold)手法判断胎位和估计胎儿体重。通过阴道检查估计宫颈扩张、消失和位置,胎方位及骨盆适合度。查找有无宫内感染的征象,包括母亲发热和心动过速、胎儿心动过速、羊水异臭味,观察母亲是否感染β链球菌造成胎膜早破。注意,6次以上的阴道无菌检查可增加宫内感染的危险。

如何增加子宫收缩强度?

分娩时应用缩宫素可增加除感染病因以外的低张性子宫收缩强度。无胎儿窘迫征象时,静点缩宫素的标准是开始时1~2mIU/min,每15~20分钟增加1~2mIU至宫缩每2~3分钟一次,持续60秒。虽然给药方案不同,但在未行进一步评估之前,缩宫素不能超过20mIU/min。

人工破膜可使进展缓慢的产程加快,人工破膜在胎头衔接,宫口至少开大4~5cm时是安全和非常有效的。在胎头未衔接前施行人工破膜可造成脐带脱垂。脐带脱垂可危及胎儿的生命,需要急症剖宫产挽救胎儿生命。

第15章 难 产

怎样通过改变母亲姿势而改变胎方位？

通过改变母亲姿势而改变胎方位是促进分娩的常用方法之一。枕后位是胎位的一种正常变异，可使产程进展缓慢并给产妇特别是产妇的背部造成剧烈疼痛。通过变化产妇体位扩大骨盆，以便有空间让胎儿旋转为枕前位。蹲位、膝胸位和改良辛氏（Sim's）卧位均有利于胎儿旋转，使胎儿以枕前位、枕横位或枕后位娩出。

如何诊治头盆不称及持续性枕横位？

低张力宫缩图伴胎头下降阻滞时应高度怀疑头盆不称。另外，检查时应注意有无胎先露水肿或头皮水肿、过度变形以及胎头矢状缝位于母亲骨盆横径上。

当胎头下降达到或低于骨盆"0"水平（双顶径位于坐骨棘水平），胎位是枕前位或枕后位时，应用产钳或胎吸术辅助胎儿经阴道分娩是最佳处理方法。如果怀疑绝对头盆不称，应行剖宫产术。

关 键 点

▶ 分娩定义为宫颈扩张和胎先露下降。
▶ 宫缩图是产程中最容易观察的产程指标。
▶ 产程中2小时宫颈无变化或胎头无下降应给予干预。

病 例 15-1

患者20岁，初产妇，阴道检查结果 4/80/-1，与2小时前的检查结果相比无进展，羊膜未破，宫缩间隔5~7分钟，持续45秒。

　A. 为了拟订治疗方案还需要评估什么？
　B. 阴道检查胎儿为左枕前位，矢状缝位于骨盆斜径上。在这种情况下，能建议增加产力通过阴道分娩吗？

病 例 15-2

患者32岁，G4P3。进入第二阶段1小时胎头下降接近骨盆"0"水平，胎心监护图正常，宫缩间隔4分钟，持续60秒。

A. 哪些干预措施适于该患者？

B. 该患者末次生产新生儿体重3.54kg，现估计胎儿体重较前增加0.45kg，需要额外评估哪些项目以确定胎儿是否能通过骨盆腔分娩？

参考文献

Cheng Y, Hopkins L, Caughey A. How long is too long: Does a prolonged second stage of labor in nulliparous women affect maternal and neonatal outcomes? Am J Obstet Gynecol 2004; 191: 933-938.

Foley M, Alarab M, Daly L, et al. The continuing effectiveness of active management in first labor, despite a doubling in overall nulliparous cesarean delivery. Am J Obstet Gynecol 2004; 191: 891-895.

Quenby S, Pierce S, Brigham S, Wray S. Dysfunctional labor and myometrial lactic acidosis. Obstet and Gynecol 2004; 103: 718-723.

Vahratian A, Zhang J, Troendle J, Savitz D, Siega-Riz A. Maternal prepregnancy overweight and obesity and the pattern of labor progression in term nulliparous women. Obstet and Gynecol 2004; 104 (5/1): 943-951.

Zhang J, Troendle J, Yancey M. Reassessing the labor curve in nulliparous women. Am J Obstet Gynecol 2002; 187: 824-828.

病例答案

15-1 A 学习目的：识别引起难产的多种因素。

首先，通过"三个 Ps"评估难产的潜在因素。宫缩图正常吗？骨盆是否狭窄？胎头的位置？对于此病例，宫缩图不正常，可能是因为胎先露位置和/或母亲骨盆或其他原因影响了产程。第二，评估低张性宫缩的潜在原因。母亲是衰竭状态吗？是否有发热、腹痛或羊水异臭味？尿中是否有酮体？是否服用止痛药物？

15-1 B 学习目的：识别胎儿与母亲适应良好。

检查提示胎儿已下降到骨盆的最佳位置，虽然低张性宫缩的确切原因难以确定，但胎位良好，意味着不存在绝对头盆不称，应适当加强产力。

15-2 A 学习目的：确定处理方案治疗第二产程的难产。

在经产妇中胎儿多在第二产程才下降。但进入第二产程1小时后，胎头下降应接近骨盆"0"水平。分析胎头未下降的潜在原因。是什么胎位？母亲是否行硬膜外麻醉？宫缩图正常吗？骨盆是否适合？母亲是否非常努力？评估潜在原因后，制定干预方案，如有适应证可应用缩宫素增加宫缩的强度和频率。如果可疑胎位异常，改变母亲体位，使骨盆最佳径线利于胎方位。如果骨盆小，评估是否应行剖宫产终止妊娠。

15-2 B 学习目的：识别头盆不称的征象。

如果引起第二阶段难产的其他潜在因素不明显，产程缓慢和低张性宫缩的原因高度怀疑是胎儿体重超出 0.45kg 造成头盆不称。需要施行剖宫产。

（王　健译　周宏萍、杨小星校）

第 16 章 不孕症的评估

▶ 不孕症的定义

不孕症是指有正常性生活、未避孕，1 年未能怀孕者。不孕症是一种常见的、重要的健康问题。10%～15%拟生育的美国夫妻患有不孕症，不孕症一般分两类。
- 原发性不孕：夫妻从来未妊娠者。
- 继发性不孕：夫妻曾有过妊娠史而后不孕者。

▶ 何时诊断不孕症？

生育年龄偏高（年龄＞35 岁）存在较高的不孕症风险，尤其是 40 岁以上。据报道，42 岁以上经治疗成功的生育率只有 1%～2%。因此，超过 35 岁、6 个月未能怀孕者即可诊断为不孕症。美国妇女因生育第一胎的平均年龄显著增高，因而有更多超过 35 岁的患者寻求治疗不孕症。

▶ 诊治不孕症期间会遇到哪些社会心理问题？

不孕症的诊断给夫妻双方带来了医疗、社会和财政负担。随着医学的进步，夫妻根据保险的支付范畴、财政能力和医疗建议而作出治疗选择。无子女的感情痛苦可能是非常强烈的，会影响到配偶和家庭关系。夫妻常常感到不能控制他们的状况。作为他们的医生，对不孕症的基本病因诊断检查和治疗有充分的了解是非常重要的。产科医生和工作人员应给予感情支持，适时地讲解治疗方案和财政咨询以减轻患者负担。

▶不孕症的病因有哪些？流行情况？

不孕症的最常见病因是男方原因、输卵管/盆腔问题、卵巢疾患和宫颈疾病（图16-1）。有时，不孕症的病因也不明确。社区医生常常诊断单一的不孕症病因，而生殖内分泌不孕症专科医生通常可发现多因素复杂的病因。有医师注册的生殖内分泌医生完全能够胜任专科工作，而且他们在高级生殖技术和女性内分泌疾病方面受过特殊训练。

超过40%的男性不育的病因是精子数目少、活力差或感染。女性不孕症有至少25%是排卵问题，可与很多疾病有关，从轻度的排卵异常到闭经以及年龄相关性卵巢抵抗。输卵管及盆腔因素占不孕症的25%。其比例可能因性传播疾病造成的盆腔炎、手术粘连和子宫内膜异位症而增加。

宫颈因素、不明原因和特发性不孕症各占5%。子宫因素不常见，包括子宫肌瘤、宫腔粘连（Asherman综合征）和子宫畸形。另一方面，不孕症往往涉及多种因素，必须对所有可能因素进行全面筛查。

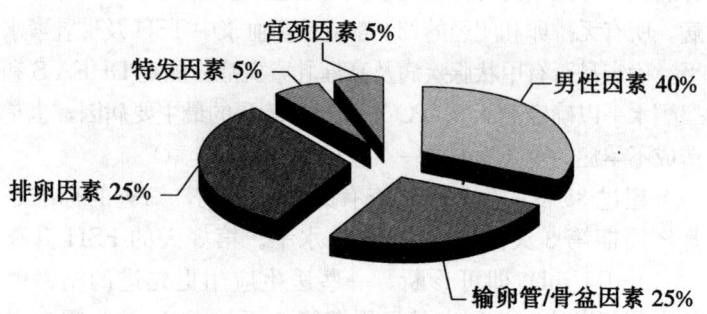

图16-1 不孕症的病因及发生率。

▶ 排卵因素

排卵障碍的病因是什么?

无排卵的定义为缺乏规律的排卵，因引起月经不规则或闭经从而明显降低受孕能力。无排卵和闭经的常见原因有内分泌紊乱。内分泌紊乱最常见于 PCOS。其他原因包括甲状腺疾病、高催乳素血症和下丘脑性闭经（包括过度应激、过度运动或极低体重）。

少见的闭经的病因将在本书的其他章节讨论。黄体功能不足患者有规律月经但排卵稀少。黄体功能不足可导致月经周期的黄体期子宫内膜生长缓慢，由卵巢黄体产生的黄体酮不足及子宫内膜缺乏黄体酮受体所造成。黄体期可能缩短。许多引起无排卵的疾病也会使黄体功能不足。

如何诊断不孕症的病因是排卵障碍?

有不规律月经或闭经史基本可诊断。开始检查时要寻找特殊病因，行全面的身体检查和阴道检查，查找内分泌和阴道疾病。所有无排卵和闭经的妇女都应检测血浆中 TSH 及催乳素水平，确定是否有甲状腺疾病及高催乳素血症。测定 DHEA-S 和睾酮水平以确定 PCOS。PCOS 是排卵障碍的最主要病因，也是造成不孕症的重要病因之一（PCOS 详见第 21 章）。

超过 35 岁的患者需筛查有无卵巢抵抗，筛查的标准是月经周期第 3 天测定血清 FSH 水平。第 3 天的 FSH 升高（>10mIU/ml）即可诊断。一些医生应用更先进的枸橼酸氯米芬刺激法，先测定月经周期第 3 天的 FSH 值，嘱患者于月经第 5~9 天口服促排卵药物枸橼酸氯米芬，测定第 10 天 FSH 值，任何一天的 FSH 值升高即可诊断。通过测量尿 LH 或根据基础体温表（图 16-2）提示黄体期<12 天，或子宫内膜活检提示子宫内膜分泌不良（>2 天延迟成熟）可诊断黄体功能不足。

第 16 章 不孕症的评估

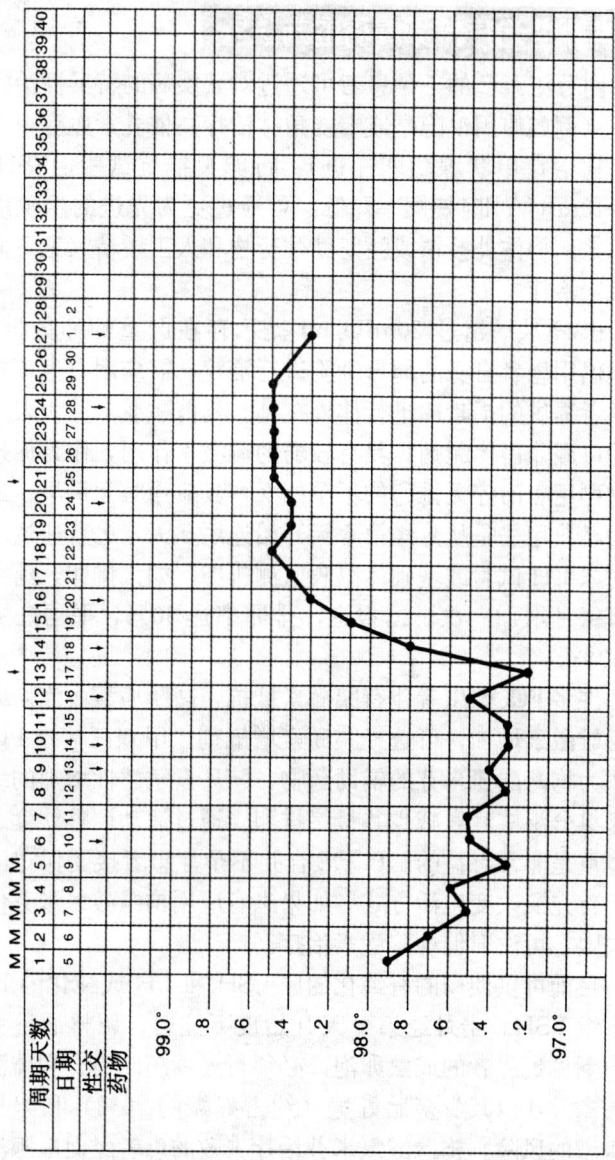

图 16-2 基础体温表。 患者每天清晨苏醒时测体温,黄体期黄体水平升高带来体温的波动,记录经期天数(M)和性交时间(箭头)。(From Ryan KJ, et al. (eds.). Kistner's Gynecology and Women's Health, Seventh Edition. St Louis: Mosby, 1999: 333.)

▶有哪些治疗排卵障碍的方法?

内分泌紊乱的不孕患者可通过对其疾病的特异性治疗而痊愈（例如使用溴隐亭或卡麦角林治疗高催乳素血症，手术或药物治疗甲状腺功能亢进）。行卵巢抵抗试验，FSH 升高>10mIU/ml 时妊娠率降低。可通过更为先进的生殖助孕技术，例如体外授精或注射助孕药物和人工授精（见下面的内容）治疗。

FSH 水平超过 20mIU/ml 提示存在严重的卵巢抵抗，不提倡用患者自身的卵母细胞进行治疗，需应用有生育能力的供者提供的捐献卵子行体外授精。枸橼酸氯米芬为人工合成的口服非甾体制剂，具有较弱的雌激素作用，作为促排卵药物可用于治疗无排卵的不孕妇女，其应用时间最早、最广泛。经典用法是从月经第 5 天开始连用 5 天，患者通过非处方的尿 LH 试验或基础体温表监测排卵，如无排卵，药物剂量可每月增加一次。据报道，排卵率达 90%，平均妊娠率为 50%。

许多 PCOS 患者伴有胰岛素抵抗，高胰岛素血症使卵巢分泌雄激素增加，可选择胰岛素增敏剂二甲双胍治疗 PCOS 或作为枸橼酸氯米芬的辅助药物。胰岛素敏感性增加的结果是卵巢分泌雄激素减少并最终排卵。通过运动调整饮食、减轻体重是非常有益的。PCOS 合并不孕症患者接受保守治疗时，首先要改变生活方式。如果患者应用枸橼酸氯米芬促排卵失败，可注射促性腺激素治疗。

目前可供使用的有纯化的尿 FSH 和 LH 或纯化的 FSH 和重组 FSH。于月经第 5 天开始皮下注射，调整剂量直至超声下见到患者的成熟卵泡。必须行连续超声检查和监测血清雌二醇，以减少多胎妊娠（约占妊娠的 20%）和卵巢过度刺激的风险。枸橼酸氯米芬治疗失败的患者经促性腺激素治疗，排卵率达 90%，妊娠率达 50%。黄体功能不足可应用相同方案治疗，无排卵患者应用内分泌治疗。

第16章 不孕症的评估

▶ 输卵管/盆腔因素

引起输卵管/盆腔疾患的病因有哪些?

输卵管性不孕多由慢性盆腔炎引起,通常为沙眼衣原体或淋病球菌感染。慢性盆腔炎可使输卵管闭锁(输卵管积水,伞端/近端闭锁)和/或输卵管卵巢粘连。粘连使输卵管/卵巢解剖位置扭转,阻止输卵管在排卵期抓取卵子。盆腔炎病史会增加诊断的可能性。但是大多数因输卵管不孕的患者无盆腔炎病史,这是因为衣原体感染无明显症状,所以无盆腔炎病史的诊断依据并不可靠。

盆腔手术和严重的腹膜炎也可引起输卵管-卵巢粘连。子宫内膜异位症是常见的盆腔病因,严重者可造成输卵管-卵巢粘连和/或形成子宫腺肌瘤、囊肿。轻度盆腔子宫内膜异位症对妊娠的影响存在很大争议。推论可能有许多轻微的改变造成了不孕症,如受精或着床障碍。

如何诊断输卵管/盆腔疾患?

可选择子宫输卵管造影进行筛查。通过子宫内导管或宫颈套管向宫腔注入放射显影剂,X线透视检查子宫和输卵管(图16-3)。最理想的评估方法是腹腔镜检查,可通过显示屏直接检查盆腔。

如何治疗输卵管/盆腔疾病?

外科手术可矫正粘连,输卵管伞端闭锁可在腹腔镜下行输卵管造口术(输卵管积水切开),通常术后妊娠率率可达30%~50%。因为子宫内膜异位症造成的子宫腺肌瘤和粘连也可通过腹腔镜或开腹手术治疗,有时可辅助应用GnRH激动剂。然而体外授精仍是治疗输卵管/盆腔因素不孕症的最佳方法。体外授精避免了这些因素,在超声引导下获得卵子,在实验室内精子和卵子结合成受精卵,然后将胚胎移植入

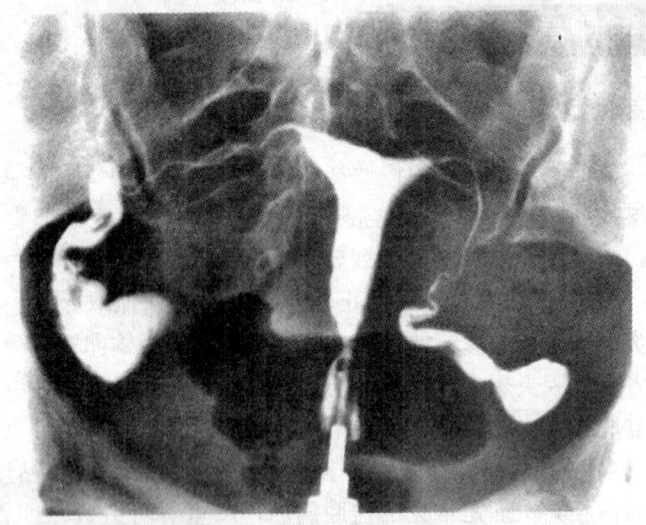

图 16-3 子宫输卵管造影术显示双侧输卵管积水、扩大、杵状改变和输卵管伞端闭锁。患者 32 岁，10 年原发性不孕病史。（From Richmond JA. Hysterosalpingography. In Mishell DR Jr., Davajan V, Lobo RA (eds.). Infertility, Contraception, and Reproductive Endocrinology, Third Edition. Cambridge, MA: Blackwell Scientific Publications, 1991, with permission.）

宫腔。

肌内注射促性腺激素可诱发多个卵泡发育成熟。在成熟期，肌内注射促性腺激素刺激 LH 达高峰诱发排卵，36～37 小时后可取出患者的卵子。胚胎在体外授精实验室培养 3 天，在 4～8 个细胞阶段移植，有些适于在第 5 天囊胚阶段移植。体外授精的妊娠率与年龄密切相关，小于 40 岁特别是小于 35 岁的妇女，妊娠成功率非常高，总的妊娠成功率为 30%～40%。体外授精技术的不断改进使不同病因的不孕夫妻们获得更好的治疗效果。

▶ 男性因素

男性不育的病因有哪些?

精索静脉曲张、阴囊水肿、因扭转或创伤造成的睾丸缺失、促性腺激素分泌不足使性腺发育不良、激素异常（高促性腺激素血症）、感染（附睾炎、尿道炎、前列腺炎）、输精管阻塞或先天性缺失，染色体异常（Kleinfelter 综合征），支配精子发生的基因缺失或放疗/化疗可引起精子缺乏、精子减少和精子活力减弱。但是，许多男性不育症患者的病因不明确。Kleinfelter 综合征嵌合体（46XXY）可能是病因。

如何判定是男性因素引起不孕症?

精液分析是筛查男性因素的方法，精液需要手淫取得并在 1 小时内检查，大多数实验室采用世界卫生组织推荐的参数和正常值（表 16-1）。重复试验对进一步证实精液异常是非常必要的。检测血清的 FSH、LH、睾酮、催乳素水平有利于评估精子数目减少。血液染色体组型可提示少精或无精子症。血液分析查找负责精子生成的基因缺乏，也可发现染色体缺失无精子症（DAZ）基因。当需要进一步检查和治疗时，请泌尿外科专家会诊行全身和生殖器检查。

表 16-1 精液分析推荐标准

参数	推荐的正常值
精液量	$\geqslant 2.0$ ml
pH	$7.2 \sim 7.8$
精子密度	$\geqslant 20 \times 10^6$/ml
精子总数	$\geqslant 40 \times 10^6$/ml
精子活动度	$\geqslant 50\%$ 具有定向运动
存活率	$\geqslant 50\%$ 为活动精子（除外染色）
精子形态	$\geqslant 50\%$ 正常
白细胞计数	$\leqslant 10^6$/ml

Modified from Aitken RJ, Comhaire FH, Eliasson R, et al. WHO Laboratory Manual for the Examination of Human Semen and Semen-Cervical Mucus Interaction. Cambridge, UK: Cambridge University Press, 1987.

治疗男性不育症的方法有哪些？

手术矫正精索静脉曲张和输精管阻塞效果最好。抗生素用于治疗感染原因、口服促生育药物（枸橼酸氯米芬）或注射促性腺激素诱导产生精子效果不理想，对精液分析明显异常的患者（总数＜5 000 000 精子/cm³）可行宫腔内授精。

中度的精子数目减少和/或精子活动度差可应用配偶本人的精液适时行宫腔内授精。精子可利用培养基梯度离心法分离出来，在排卵后 36 小时内应用细软管向宫腔注入提纯精子，行宫腔内授精时女方可同时应用枸橼酸氯米芬或注射促性腺激素。

体外授精技术对男性不育症患者有非常好的治疗效果，向卵子胞浆中注入精子的显微技术对其他原因引起不孕的夫妻带来相似的妊娠率，方法是用一个微量吸移管将一个精子注入体外授精治疗过程中获得的卵母细胞的胞浆中。

▶ 宫颈因素

哪些宫颈疾病会造成不孕？

在排卵前或排卵期间的数天内宫颈黏液逐渐变得稀薄、清亮、黏度减少和丰富。在精子最终到达输卵管并与卵子结合前，黏液腺犹如储存器一样保护精子使之存活。适合受孕的宫颈黏液缺乏、黏液感染和黏液量不足均可导致宫颈因素不孕症。

宫颈因素不孕症的病因有免疫性、结构性、医源性和感染性。免疫因素是最常见的病因，宫颈黏液腺产生抗精子抗体抵抗配偶的精子，使精子止于宫颈。外科手术如宫颈锥切术或宫颈电凝术可破坏很多宫颈黏液腺。子宫颈炎很少导致不孕症。

怎么诊断不孕症的病因是宫颈疾病？

性交后检查是临床筛查宫颈因素的方法。要求夫妻在排卵期前后性交，最好是在检查前 4~18 小时。每天定时行尿 LH 检查，采取宫颈黏液样本放置在玻片上，评估肉眼和显微镜下的情况。黏液可呈稀薄、水样和有较好的拉丝度，在湿润的载玻片上可观察到>10 个具有定向运动的精子。

大多数性交后检查异常（宫颈黏液稠厚和精子存活很少或无存活）的原因是检查时间选择不当（选择在排卵期过早或过晚），所以选择适当的时间是非常重要的。白细胞浸润和红斑样宫颈伴脓性分泌物提示可能患有宫颈炎，通过宫颈分泌物培养可证实。如果在宫颈黏液中无精子，怀疑患有精子数目少、性功能障碍或免疫性不孕。如果宫颈黏液中精子不活动或活动度差，高度怀疑免疫性不孕。有一点很重要，性交后检查对临床是否有帮助仍存在较大争议。

宫颈因素不孕症应如何治疗？

对所有由于宫颈因素（感染因素除外）不孕症患者的最佳治疗方案是宫腔内授精和体外授精，对大多数病例首选宫腔内授精并加用促孕药物。如果宫腔内授精失败，体外授精是第二选择。

▶ 特发性不孕症

如何诊断特发性不孕症？

如果所有前述的基本检查正常或阴性，则可诊断特发性不孕症。行腹腔镜检查以排除盆腔因素，包括子宫内膜异位症。

特发性不孕症选择什么治疗？

治疗选择包括药物诱导排卵（枸橼酸氯米芬、注射促性腺激素），行宫腔内授精和体外授精。体外授精会明显提高不孕症夫妻的妊娠率。可能仍有未知的诊断存在，如在治疗周期中出现卵母细胞异常、授精问题或移植失败。

关 键 点

- ▶ 35岁以下的妇女1年未妊娠或35岁以上的妇女半年未妊娠者可作出不孕的诊断。
- ▶ 不孕症的基础评估包括精液分析、子宫输卵管造影、性交后检查和查找排卵障碍。
- ▶ 男性因素是不孕症的非常常见的病因之一，占30%～40%。
- ▶ 排卵因素最主要的病因是PCOS，但也要筛查甲状腺疾病及高催乳素血症。
- ▶ 体外授精是输卵管和严重男性因素不孕症的理想治疗方案，对其他因素造成的不孕症也是可选择的好办法。

病 例 16-1

患者27岁，女性，无妊娠史，现诊断为原发性不孕症。子宫输卵管造影显示其输卵管通畅。患者月经规律，在明确的排卵期施行性交后检查显示宫颈正常，宫颈黏液稀薄、水样。在湿润的宫颈黏液载玻片上，每个高倍视野有20个精子，均不活动。

A. 这对夫妻进一步应进行什么检查？
B. 可选择什么治疗？

病 例 16-2

患者26岁，女性，有不孕症病史，无盆腔炎病史和盆腔手术史，月经规律。男性伴侣的精液分析是正常的。行子宫输卵管造影显示双侧输卵管积水，表明输卵管阻塞。

A. 最可能引起输卵管阻塞的病因是什么？

B. 这对夫妻在下一步的诊断治疗中可选择什么治疗方法？

病例答案

16-1 A 学习目的： 掌握如何询问宫颈因素不孕症的病因和重要问题。

性交后检查异常可能是免疫因素、精液分析异常或性生活障碍。医嘱行精液分析，询问性生活是否有困难，包括阳痿、早泄或过度射精。一些阴道润滑剂可能对精子存活有害。

16-1 B 学习目的： 掌握宫颈因素不孕症可选择的治疗方案。

这对夫妻可选择宫腔内授精作为一线治疗，可加用促孕药物。已证实宫腔内授精加用促孕药物可增加妊娠率，体外授精可作为第二选择。对于这对夫妻施行一线治疗更为有效。

16-2 A 学习目的： 掌握输卵管不孕症的危险因素。

在美国，沙眼衣原体感染是造成输卵管不孕症的最主要病因。沙眼衣原体感染通常临床症状不明显，这样在开始评估时可能无盆腔炎病史。病史中无造成输卵管阻塞危险的盆腔手术病史。

16-2 B 学习目的： 掌握输卵管不孕症可选择的治疗方案。

输卵管不孕症可选择的治疗方案有两种，体外授精是理想的治疗方案并且可以立即施行。有些患者因费用或个人原因不愿选择体外授精治疗的，也可选择腹腔镜手术，可进一步证实子宫输卵管造影所见及其严重程度，同时疏通闭塞的输卵管。

（王　健译　周宏萍、杨小星校）

第 17 章 妊娠期出血

▶ **妊娠前三个月子宫出血的几率是多少，主要原因是什么？**

在妊娠期的前三个月，30%的女性出现阴道出血。自然流产是最常见的病因。当评估这些患者时也应考虑到其他原因（如异位妊娠、阴道或宫颈损伤）。

▶ **流产的定义是什么？**

流产的定义为妊娠不足 20 周或胎儿体重不足 500g 而终止的妊娠。

▶ **流产有哪些类型？**

流产有以下六种类型。

- 先兆流产：妊娠前三个月发生子宫出血不伴有宫颈扩张或宫颈消失。它不是真正的流产但可以是流产的先兆。
- 难免流产：先兆流产伴宫口扩张，但未排出胎儿或胎盘组织。通常伴有宫缩疼痛。
- 不全流产：妊娠前三个月子宫出血伴宫缩，排出部分胎儿或胎盘组织。
- 完全流产：完全排出胎儿和胎盘组织，宫口闭合。
- 稽留流产：胎儿死亡滞留在宫腔内。
- 流产感染：以上任何一种流产伴有子宫感染。

▶ 哪些原因可引起自然流产?

自然流产的原因有很多。胎儿基因异常是妊娠前三个月自然流产的最常见原因。子宫解剖异常,包括先天性和后天性,都可以引起妊娠早中期的自然流产。内分泌疾患(如排卵异常、糖尿病、甲状腺疾病)、免疫疾患(如红斑狼疮)、感染(如急性子宫内病毒或细菌感染)、一些毒素也可以引起自然流产。

▶ 年龄影响自然流产的发病率吗?

年龄是相当重要的因素。流产发病率随母亲年龄增加而增加。35岁以下女性的发病危险为15%,35～39岁为20%～25%,40～42岁为35%,42岁以上接近50%。

▶ 人类流产最常见的染色体异常是什么? 在这些异常中最常见的单染色体异常是什么?

超过50%的妊娠流产是由于染色体异常造成的(表17-1)。染色体异常者仅有0.5%～1%直到孕足月才发生死产,5%在孕中期流产。妊娠期流产最常见的染色体异常为多倍体,特别是三体。流产中最常见的单染色体异常是45X。

表17-1 自然流产的染色体异常发生率

染色体表现	在流产中的发生率(%)
正常	45～55
常染色体三体	20～30
单体	9～10
三倍体	7～9
四倍体	2～3
双三体	1～2

第 17 章 妊娠期出血

▶流产中最常见的三体是什么?

流产中最常见的三体有 16,18,21 和 22。

▶如何处理因妊娠前三个月阴道出血就诊的患者?

首先要评估患者的一般状况和生命体征。如果患者阴道出血量大,生命体征不稳定,要立刻建立静脉通路,验血型交叉配血。一旦生命体征平稳或者患者的一般状况开始稳定,就要采集详细的病史,进行体格检查、阴道检查以及相关实验室检查。

▶采集病史时重点关注哪些内容?

询问末次月经时间、使用的避孕方法、阴道出血量和持续时间、是否有腹部绞痛、发热或寒战,这些是病史中非常重要的线索。

▶除了检查生命体征,还应该检查哪些特殊器官?

行窥器检查寻找阴道内的出血部位。评估是否有宫颈损伤、出血、脓性分泌物、组织物排出。行双合诊了解有无宫颈扩张、宫颈举痛、附件肿物和压痛、子宫大小和压痛。

▶需要做哪些检查?

全血细胞计数、血型和筛查是重要的。如果有必要输血,要行交叉配血实验。应检测血清 β-HCG 含量和超声检查盆腔(更适合经阴道检查),以排除异位妊娠,也有助于确定宫内妊娠。

▶ 行 β-HCG 检查和盆腔超声检查会有什么发现？什么样的发现使异位妊娠的诊断更有可能性？

在正常妊娠的前三个月，血清 β-HCG 水平每 48~72 小时增加 1 倍。如果 β-HCG 水平上升异常缓慢或稳定在某一水平或下降，则可能是异位妊娠或异常的宫内妊娠。妊娠 5 周左右或血 β-HCG 水平＞1500mIU/ml 时，经阴道超声检查可见到宫内妊娠囊。

妊娠 6 周时应看到胎芽，妊娠 7 周时应该见到胎心。除非 β-HCG＞6000mIU/ml，否则很难通过腹部超声诊断宫内妊娠。因此，结合 β-HCG＞1500mIU/ml，经阴道超声未见宫内妊娠囊则诊断异位妊娠的可能性大。

▶ 治疗阴道出血时，有必要知道患者的血型吗？

有可能输血时，知道患者的血型是非常重要的。然而，即使不需要输血，知道 Rh 血型也很重要。Rh 阴性血型患者应该接受注射 Rho（D）免疫球蛋白（Rhogam）以保护胎儿 Rh 同种异体免疫。

▶ 妊娠前三个月发生阴道出血的几率有多大？常见原因是什么？

妊娠前三个月，30％女性有阴道出血。自然流产是最常见的病因。当评估这些患者时也应考虑到其他情况（如异位妊娠和阴道、宫颈损伤）。

▶ 哪些子宫、阴道和宫颈的损伤可引起早期妊娠阴道出血？

生育年龄妇女的宫颈通常在宫颈外口形成大面积宫颈黏液腺体，称为宫颈外翻。这些腺体在妊娠期通常进一步突出

第 17 章 妊娠期出血

于宫颈外口。这种外翻更容易发生感染、出血或受阴道酸性环境的侵蚀，成为妊娠早期阴道出血的主要部位。宫颈息肉是息肉状向外生长的宫颈腺体组织，也是阴道出血的主要原因。宫颈受细菌感染，如衣原体感染，也可以引起阴道出血。必须考虑到宫颈发育异常（少见的，如宫颈癌）也可引起阴道出血。

性交后出血可由前面提到的任何病因所致。妊娠滋养细胞肿瘤形成（葡萄胎，绒毛膜癌）是阴道出血较为少见的原因。良性肿瘤，如葡萄胎，在这些原因中常见。阴道炎是更为可能的阴道原因，通常由真菌感染引起。真菌性阴道炎在妊娠期温暖、血运丰富、黑暗的环境中非常常见。细菌性阴道炎是另外一种常见原因。应该考虑到非生殖道原因如膀胱炎和肛门直肠的出血（更为常见的痔出血），通过体格检查予以排除。

▶ 如何治疗妊娠前三个月阴道出血的患者？

首先要检查患者的一般情况和生命体征。如果患者大量阴道出血，生命体征不稳定，要迅速建立静脉通路，化验血型交叉配血。如果患者的血流动力学指标稳定，就可以详细询问病史，行体格检查、阴道检查以及相应的实验室检查。

▶ 早期妊娠阴道出血患者要着重询问哪些病史？

末次月经的时间；使用的避孕方法（如果避孕的话）；阴道出血的量，开始出血的时间，持续时间；是否有腹部绞痛；发热和寒战也是病史中提示病因的非常重要的线索。

▶ 除了生命体征和一般检查外，还需要检查哪些特殊器官？

行窥器检查观察是否阴道内出血。检查宫颈是否损伤、出血、脓性分泌物、组织物排出。通过双合诊检查了解有无宫颈扩张、宫颈举痛、有无附件肿块、子宫大小以及子宫压痛。

▶需要做哪些基本检查？

全血细胞计数、血型和筛查[Rh 阴性患者可能在妊娠流产后需要注射 Rho(D) 免疫球蛋白]。如果需要输血，要进行交叉配血。应该行 β-HCG 定量检查。应做盆腔超声检查（最好是经阴道）以确定宫内妊娠和妊娠状况或探查异位妊娠的可能性。

▶通常什么水平的 β-HCG 提示异位妊娠和异常发育妊娠？

当 β-HCG＞1500mIU/ml 时，经阴道超声检查可见到宫内妊娠；当 β-HCG＞6000mIU/ml 时，经腹超声可见到宫内妊娠。如果 β-HCG 已达到上述数值，但未见宫内妊娠，则要怀疑是否异位妊娠。如果患者随后进行了一系列 β-HCG 测定，应该注意正常妊娠过程中血清 β-HCG 每 48~72 小时倍增。当 β-HCG 水平上升缓慢、稳定在某一水平或者下降，可能是异位（或者至少是异常的）宫内妊娠。不同实验室得到的 β-HCG 数值有可能存在差异，因此从相同的实验室获得相对一致的实验数值很重要。

▶通过盆腔超声检查可以发现什么？

在妊娠 5 周时通过经阴道超声可以看到妊娠囊和卵黄囊。妊娠 6 周时可以看到胎芽，妊娠 7 周时可以见到胎心。

▶当治疗阴道出血时，有必要知道患者的血型吗？

当可能输血时，知道患者的血型是非常重要的。即使不

第17章 妊娠期出血

需要输血,知道 Rh 血型也很重要。Rh 阴性血型患者应该注射 Rho(D) 免疫球蛋白以保护胎儿 Rh 同种异体免疫。

▶ 妊娠晚期阴道出血

妊娠 20 周后阴道出血的几率及主要原因是什么?

据估计,妊娠 20 周后 6% 的孕妇出现阴道出血。前置胎盘、胎盘早剥、下生殖道局部损伤(见前文)、早产是已知的病因。在大多数情况下,阴道出血的来源是不能确定的。

什么是前置胎盘?

胎盘通常附着在子宫腔的上部,当覆盖宫颈内口时称为前置胎盘。

前置胎盘的危险因素有哪些?

高龄产妇、多产、有前置胎盘病史、有剖宫产史、刮宫术史和吸烟都是前置胎盘的危险因素。多胎妊娠也增加了患病风险。

前置胎盘的危险有哪些?

主要危险是阴道出血,在一些病例中可能是严重出血。可以发生在妊娠的任何时期,在临产宫颈扩张时必然会出血。

如何诊断前置胎盘?

任何中晚期妊娠阴道出血的患者,禁忌行阴道检查。在孕妇血流动力学稳定后,行超声检查可以确定妊娠胎盘附着部位。如果不存在前置胎盘,行盆腔检查可进一步确定出血原因。

前置胎盘患者何时、如何终止妊娠？

行剖宫产终止妊娠。终止妊娠的时间依赖于许多因素，同时要快速评估母亲和胎儿双方的情况。有些患者可能会发生威胁生命的大出血。在这种情况下，要尽力使母亲病情稳定，评估是否可以终止妊娠。对于早产孕妇，如果母亲情况稳定且胎儿没有生命危险，那么可以在严密观察监测母亲和胎儿状况的前提下适当推迟终止妊娠的时间。如果再次大量出血，且母亲血流动力学不稳定时，应紧急终止妊娠。

再次妊娠还会发生前置胎盘吗？

答案是肯定的。再次妊娠时发生前置胎盘的可能性增加8倍。

什么是胎盘早剥，如何与前置胎盘进行鉴别？

通常胎盘会一直附着在子宫内直到胎儿娩出以后。如果胎盘在胎儿娩出前发生剥离，称为胎盘早剥。胎盘早剥伴阴道出血和腹痛，依据剥离的程度，可出现宫缩、子宫压痛、胎心消失。某些患者的阴道出血可隐藏在子宫内。

轻度剥离的病例症状和体征可能不明显。前置胎盘的患者通常没有子宫压痛和腹痛。超声检查通过确定胎盘附着的部位非常有助于鉴别两者，通过发现胎盘后出血提示胎盘早剥。

胎盘早剥的危险因素有哪些？

高血压患者、高龄产妇、绒毛膜羊膜炎、曾患胎盘早剥、吸烟或者使用毒品（如可卡因）的患者具有胎盘早剥的高度危险。外伤也可导致胎盘早剥。

胎盘早剥的并发症是什么？

失血性休克是胎盘早剥最主要也是最严重的并发症。因为一些或全部的出血可能隐藏在子宫腔内。失血性休克可能与肉眼所见的阴道出血量不成比例。

妊娠 24 周以后阴道出血的患者如何处理？

应该立刻评估这些患者。不能实施阴道检查，因为检查的手指可能使前置胎盘穿孔导致大出血。有活动性出血的患者要建立静脉通路。行全血细胞计数，凝血检查（凝血酶原时间、活化部分凝血活酶时间、血浆纤维蛋白原、血小板），尿素氮/肌酐检查，可能输血时，化验血型及交叉配血。如果患者血流动力学不稳定，应首先输液和血液代用品，之后才考虑终止妊娠。

以后妊娠还会发生胎盘早剥吗？

平均 10% 的患者在以后的妊娠时还会发生胎盘早剥，而在第三次妊娠时危险会增加到 25%。

关 键 点

- 大多数自然流产为染色体异常。
- 了解患者的 Rh 血型非常重要。
- 对所有妊娠早期出血的患者都要认真考虑是否为异位妊娠。
- 超声和 HCG 水平测定是重要的诊断方法。
- 前置胎盘和胎盘早剥是妊娠晚期出血的主要原因。
- 前置胎盘和胎盘早剥均可以在再次妊娠时发生。

病 例 17-1

患者32岁,G6P4014,因妊娠28周时阴道出血收入产科。自诉无腹痛或宫缩。可闻胎心。

A. 评估患者的初始步骤是什么?
B. 腹部超声明确了前置胎盘诊断。入院后第二天再次发生严重的阴道出血。尽管给予大量输液和输血,患者仍持续低血压。下一步如何治疗?

参考文献

American College of Obstetricians and Gynecologists (ACOG). Management of recurrent early pregnancy loss. ACOG Practice Bulletin. Number 24, February 2001.

Branch DW, Khamashta MA. Antiphospholipid syndrome: Obstetric diagnosis, management, and controversies. Obstetrics 2003; 101: 1333-1344.

Monica G, Lilja C. Placenta previa, maternal smoking and recurrence risk. Acta Obstet Gynecol Scand 1995; 74: 345-345.

Rey E, Kahn SR, David M, Shrier I. Thrombophilic disorders and fetal loss: A met-analysis. Lancet 2003; 36: 901-908.

第 17 章 妊娠期出血

病例答案

17-1 A　学习目的：掌握妊娠晚期阴道出血的初始评估。

不要进行阴道检查。快速评估患者的生命体征，估计失血量。胎儿监测是必要的以评估胎儿生存能力。查全血细胞计数、凝血试验、尿素氮/肌酐、化验血型和交叉配血。行腹部超声检查以确定胎盘位置。

17-1 B　学习目的：掌握前置胎盘患者终止妊娠的指征。

严重失血可以威胁胎儿和母亲的生命。由于该患者血流动力学持续不稳定，必须终止妊娠。因为患者妊娠 28 周，孕周太小，不能诱导分娩，因而应行剖宫产。胎心异常、怀疑胎儿宫内窘迫也是前置胎盘患者终止妊娠的指征。

（王　健译　周宏萍、杨小星校）

第3部分

患者已知疾患状况

第18章 产前保健

▶ 孕前保健

与鼓励良好的保健习惯相比，为什么孕前保健更重要？

许多妇女在毒品、药物、遗传史及营养状况对生殖健康的影响方面并不十分了解。事实上，很多妇女直到胚胎器官形成的关键时刻（受精后17～56天）才意识到已经怀孕，这就意味着产前保健时可能已经错过了本应为母亲和胎儿所做的一些重要事项。妊娠前期是做好这些重要事项和促进最佳生殖（妊娠）健康的理想时段。

孕前保健的内容有哪些？

孕前保健包括系统回顾以确定孕前风险，随后进行一般和有针对性的宣教。采集病史是重中之重。主要包括以下内容：
- 确定感染危险，如肝炎和结核。
- 检查免疫系统。
- 检查职业和家居危险，包括巨细胞病毒和弓形虫病暴露。
- 针对体重和补充维生素提供营养咨询，包括：
  - 每日添加0.4mg叶酸以降低神经管畸形的危险，单纯饮食是不够的。
  - 有神经管畸形婴儿史或有家族史的妇女提示危险增加，建议添加大剂量的叶酸。这些妇女应在妊娠前的3个月每日服用4.0mg叶酸。
  - 建议避免过量补充（特别是维生素A）。
- 确定母亲的疾病情况，分析疾病对妊娠和胎儿可能产生的影响，妊娠对母亲的疾病可能产生的影响（恶化、改善或无影响）。
- 分析社会、经济和心理准备对妊娠及分娩的影响。
- 确定遗传性疾病的风险，根据指征检测携带者。
- 咨询早期产前保健。

孕前应进行何种免疫接种？
- 最新资料显示应对所有育龄妇女进行麻疹、腮腺炎、风疹及乙型肝炎疫苗接种。
- 在流感季节（10月～3月）对所有中、晚期妊娠妇女提供流感疫苗接种。

▶ 产前保健

产前保健的目的是什么？

产前保健的目的在于通过定期对母亲和胎儿进行评估，针对预期出现的问题在其未发生前有计划地进行分析处理，尽可能预防并发症的发生并使母亲和胎儿处于最佳状态。产前保健是系统性的，是根据妊娠时间建立标准的产前查体记录。产前保健需要医生和患者合作，包括对患者进行广泛的宣教。

如何诊断妊娠？

通过尿液、血液的检验或超声检查可诊断妊娠。尿妊娠试验是通过HCG抗体或HCG的β亚单位的抗原决定簇确定HCG的存在。HCG是由生长中的胎盘合体滋养细胞产生的一种激素。随着胎盘的增大，合体滋养细胞成倍增加，分泌HCG的量逐渐增加。注意在排卵后的14天，大多数尿检能检出HCG水平。

血清妊娠试验也是通过抗体来确定β-HCG，该试验比尿妊娠试验更特异、更敏感，而且可做定量分析。血 HCG 水平与胎龄不直接相关，但是连续定量测定血 HCG 对于处理异常妊娠（如输卵管异位妊娠、先兆流产或稽留流产）及观察滋养细胞肿瘤疾病疗效时具有重要价值。

可行经腹或经阴道超声检查。经阴道超声检查可以早在末次月经后 4~5 周发现妊娠胎囊。6 周时就应检测到胎心搏动。经腹超声检查在妊娠 5~6 周可发现胎囊。

如何估测孕龄？

必须尽可能非常精确地确定孕龄，从而提供良好的产前保健。通常孕龄是从末次月经的第一天开始计算，预产期或"预期日期"是按照 Naegle 公式计算的。末次月经日期加 7，月份减 3 即为预产期。然而月经不规律的妇女，其月经日期并不可靠，而且许多妇女记不清末次月经的具体时间。

超声检查是早期妊娠时准确判定胎龄的方法。使用头臀测量值，可精确至 ±5 天。注意：血 HCG 水平达 1500~2000mIU/ml 时，经阴道超声能确认宫内妊娠。在妊娠 16 周之前，盆腔检查注意子宫大小也有助于确定胎龄。此后，腹部触诊很容易触到妊娠子宫。

多长时间进行一次产前检查？

通常妊娠 28 周，前每 4 周检查一次；妊娠 28~36 周时，每 2 周检查一次；从 36 周到分娩每周检查一次。

正常妊娠期内需要哪些营养？需要补充哪些营养？

孕期妇女理想的平均体重增加是 11~16kg。然而，建议增加体重值要依据孕前 BMI 不同而个体化。对于超重妇女（BMI>26），建议体重增加 7~11.5kg；低体重妇女（BMI<19.8），建议增加体重是 12.5~18kg。妊娠期建议每天按需增加多种维生素及矿物质，产前满足孕期需求的维生素按公式计算，包括每天 27mg 铁和 0.4mg 叶酸。

▶ 早期妊娠

早期妊娠的定义是什么?

早期妊娠是从末次月经到妊娠满 14 周。

首次产前保健的内容有哪些?

首次要详细询问病史。重要内容包括末次月经、既往史（包括性传播疾病）、手术史、生育史、过敏反应、现在用药情况、吸烟、吸毒以及饮酒量。筛查遗传危险因素（例如高龄孕妇）是很关键的，因为进一步的检查都是时段敏感性的。评估社会支持及家庭环境也很重要。不要忘记筛查抑郁症和家庭暴力的危险。

初诊时要进行一次全面的查体，包括身高、体重、血压和盆腔检查。首诊时筛查淋病和衣原体是重要的（如巴氏涂片筛查宫颈增生一样）。

基本的遗传筛查项目有哪些?

遗传筛查包括孕妇、胎儿的父亲，双方父母的家族史。基本筛查的重点内容包括：

- 患者年龄（≥35 岁）
- 地中海贫血（希腊、地中海或亚洲背景）
- 神经管缺陷
- 先天性心脏缺陷
- 唐氏综合征
- 泰-萨克斯病（犹太人、Cajun、法国-加拿大人）
- 镰状细胞病或镰状细胞特性（非洲人）
- 血友病
- 肌营养不良
- 囊性纤维化

第18章 产前保健

- 亨廷顿舞蹈症
- 智力低下/自闭症（如果存在，是否可进行 X 染色体脆性实验检查？）
- 其他遗传病或染色体异常
- 反复的流产或死产

需要做哪些实验室检查？

初始的实验检查很多，但都是必须的而且能提供重要的信息。初始检查包括：
- 全血细胞计数
- 血型，Rh 因子
- 抗体筛查
- 风疹滴度
- 快速血纤维蛋白溶酶试验或性病研究试验
- 乙型肝炎表面抗原
- HIV 病毒检测
- 尿液分析培养加药敏。
- 进行血红蛋白电泳检验血红蛋白病和地中海贫血
- 风疹抗体滴度
- 如有水痘及弓形虫病的风险，检测其抗体滴度

有关前面提及检查项目的特殊重要意义见表 18-1。

首诊时还需要做好哪些工作？

对患者的宣教应贯穿于整个妊娠期。然而，妊娠早期与孕妇讨论有关营养、锻炼、吸烟、禁酒、性生活、胎儿危险因素的内容是非常重要的。鼓励母亲参加孕妇学校。提供孕期需要进行的产前检查及检验的文字信息是有用的，例如有关三倍体、染色体缺失、神经管畸形的遗传筛查和 B 族链球菌属检验信息。

表 18-1　早期妊娠的初始实验室检查

实验	产科
全血细胞计数	美国妇女常规筛查贫血和铁缺乏 筛查地中海贫血（MCV 低、铁正常的贫血）需要及时转至遗传学家。
血型，Rh 因子	筛查血小板疾病，确定 Rh 阴性患者，通过应用 Rh 免疫球蛋白（Rhogam）防止母体抗 D 同种免疫。
抗体筛查	筛查非典型抗体（非 Rh），其中一些可引起胎儿溶血（如抗 Kell 抗体）。医生要警惕可能发生的胎儿/新生儿溶血病。
RPR 或 VDRL	允许治疗母亲，防止发生先天性梅毒。
乙型肝炎表面抗原	肝炎是妊娠妇女最常见的严重肝病。乙型肝炎表面抗原筛查可发现活动性或慢性乙型肝炎，表面抗原阳性的孕妇在婴儿出生时给予免疫接种，以免发生活动性肝炎或携带者/感染状态传播。
HIV 病毒检测	应鼓励所有妇女都检测。孕期选择治疗可显著降低母婴间病毒传播几率。早期的检查和治疗可以减慢母亲的临床进展。
尿液分析培养和药敏	妊娠时，无症状的泌尿系感染很常见，肾盂肾炎可引起早产。
血红蛋白电泳	筛查遗传性血红蛋白病，例如血红蛋白病 S（镰状细胞）、血红蛋白病 E 和地中海贫血。发现后转至遗传专家进行咨询，对配偶进行检测。
风疹抗体滴度	确定适合产后接种的患者。风疹病毒是一种致畸率极强的病毒。风疹疫苗包含减毒的活病毒，妊娠期不应接种。

MCV，红细胞平均体积；RPR，快速血浆反应素；VDRL，性病研究试验，梅毒试验。

▶ 中期妊娠

中期妊娠的定义是什么?

中期妊娠是指妊娠的 15~28 周。

中期妊娠常规保健内容有哪些?

从中期妊娠直至分娩的每次产前检查,包括胎心率、宫(子宫底)高、体重及血压,每次检查尿蛋白及尿糖。20 周后每次就诊时要询问子痫前期的相关症状(头痛、面/手肿胀、上腹或右上腹疼痛,视力障碍)。

为什么每次就诊需要检查尿蛋白?

妊娠期出现大量尿蛋白最常见原因是子痫前期,是妊娠期严重而又常见的疾病。尿蛋白是子痫前期的首要征象,所以每次必须检查。

如何测量宫高?

宫高是指测量子宫的高度,单位是 cm。测量耻骨联合表面到宫底的距离即为宫高。妊娠 20 周之后宫高和孕周是对应的,如妊娠 20 周时,宫高应为 20cm(注意:妊娠 20 周时宫高常达脐水平)。每次孕检均要测量宫高以监测胎儿的生长。

正常胎心率是多少?

正常胎心率为 120~160 次/分。

中期妊娠要进行哪些检查以监测胎儿?

在中期妊娠的早中阶段,进行超声检查观察胎儿的解剖情况,以筛查先天畸形。注意:在美国约有 3% 的新生儿在出生时被发现有严重的先天性缺陷。许多常见的缺陷在观测解剖结构被发现。

在妊娠 15~20 周时，所有孕妇均应行血清学检查以筛查胎儿的遗传性疾病。这是称之为多项标记物的筛查试验，常用的"四项筛查"包括测定 4 项标记物：甲胎蛋白（AFP）、非结合雌三醇、β-HCG 和抑制素 A。注意：在 35 岁以下的妇女，四项筛查可发现近 60% 的唐氏综合征，60%~70% 的胎儿 18 三体综合征，80%~90% 的胎儿脊柱裂（或无脑儿），约 50% 的胎儿腹壁缺损。

为了监测母胎健康应进行哪些实验室检查？

应常规选择下面讨论的这些检查。

筛查妊娠期糖尿病

妊娠期糖尿病的定义是妊娠期诊断的不同严重程度的糖耐量不良。妊娠 24~28 周时，需行 1 小时口服 50g 葡萄糖的糖耐量试验（见后面的资料）。如果试验异常（超过 130~140mg/dl），要行 3 小时口服 100g 葡萄糖的糖耐量试验。在 3 小时试验中，如有 2 次或以上异常值即可诊断妊娠期糖尿病。

1 小时葡萄糖耐量试验
- 正常：<135~140mg/dl
- 受损：>135~140 mg/dl

3 小时葡萄糖耐量试验
- 正常空腹：<95 mg/dl
- 1 小时：<180mg/dl
- 2 小时：<155mg/dl
- 3 小时：<140mg/dl
- 异常：2 次或以上超出正常值

复查全血细胞计数

妊娠 28 周左右复查全血细胞计数。妊娠期铁的总需求量约为 1000mg。这显然要超过妇女体内的储存量。胎儿和胎盘需要约 300mg，如果可能，需要 500mg 以增加母体血红蛋白。通过尿液、肠道和皮肤丢失约 200mg。铁可以从母亲向胎儿主动运输，因此妊娠早期铁剂储存不足妊娠晚期更容易出现贫血。

复查快速血浆反应素

从事当地卫生部门拟定的"高危行业"的妇女应复查快速血浆反应素。

Rhogam 治疗

所有 Rh 阴性的妇女应在妊娠 28 周时接受 Rh 免疫球蛋白（Rhogam）治疗以防止母亲致敏。

▶ 晚期妊娠

晚期妊娠的定义是什么？

晚期妊娠是指妊娠的 29～42 周。

晚期妊娠的常规保健项目有哪些？

每次就诊时评估下列内容：
- 胎心率，（子宫）底高，母亲体重（从上次就诊起发生的变化和程度），血压和胎动。
- 每次就诊时通过 Leopold 法确定胎位。
- 晚期妊娠时要定期评估宫颈的变化（如扩张、变软和消失）。
- 准备分娩，包括分娩计划和麻醉选择、准备母乳喂养和计划生育。
- 重要的心理和社会问题，例如"婴儿抑郁"、产后抑郁和生活方式变化。

妊娠晚期进行哪些检查？
- 在妊娠 36 周时通过阴道、直肠 B 族链球菌培养确定母亲

B族链球菌感染情况。注意：检测B族链球菌已显著降低了新生儿B族链球菌感染的死亡率。
- 复查性传播性感染，包括淋病和衣原体。
- 复查HIV。
- 因母体疾病或胎儿情况需要时，要进行特异性的胎儿检查（NST、CST、BPP），通常在中期妊娠的晚期开始直至分娩。

在晚期妊娠可发现哪些主要问题？

子痫前期主要发生在晚期妊娠。子痫前期的定义是妊娠20周后出现高血压和蛋白尿（$>300mg/24h$）。症状和体征包括血压升高、体重过度增加（液体潴留）伴非体位性水肿、蛋白尿、右上腹痛、头痛和视野缺损（暗点），此时可以观察到胎产式异常。通过临床评估宫底高度可发现胎儿生长异常，如巨大儿（婴儿大）或宫内生长受限。

就评估胎儿健康应给母亲哪些信息？

在妊娠晚期，应常规向孕妇询问胎动情况。大多数孕妇非常清楚胎儿的"正常"胎动。告知所有孕妇应立即向医生报告任何平均胎动的变化。另外，母亲可用多种方法确定胎动减少（当有对高危胎儿进行更严密的监护指征时）。通常的方法是孕妇侧卧计数明显的胎动。2小时内感觉到10次胎动是安全的（计数10次后就无需再计数了）。

▶ 健康胎儿的特异性评估

检测胎儿受损的指征有哪些？

在产前保健中发现的许多孕妇疾病和胎儿问题要求对其进行更有针对性的检查和评估，具体内容包括如下：
- 糖尿病

第18章 产前保健

- 妊娠期高血压
- 母亲的肾疾病
- 慢性高血压
- 镰状细胞病
- 胎动减少
- 宫内生长受限
- 羊水过少（羊膜腔液体少）

还有哪些用于评估胎儿健康、受损和生长情况的方法？

常用的方法包括超声检查、胎心率检测和CST。

用于评估胎儿健康的超声指标有哪些？

- 生物统计学常用来描绘胎儿的生长，确定能够发现问题的模式。例如，子宫胎盘功能不全（母亲有慢性高血压时可发生）可以导致胎儿宫内生长受限，此时超声检查的典型发现是胎儿腹围增长慢于头围增长。
- 超声检查可以非常精确地测量羊水容量，并可以确定羊水量正常、增加或异常减少。连续监测可用于评估胎儿健康状况和计划干预。
- 超声可精确测量宫颈长度，宫颈长度的变化可用于评估早产的危险。

什么是NST？

NST是用正常的胎儿心率参数评价胎儿的健康。当胎动时，胎心率正常应加速超过基线值至少15次，且至少持续15秒。如从试验开始的20分钟内出现2次或以上的加速超过15次/分，且持续15秒或以上的胎心率变化，则NST正常。NST的结果是"有反应型"（安全的）或"无反应型"。

什么是 BPP？

BPP 包括 NST 和超声检查，以观察胎儿呼吸、胎儿肢体运动、胎儿张力及羊水容量的综合检测。每项内容最高为 2 分（表 18-2）。总分达 8~10 分时几乎总能分娩出正常胎儿。分数为 4 或不足 4 分时预示胎儿受损，要积极干预。

什么是 CST？

CST 是用胎儿心率与宫缩关系的图形预测胎儿健康或受到损害。宫缩可以是自发的，也可以通过刺激母亲乳头或静脉输注缩宫素诱发，常在无反应型的 NST 后进行此试验。

表 18-2 正常或异常的胎儿生物物理变量评分标准

生物物理变量	正常（评分=2 分）	异常（评分=0 分）
胎儿呼吸运动	30min 内有≥1 次的 20s 的呼吸运动	30min 内缺乏或没有≥20s 的呼吸运动
胎动总数	30min 内有 2 次以上不连续的身体/四肢运动小的运动（活跃的连续运动记为 1 次运动）	30min 内身体/四肢运动<2 次
胎儿肌张力	1 次以上的快速伸展继而肢体和躯干松弛（手打开或合拢为张力正常）	缓慢伸展继而部分肢体和躯干松弛，四肢完全伸展，缺乏胎动或胎儿手部分张开
反应型胎心率	20min 内有≥2 次的加速≥15 次/分且持续 15s 以上，伴有胎动	20min 内有一次或以上的胎心加速或胎心加速<15 次/分
羊水容量	测量羊水池垂直直径有一个或以上≥2cm	垂直轴上未发现羊水池或最大羊水池直径<2cm

第 18 章 产前保健

关 键 点

- ▶ 所有妇女应接受孕前健康评估。
- ▶ 产前保健需要医生和患者合作,对患者进行广泛的宣教。
- ▶ 早期妊娠时筛查遗传风险因素是至关重要的,因为进一步的检查都是时间敏感性的。
- ▶ 中期妊娠完成 2 项检查(超声观察胎儿的解剖情况,多项标记物筛查试验)
- ▶ 晚期妊娠可能发现的重要问题包括:子痫前期、胎位异常和胎儿生长异常。

病 例 18-1

患者,女,19 岁,就诊咨询避孕意见。患者最近被诊断为高血压,要求用药物良好控制血压。患者关心是否能继续口服避孕药。患者表示对"孕前咨询"无兴趣。更严重的是患者有高血压、糖尿病和肾病家族史,有几个二级亲属已接受了肾移植,她已被告知家庭中流行某些"肾疾病"。

A. 尽管她不感兴趣,应给予她孕前咨询吗?
B. 考虑到家族史,应给她哪些忠告?

病例 18-2

一名妊娠 6 周半的妇女就诊。主诉阴道间歇少量出血、痉挛 2 天。患者担心可能流产。通过尿 HCG 和末次月经确定她已妊娠。患者末次月经正常,周期 28 天。无性传播疾病史。否认腹痛和发热,尚未做产前实验室检查,盆腔检查发现阴道穹隆有少量陈旧血,子宫略大,无触痛。附件区未触及肿块、无触痛。可疑先兆流产,但必须排除异位妊娠。

A. 哪些血液检查有助于明确诊断?
B. 超声检查有帮助吗?
C. 对于该病例,为什么了解此患者血型非常重要?

参考文献

Guidelines for Perinatal Care, American Academy of Pediatrics and American College of Obstetricians and Gynecologists, Fifth Edition. In Williams Obstetrics, Twentieth Edition, Cunningham FG et al., eds. New York: McGraw-Hill, 2001.

病例答案

18-1 A 学习目的： 掌握正确指导患病妇女正确使用口服避孕药。

是的，应给予孕前咨询。告知患者要计划生育，而且高血压可对妊娠产生不利影响。建议在妊娠期正确使用抗高血压药物。

18-1 B 学习目的： 掌握孕前遗传咨询的指征，讨论可行的医学遗传咨询。

建议患者尽可能多获取肾病、糖尿病、高血压家族史的信息。将其转至医学遗传专家以进一步的评估和建议。

18-2 A 学习目的： 掌握早期妊娠阴道出血的恰当实验室检查。

下列血液检查对该患者有帮助：全血细胞计数、血清 β-HCG 定量、血型和 Rh 血型。该病例全血细胞计数作基线值以发现更为严重的阴道出血和腹腔内出血。

定量检测 β-HCG（非定性）有两个目的。首先，如果它高于 1500～2000mIU/ml 的阈值，经阴道超声应能确定宫内妊娠（超声也能确定子宫外妊娠）。其次，连续定量观察 β-HCG 水平可以预测早孕是否正常。

有两个原因必须检测血型和 Rh 血型：首先，如果发生严重失血且必须输血时，提前知道血型和 Rh 血型是有益的。其次，如果患者是 Rh 阴性并发妊娠出血，则需给予 Rh 免疫球蛋白（Rhogam）。

18-2 B 学习目的： 掌握用超声检查诊断异位妊娠。

是的，超声检查是很有用的，特别是可确定宫内妊娠或寻找异位妊娠。

18-2 C 学习目的： 了解对于妊娠并发出血的患者检验血型和 Rh 血型的作用。

Rh 阴性孕妇发生出血并发症是给予 Rh 免疫球蛋白（Rhogam）的指征。如果患者是 Rh 阴性，Rh 免疫球蛋白可防止母亲被 Rh 致敏。

▶ 正常妊娠的生理学

正常妊娠的生理与非孕状态有很大的区别。掌握这些差异对于正确处理正常妊娠、孕前已有疾病引起的妊娠并发症或妊娠后新发疾病所致的并发症是至关重要的。妊娠期母亲的所有器官、系统无论在形态和功能方面似乎都受到了影响。关于母体、胎盘和胎儿生理的详尽描述已超出了本章的范围，本章仅仅讨论与临床相关的生理变化。

妊娠期内消化系统发生了哪些变化？

随着妊娠进展，母亲代谢需求逐渐增加。虽然妊娠早期出现的恶心、呕吐可能会导致明显厌恶某种食物，但食欲仍呈进行性增加。妊娠期恶心、呕吐（晨起呕吐）原因不清，可能与妊娠激素 HCG 水平升高和胃部平滑肌松弛有关系。

妊娠剧吐是严重的疾病，常引起显著的体重减轻、电解质失调和脱水，出现异常的愿望或异食癖。据报道，这些异常愿望可包括摄取淀粉、泥土、肥皂、煤块、牙膏和冰等。在口腔内，唾液的生成似乎没有变化。流涎（妊娠时很少发生）是唾液生成过多的表现。由于恶心、呕吐导致孕妇吞咽无力，这可能与每日丢失 1～2L 唾液有关。

整个胃肠道的运动和张力下降，这可能与黄体酮的松弛作用有关。普遍认为胃排空时间和肠运输时间延迟，这可能与激素和机械因素有关，例如促胃动素下降、黄体酮增加。胃食管反流常见，在妊娠后半期更为严重，其原因为食管下段括约肌松弛（因血黄体酮增加所致），妊娠子宫导致的胃移位和胃动力下降。在早期妊娠，胃酸发生变化且大大增加。促胃素的生成可能提高胃容积，降低胃 pH。因为反流和误吸的危险增加了，所有这些改变也增加了全身麻醉的危险。

在肠道（如前已提及），肠道通过的时间延迟，便秘是另一常见的主诉。这与动力素减少及肠道通过时间延迟有关，也与结肠水分吸收增加有关。对于妊娠妇女，阑尾炎的诊断可能更困难。高度怀疑阑尾炎和掌握阑尾的位置改变是关键。妊娠时阑尾向后、向上移位，靠近右肋。由于血容量增加致静脉压升高，静脉系统的容量增加及便秘也常导致痔的形成。

外观上，肝没有变化，但在内部功能和形态都发生了变化。而且有许多类似肝病的临床和实验室发现，可观察到包括碱性磷酸酶明显增加在内的实验数值变化。因为这是胎盘合成的酶增加。在妊娠期谷丙转氨酶（ALT）和谷草转氨酶（AST）水平保持正常。由于血液中雌激素水平增加使肝蛋白质合成增加，可发现许多凝血因子（如纤维蛋白原）和结合蛋白增加，包括甲状腺结合球蛋白和性激素结合球蛋白。在妊娠期间血清白蛋白减少，胆固醇水平增加。体格检查发现类似肝病的表现包括蜘蛛痣和掌红斑。

妊娠期似乎对胆囊的大小没有明显的影响。黄体酮可能会影响胆囊的正常收缩模式。在中晚期妊娠，胆囊的空腹容积和残余容积增加，导致胆汁淤积。容积增加及胆固醇浊度增加导致的胆汁成分变化，使孕妇易患胆结石。与雌激素水平升高有关的胆管变化阻止了胆管内胆汁盐的运输，导致胆汁盐潴留，并使孕妇出现瘙痒（例如妊娠胆汁淤积和妊娠瘙痒）。

妊娠期内呼吸系统有哪些变化？

妊娠同样可引起呼吸系统的解剖和生理的变化。上呼吸道（包括鼻咽表面黏膜、喉和气管）出现明显的充血。由于鼻腺体和鼻窦的分泌增加导致黏液分泌增加。鼻呼吸可能变得更困难，可闻及声音变化（尽管很轻）。因为这些原因，鼻窦炎和呼吸道感染症状在妊娠期更重。由于肺血管容积增加，胸部X线显示肺血管影增加。

膈肌比非孕状态升高4cm，胸部增宽向上移位，胸廓周径增加6cm。妊娠时大部分呼吸运动是膈性的，原因是前腹壁肌的张力下降。

因为膈肌抬高，休息时肺容量下降。随着妊娠进展，潮气量逐渐增加35%~50%。残气量和呼吸储备量下降20%。潮气量增加和残气量下降使得肺泡通气比非妊娠时增加近65%，由于膈肌抬高，总肺容积减少4%~5%，功能残气量也减少20%，吸气量提高5%~10%。

呼吸功能的变化部分源于位置的改变和激素的影响。这些变化包括轻微的呼吸频率增加，每分通气量增加50%，潮气量增加40%。在妊娠期氧的需求和消耗也进行性增加，超过非妊娠时的20%。O_2分压不变。由于每分通气量增加（潮气量增加和基础呼吸频率增加所致），肺泡CO_2分压下降。

这导致与妊娠有关的通气过度及呼吸性碱中毒。由于母亲过度通气可有效排除过多生成的CO_2，故可认为是对胎儿的保护。可发生劳累后轻度呼吸困难，这是妊娠期可见的部分运动不耐受。这也可能与增加呼吸的愿望有关。尽管妊娠时肺功能没有受损，但呼吸道疾病如哮喘和慢性阻塞性肺病在妊娠期趋于严重（可能是储备下降所致）。

心血管系统发生哪些变化？

妊娠时心血管系统发生明显变化。心脏的位置和大小改变。因为膈肌随着妊娠子宫而移动，心脏沿其长轴向左上移动，因此心尖搏动位置向左侧移位，胸部X线片显示心脏影增大。在早期妊娠时，心排出量即开始明显增加。心排出量是心率和每搏输出量的乘积，二者在妊娠时均增加。在妊娠24周时，心排出量增加40%~50%，达最大值并持续至分娩。

心排出量增加与血容量和动脉血压升高及外周血管阻力下降有关。心排出量对体位变化很敏感。侧卧位时心排出量会稍增加，这是由于侧卧位时解除了右旋妊娠子宫对下腔静脉的压迫。仰卧位时心排出量减少。在第一产程，心排出量中度增加。在第二产程因分娩用力,心排出量明显增加。随着妊娠进展,心排出量的分布也发生变化。早期妊娠分布到子宫的血液增加2%～3%,至妊娠足月增加17%。

妊娠期外周血管阻力下降,推测可能是黄体酮作用于血管平滑肌,使血管平滑肌松弛、血管舒张的结果,其结果是妊娠12～26周时动脉血压进行性下降(收缩压下降5～10mmHg,舒张压下降10～15mmHg)。妊娠24～26周后血压增加,至36周时到妊娠前水平。妊娠期间中心静脉压不变,产褥期中心静脉压增加直接与子宫收缩和腹压增加有关(Valsalva)。

妊娠期内泌尿系统的生理有哪些变化?

妊娠期可观察到肾轻度增大,增大1～1.5cm。右肾更倾向于比左肾大。肾增大是由于肾血管和间质容积增大所致。在第二个月肾盂开始扩张,在中期妊娠的中间时段(孕5个月时)达到最大扩张。输尿管开始扩张、延长、更加弯曲。右侧输尿管不可避免地更加扩张。

肾积水和输尿管积水的确切原因尚不清楚。目前有几种理论,包括(1)黄体酮的影响;(2)卵巢静脉增大或扩张,在盆腔边缘压迫输卵管;(3)右旋的子宫引起机械性压迫(可以解释右侧输尿管和肾盂比左侧扩张更明显)。因此,妊娠时尿潴留和患肾盂肾炎的风险性增加。

肾在妊娠期表现出更高的效力,肾小球滤过率增加50%以上。其结果是对于血肌酐和尿素氮的清除增加。尽管肾小球滤过率增加,但每日的尿量并未明显增加。肾血浆流量增加25%～50%,妊娠时出现糖尿可能并非异常,这可能是肾小管对滤过的葡萄糖重吸收能力受损所致。持久的糖尿可能提示糖耐量受损,应予以评估。蛋白尿＞500mg/dl应考虑原发病。

血液系统有哪些变化？

在初期，血容量增加50%。血容量增加的程度取决于孕妇的身材、先前的妊娠数和本次妊娠的胎儿数，至足月妊娠期血容量呈进行性增加。血容量增加保证了子宫和肾灌注的增加，增加了携氧能力。血容量增加也有助于母体分娩时的失血。经阴道分娩平均失血500ml左右，剖宫产为1000ml。另一方面，红细胞增加30%。因为血浆容量增加速度快，导致红细胞比容下降，引起稀释贫血。

至中期妊娠末，血浆容量和红细胞的增加速度持平，至妊娠末期，红细胞比容逐渐趋于平稳。妊娠期对铁的需求增加，包括用于红细胞增加（500mg）、胎儿和胎盘单位（300mg）。母亲的储存铁不能保证需求，如果不在饮食中添加很快会出现铁缺乏，引起缺铁性贫血。妊娠期铁需求约为1000mg，每天需要5～6mg。正常妊娠妇女每天吸收约3.5mg铁。补充铁的目的是预防母亲铁缺乏。

妊娠期处于高凝状态。血雌激素水平增加导致肝合成凝血因子增加。纤维蛋白原水平明显增加，超过400mg/dl。Ⅶ和Ⅹ因子也增加。Ⅴ、Ⅻ和Ⅱ（凝血酶原）因子保持不变。血小板计数、出血时间和凝血时间也无变化。妊娠期凝血因子的改变可能对妊娠血栓栓塞性疾病的风险作用不大。产后血栓栓塞性疾病的几率明显增加，其风险几乎比非妊娠时增加了5倍，这表明血液淤积和血管损害在血栓性疾病中起重要作用。在处理两种妊娠更严重的并发症——出血和血栓栓塞性疾病时，了解凝血和纤溶系统的变化是非常重要的。

哪些代谢变化最明显？

妊娠期糖类和胰岛素的代谢发生明显改变。妊娠期以高胰岛素血症、高血糖症、高三酰甘油血症和胰岛素抵抗为特征。胰腺的胰岛β细胞发生肥大和增生。由于胎盘合成的人胎盘催乳素和人生长催乳素增加，导致周围组织和肝对胰岛素的敏感性下降，因而胰岛素的敏感性发生明显改变。

随着妊娠进展，胰岛素抵抗持续增加。胎儿的主要能量来源是葡萄糖，母体对葡萄糖负荷反应钝化，这样就可使母体血糖水平保持在较高水平，有利于血糖弥散进入胎盘。妊娠也与空腹时易饥饿有关，且与酮症、低血糖症和高胰岛素血症有关。由于母体采用游离脂肪酸作为能量来源，因而酮体生成增加。

甲状腺的功能保持不变。甲状腺结合球蛋白增加，游离 T4 水平无变化。妊娠妇女在临床上甲状腺功能是正常的。妊娠期游离皮质醇浓度增加，这是合成增加、清除延迟的结果。

皮肤和肌肉系统是如何改变的？

妊娠时，皮肤及其附属器常发生变化，有明显的血管、色素沉着和结缔组织变化。血雌激素水平增加可引起许多血管变化，例如蜘蛛痣和掌红斑。50%的妊娠妇女可出现妊娠纹（扩张标志）。色泽为粉红色至紫红色最后变为银白色。

妊娠纹也可出现瘙痒。在皮肤有遗传倾向的妇女易于发生。没有预防性的方法可有效阻止其发生。一些孕妇可出现色素沉着，这可能与雌激素、黄体酮和黑素细胞刺激素增加有关。常见受累部位有乳晕和乳头、腋窝和会阴及腹中线（成为黑线）。

随妊娠进展可出现腰椎前凸，而且妊娠子宫成为一腹部器官。这有助于妊娠妇女重建重心。耻骨联合韧带和骶髂连接在妊娠期变松，妊娠妇女可能主诉耻骨联合触痛和盆腔不适，特别是在晚期妊娠。激素松弛素可引起骨盆连接的活动，有可能利于阴道分娩。

参考文献

Cunningham FG (ed.). Williams Obstetrics. Twenty-second Edition. New York: McGraw-Hill, 2005.

Gabbe S (ed.). Obstetrics: Normal and Problem Pregnancies,

Fourth Edition. Churchill Livingston，2002.

▶ 多胎妊娠

病理生理学

多胎妊娠常发生吗？

在美国，多胎妊娠的总发生率正逐步增加，部分原因是辅助生殖技术的应用和妇女推迟生育。目前多胎的总出生率为3%。21岁以下的年轻妇女，双卵双胎的活产率为3/1000，而35~40岁的妇女该比率升至14/1000。如果没有辅助生殖技术的影响，双胎的出生率是1/90，（三胎出生率是1/8000，非洲裔美国人更高）。半数以上的双胎与辅助生殖技术有关。更为特异的是枸橼酸氯米芬与6%~8%的多胎有关，促性腺素与25%~35%的多胎有关，试管内受精（体外授精）与35%~40%的多胎有关。

母亲的风险有哪些？

与多胎有关的最常见风险是早产。除新生儿发病率和死亡率与早产显著相关外，多胎妊娠也与母亲的发病率有关。其他并发症包括前置胎盘、由HCG水平升高所致的妊娠剧吐、子痫前期、胎盘早剥、贫血、羊水过多、手术产、产后出血和宫缩乏力。这些患者发生妊娠期糖尿病的风险也增加。

胎儿的风险有哪些？

双胎妊娠的围生儿死亡率是单胎妊娠的3~6倍。单卵双胎的死亡率最高。围生儿死亡最常见的原因是早产，影响50%的多胎妊娠。围生儿发病率也增加。每增加一个胎儿，预测的妊娠时限要减少近4周。与单胎比较，双胎时脑瘫的发病率增加4倍以上，而三胎则更高（17倍）。

出生后，新生儿更有可能要入住新生儿加强监护病房，住院时间延长,几乎所有的四胎新生儿都要收入新生儿加强监护病房,平均住院时间达60天。其他并发症包括先天异常、产伤、缺氧、由于脐带缠绕所致的产时窒息和/或死亡、宫内生长受限、羊水过多、自然流产。脐动脉缺乏在多胎妊娠时也比较常见。一个特征性的严重并发症是双胎输血综合征。

什么是双胎输血综合征?

有10%的单绒毛膜双胎为双胎输血综合征。双胎输血综合征是指血液通过共用绒毛膜血管交换(最常见的是动脉→静脉)单向流动。其结果是一个胎儿成为受血者,另一个胎儿为供血者(每个胎儿的表现各不相同)。受血胎儿可能出现红细胞增多、羊水过多、血容量过多、高血压、心脏肥大、充血性心力衰竭、积水和/或肾小球管肥大。供血胎儿的生长受损、贫血、血容量不足和羊水过少。受血胎儿可能出现新生儿心力衰竭的征象。作为一种规律,受血胎儿出生后比供血胎儿要好。

宫内双胎之一死亡会出现哪些结果?

在宫内可以发生单胎或双胎死亡。对于双卵双胎妊娠,一般其中一个胎儿死亡对于另一个胎儿的生存影响很小。死亡后早产的风险立即增加。罕见发生有意义的低纤维蛋白原血症。然而,对于单卵双胎,单个胎儿死亡可引起存活胎儿的低血压(这可导致存活胎儿的中枢神经系统缺血性损伤)。其结果是25%的存活胎儿死于宫内,50%的存活者有脑损害。

评估

何时应怀疑多胎妊娠?

一些临床征象提醒医生多胎妊娠的可能。这些征象包括子宫明显大于孕龄,正常妊娠的症状加重。触诊时发现多个胎儿的部分、同时记录到不同的胎心率,胎心率与母亲的不同步,不同胎心率的差值>8次/分。双胎时,母体血清的甲胎蛋白常增高。多胎妊娠的特征是母体血清的甲胎蛋白明显增高。检测母体血清的甲胎蛋白是筛查神经管缺陷的标准方法，一般在妊娠 16~20 周进行。

如何诊断多胎妊娠？

常需通过产科超声明确多胎妊娠的诊断。这也是建议所有孕妇在妊娠早期常规行产科超声检查的原因之一。阴道超声检查可以早在妊娠 4 周时明确诊断，诊断单卵双胎较难，性别不同的双胎是双卵双胎（表 18-3）。在妊娠早期确定宫内绒毛膜是非常重要的。

绒毛膜的有关信息将更为准确地确定双胎。不同性别、分开的胎盘、厚（>2 mm）分隔胎膜以及"双胎峰征"是产科超声确定双绒毛膜双胎的特异性发现。双胎峰征是指两胎盘间分隔胎膜层的三角形突起。如果缺乏这些征象，最有可能是单绒毛膜双胎妊娠（表 18-4）。

表 18-3　单卵双胎与双卵双胎

特征	单卵双胎	双卵双胎
自然受孕的比率	30%的双胎	70%的双胎
绒毛膜	双绒毛膜/双羊膜腔	总是双绒毛膜/双羊膜腔
	双绒毛膜/单羊膜	
	单绒毛膜/单羊膜	
胎儿性别	总是同性	70%是同性

表 18-4　绒毛膜和单卵受孕的分化时间

受孕分化时间	绒毛膜	羊膜
≤3 天	双	双
4~8 天	单	双
9~13 天	单	单
>13 天	联合（1/70 000，通常是胸部和/或腹部）	

第18章 产前保健

如何诊断双胎输血综合征？

在双胎妊娠时，如双胎的大小或羊水量有显著差异时应怀疑双胎输血综合征。双胎输血综合征是相异性的最常见原因。相异性的定义是估测的双胎胎儿的体重差异＞25％。对于双胎输血综合征的病例，详尽的超声检查结合多普勒评估胎儿的血流可以明确诊断并确定其严重程度。

治疗

推荐哪些产前保健？

多胎妊娠妇女的产前保健是多方面的，应由经验丰富的产科医生管理，特别强调均衡饮食。热量摄取每天增加300kcal，每天补充1mg叶酸。补充多种维生素和矿物质也很重要。为了防止或控制双胎引起的贫血，必须增加铁的摄取。建议每天补充60mg的铁。

应向患者宣教早产的征象，虽然对于严格卧床的相对益处仍有争议，常在妊娠24~26周后限制孕妇的活动。患者要经常进行血压和尿蛋白检测。从妊娠30~32周开始每日记录胎动情况，妊娠32周后每周进行一次NST。妊娠20周后每4周进行一次系列超声检查来评估胎儿的生长。由于多胎妊娠时先天性异常的发生率高，因而常需要进行遗传咨询和检查。自妊娠24周开始，每2周安排一次产前保健。

建议进行哪些产时保健？

多胎妊娠的自然分娩较单胎妊娠要早，通常建议不要晚于妊娠40周分娩。最近的资料显示为了改善双胎妊娠围生儿的结局，应在妊娠38周时分娩。25％的双胎妊娠表现为非头先露。与单胎比较，发生非头先露的几率要高10倍以上（表18-5）。因此，对于产科医生来说，双胎妊娠分娩是一种挑战。当患者表现临产时，必须立即行超声检查以确定每个胎儿的胎位并连续监测每个胎儿的胎心率。

表 18-5 双胎先露的频率

先露		频率
双胎的第一个胎儿	双胎的第二胎儿	(%)
头（75%）	头	40~50
头	臀	40
臀	头	10
臀（25%）	臀	10

手术室，麻醉和新生儿科的团队必须立即到位。过期妊娠均应采取剖宫产（表18-6）。三胎通常采取剖宫产。

如何治疗多胎妊娠的早产？

在多胎妊娠，子宫收缩抑制剂、家庭子宫收缩监测、预防性的宫颈环扎术均不能有效预防早产。另外必须谨慎地应用 β 类的宫缩抑制剂，因为这些患者有肺水肿的高风险。多胎妊娠应选择硫酸镁抑制宫缩，也应给予皮质激素以促进胎肺成熟。

足月前行胎肺成熟试验，应确定双胎结果是否一致（双胎不一致时，应分别处理）。也要给予皮质激素以加速胎肺成熟。

如何治疗双胎输血综合征？

一旦达到胎肺成熟，即应尽快分娩。然而，典型的双胎输血综合征常发生在中期妊娠晚期和晚期妊娠初期（此时早产可能对新生儿结局产生严重后果）。现已证实连续减少羊水能改善和延长妊娠。宫内激光消融吻合血管仍是一种试验性治疗方法，只在极少的中心施行。

什么是多胎减胎术？

多胎减胎术可用于过多的多胎妊娠以改善保留胎儿的围

第18章 产前保健

生儿结局。然而,手术操作后妊娠终止率为11%。选择性减胎术是选择终止异常的或染色体异常的胎儿的技术应用。

表18-6 依据胎位的分娩方式

胎先露	分娩方式
双胎的第一个胎儿非头先露	剖宫产
双胎的第二个胎儿非头先露	考虑行头外倒转或宫内的足倒转和臀位分娩

关 键 点

▶ 多胎妊娠的发生率在增加。
▶ 在妊娠早期确定绒毛膜是非常重要的。
▶ 多胎妊娠时,所有妊娠相关并发症均增加。
▶ 早产是多胎妊娠最常见的并发症。
▶ 10%的单绒毛膜囊、单羊膜双胎妊娠发生双胎输血综合征,并且与高发病率和死亡率有关。

参考文献

ACOG Practice Bulletin. Multiple gestation: Complicated twin, triplet, and high-order multifetal pregnancy. Obstet and Gynecol 2004; 104: 869-883.

Chitkara U, Berkowitz R. In Gabbe SG, Neibyl JR, Simpson JL. (eds.). Obstetrics: Normal and Problem Pregnancies. Fourth Edition. New York: Churchill Livingstone 2002: 827-867.

Cleary-Goldman J, Morgan MA, Robinson JN, D′Alton ME, Shulkin J. Multiple pregnancy: Knowledge and practice patterns of obstetricians and gynecologists. Obstet Gynecol 2004; 104: 234-237.

▶早产

什么是早产?

早产定义：根据末次月经第一天确定发生在妊娠20周至满37周的产程开始（规律宫缩伴有宫颈扩张和/或胎儿降至骨盆内）。早产可分为三类：（1）有临床指征的早产（如由于胎儿生长受限或重度子痫前期），（2）伴随胎膜早破或胎儿异常的早产，（3）早期临产后的早产。

只有早期临产才使用药物干预来阻止早产。因而此类早产是本章重点。早期临产导致的早产是引起新生儿发病和死亡（早产引起的新生儿死亡约占70%）的主要原因。尽管有关早产的诊断和治疗在不断发展，事实上在美国早产发生率仍在继续上升，1999年发生率约占妊娠总数的12%。在这些早产儿中，10%～15%的合并严重并发症或伤残。

早产的并发症有哪些?

由于新生儿重症监护的不断改进，随着孕龄的增加，新生儿存活率迅速上升（图18-1）。然而早产儿常出现近期和远期的并发症。近期并发症包括呼吸窘迫综合征、脑室内出血、坏死性小肠结肠炎、支气管肺发育不良、败血症和动脉导管未闭。远期伤残包括脑瘫、精神发育迟缓和早产儿视网膜病变。随着孕龄增加（表18-7），存活率增加，这些并发症发病率也随之下降。

早产的危险因素有哪些?

早产的病因学仍不明确。然而有一些早产和早产分娩的确切危险因素（表18-8）。危险因素包括感染、种族、年龄、社会经济状态、体重、吸烟、多胎妊娠、阴道出血和母体疾患，例如糖尿病和高血压。另外不同的危险因素与不同时段的早产有关。例如早发早产（32周以前）绝大部分是由于宫内感染所致,与宫颈长度变短和宫颈阴道分泌物中存在胎儿纤维结合蛋白高度相关。晚发早产(32~37周)与子宫易激惹增加高度相关。

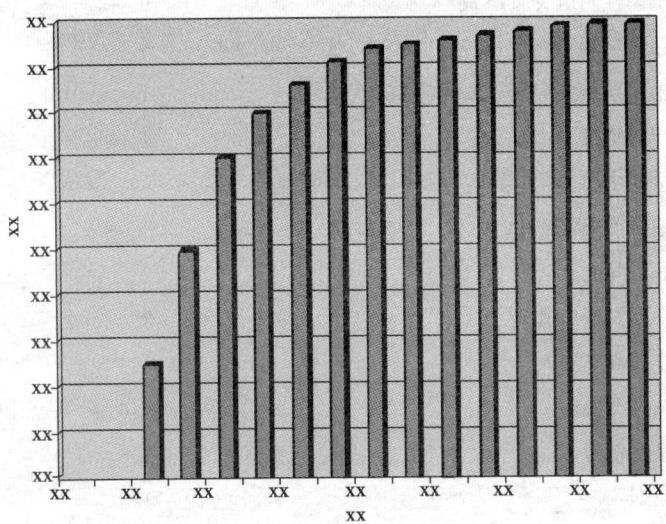

图 18-1 孕龄相关的新生儿存活率。[Data from Goldenberg R. The management of preterm labor. Obstet Gynecol 2002; 100 (5): 1020-1037.]

表 18-7 孕龄相关并发症的发病率

并发症	孕龄相关并发症的发病率(%)			
孕龄(周)	24~25	26~27	28~29	30~31
死亡率	61.9	24.1	11.6	4.2
呼吸窘迫综合征	90.0	78.7	67.2	48.8
支气管肺发育异常	92.2	53.8	17.2	4.9
心室出血	37.0	19.5	11.6	4.1
坏死性小肠结肠炎	10.3	7.6	6.2	4.5

表 18-8　母体自发性早产的高危因素

危险因素	比值比（OR 值）
多胎妊娠	17
细菌性阴道炎＜16 周	9
胎盘早剥	6
泌尿系感染	4
牙周感染	4
早产史	4
妊娠前 BMI＜20	3
妊娠间隔＜6 月	2
中期妊娠出血	2
非洲裔美国人	2
精神类疾病	1.6
家庭暴力	1.6
吸烟	1.5
妊娠期糖尿病	1.3

早产的病因学发病机制是什么？

尽管人们在广泛研究早产的发病机制，但发病机制仍不明确。针对触发早产的机制提出了许多理论，然而没有任何理论能全面解释早产的发生机制（实际上，正常产程的启动机制本身亦不十分清楚）。有一点是明确的，雌孕激素间保持着微妙的平衡，事实上预防性使用黄体酮有助于防止高危患者发生早产。然而越来越多的证据表明感染与早产呈弦相关。

高达 40% 的早产病例中，感染是一个重要原因。例如细菌性阴道病与不良妊娠结局（包括晚期流产、早产胎膜早破和早产）有明显相关。另外妊娠期发生感染越早，孕妇发生早产的风险越大。早产也与牙周感染、绒毛膜羊膜炎和无症状性菌血症（尤其是 B 族链球菌感染）有关。

如何预测或诊断早产？

医生从低危人群中筛查出早产的高危孕妇是非常重要的。保胎药物的安慰剂-对照研究表明 25%～75% 因早产征象和症状就诊的孕妇无需药物干预就可至足月分娩。

一些提示早产的标记物有助于区分真正高危早产的患者与将持续至正常足月分娩者。目前显示最有预测价值的标记物包括胎儿纤维结合蛋白、孕妇宫颈管长度的超声检测和雌二醇水平。

什么是胎儿纤维结合蛋白？

胎儿纤维结合蛋白是在羊水、蜕膜和滋养细胞表面之间发现的高浓度的糖蛋白。妊娠 20 周时，在宫颈和阴道分泌物中存在胎儿纤维结合蛋白，但妊娠 20 周后出现则被认为异常。胎儿纤维结合蛋白被认为是临产的标志物（如果检测阳性 7～10 天内分娩），胎儿纤维结合蛋白升高提示胎盘或胎膜有机械性损伤。对于有症状的孕妇，胎儿纤维结合蛋白预测早产的价值很大，是预测与感染相关早产的强效标记物。胎儿纤维结合蛋白阳性与细菌性阴道炎、绒膜羊膜炎和新生儿败血症有显著相关性。然而尽管胎儿纤维结合蛋白阳性有意义，但对于医生来说，胎儿纤维结合蛋白阴性结果更有意义。实际上胎儿纤维结合蛋白阴性可排除近期的早产。另有不足 1% 的胎儿纤维结合蛋白阴性孕妇会在 14 天内分娩。

将阴道拭子置于后穹窿处旋转 10 秒收集胎儿纤维结合蛋白。24 小时内性生活、近期宫颈检查或其他任何原因的阴道出血可能导致假阳性。此试验仅用于羊膜囊完整，宫颈扩张 <3cm，妊娠 24 足周至 34 周 +6 天之内的患者。

宫颈长度能预测早产吗?

经阴道超声可测量宫颈长度。传统上,此检查用于高危孕妇评估宫颈缩短的程度和胎膜有无漏斗样进入宫颈内口,以预测有无早产。该检查的最佳孕龄是妊娠 16~20 周后,在该孕龄前正常宫颈长度变化很大,超声图像很难区分宫颈上段和子宫下段。

与胎儿纤维结合蛋白不同,胎儿纤维结合蛋白是早产的客观标志物,而宫颈长度的测定非常主观,它的精确度在很大程度上取决于操作者的技术。另外没有确切的发生早产的宫颈长度低限值,也没有妊娠至足月的宫颈长度高限值。

宫颈长度和胎儿纤维结合蛋白,哪个标志物更好?

研究表明,这两个标志物对于区别有症状的高危和低危早产孕妇的效能是相同的。另外,同时应用两种方法的预测价值仅略有提高。

什么是雌三醇试验?

滋养细胞产生雌三醇,在分娩前孕妇血、唾液中雌三醇水平会上升,至分娩前 3 周达高峰。每周检测唾液雌激素水平以发现峰值,预测即将发生的早产。但是这一试验与测量宫颈长度和胎儿纤维结合蛋白相比,其敏感性和特异性较低,每周测定激素水平过于频繁,而且产前给予激素可使唾液雌三醇含量下降。尽管作为标志物,雌三醇测定显示出了一定价值,而且正在进行进一步的验证,因此目前不推荐使用或追求商业效益。

如何处理早产?

开始选择治疗之前,重要的是确定保胎对于母体是否安全(表 18-9),是否有理由确信胎儿能够体外成活,现已证实保胎并不增加足月分娩的百分比,也无益于早产的长期治疗。

而且早产治疗的初始目标为延长妊娠 2~7 天，以便使皮质类固醇的益处达到最大化，必要时将患者转至合适的有新生儿重症监护病房的三级医疗中心。为实现这一目标，可选择多种治疗方案，包括卧床休息，水化，使用黄体酮、抑制分娩药物和抗生素。这些措施的有效性各不相同（见后面的内容）

表 18-9 保胎治疗的禁忌证

绝对禁忌证	■ 孕周＜20 或＞36 周
	■ 已知胎肺成熟
	■ 重度子痫前期
	■ 控制不良的糖尿病
	■ 控制不良的甲状腺功能亢进症
	■ 绒毛膜羊膜炎
	■ 胎儿死亡
	■ 严重胎儿畸形
	■ 严重阴道出血或有胎盘剥离的证据
相对禁忌证	■ 胎膜破裂
	■ 宫颈扩张≥3cm 或消失＞50％
	■ 不规则宫缩
	■ 严重母体感染或其他医学疾病

From Huddleston J, Sanchez-Ramos L, Huddleston K. Acute management of preterm labor. Clin Perinatol 2003；30（4）：803-824.

卧床休息可有效地治疗早产吗？

虽然卧床休息是一项常规措施，但是没有证据表明卧床休息可为治疗或预防早产提供额外的益处。实际上，一些研究证实先兆早产的患者卧床休息可使早产率增加，尤其是多胎妊娠。没有充分证据将卧床休息作为治疗早产的标准方法。

水化是否有助于治疗早产？

在评估可能发生早产期间，常在开始保胎治疗前给予孕妇500～1000ml的液体负荷，单独水化常可使宫缩停止，但因果关系尚不明确。一种理论认为快速容量扩张会使神经垂体减少释放缩宫素，然而没有证据表明缩宫素对早产启动有任何作用。

静脉水化不能减少早产的发生率，观察到的宫缩停止可能发生在即使没有干预治疗也不会继续进展至分娩的妇女。另外对于二尖瓣狭窄、重度高血压或肾功能受损的患者，静脉补液必须留神，防止发生肺水肿。

黄体酮有何作用？

黄体酮在维持正常妊娠和产程启动中的确切作用和机制还不明确，然而普遍认同的观点是黄体酮在维持妊娠子宫稳定方面起基础性作用。假设缺少黄体酮可能会诱发自发性早产。高危患者给予黄体酮治疗能起到预防早产的作用吗？在以前有早产史的高危孕妇中进行的多组安慰剂对照试验提示预防性使用黄体酮可以明显降低早产发生率。然而，没有证据表明黄体酮有终止业已开始的早产的作用。

宫缩抑制剂的作用和种类？

宫缩抑制剂能够有效的短时终止宫缩，但不能防止早产。另外，即使单独应用（如没有同时应用皮质类固醇）有效，对新生儿结局的益处也非常小。宫缩抑制剂还有对健康妇女产生严重副作用的倾向。因而，绝大多数指南建议在24～34周时短期使用，以确保倍他米松发挥促肺成熟的作用，但不建议高孕龄孕妇或延长产程使用。

有多种不同类型的宫缩抑制剂治疗早产，其中包括钙通道阻滞剂、β-肾上腺素受体激动剂、$MgSO_4$、前列腺素合成抑制剂、缩宫素受体拮抗剂和乙醇（表18-10）。尽管对其有效性有所争议，但目前在美国 $MgSO_4$ 仍最常用于早产的初始治疗，相反欧洲很少使用 $MgSO_4$，而不同的β-肾上腺素受体激动剂是主要用药。

抗生素治疗有效吗？

正如前所述，母体生殖道感染（例如细菌性阴道炎和B族链球菌感染）和早产有着确切的联系，特别是在早期妊娠。然而，关于治疗感染是否能够降低继续妊娠早产风险的意见不一致，目前抗生素不是治疗早产的一个标准组成。

应筛查或治疗细菌性阴道炎吗？

细菌性阴道炎患者发生早产的风险增加，但有关治疗对早产影响的研究结果有争论。资料显示筛查和治疗有早产高危风险的妇女似乎可能有一定的价值，而对于无症状低危患者的筛查则无益。然而对有症状的低危患者临床上应予治疗。一旦早产开始则抗生素治疗是无效的。

应筛查或治疗无症状的泌尿道感染吗？

在美国，20%以上的妊娠妇女感染B族链球菌。泌尿道B族链球菌感染的妇女早产风险显著增高（这可能提示细菌的积聚程度强或可能存在宿主差异）。一些研究表明治疗无症状性泌尿道B族链球菌感染的孕妇可降低早产的相关风险，然而使用抗生素预防这些患者发生早产尚未达成一致意见。

表 18-10 常用宫缩抑制剂的比较

治疗	代表药物	作用机制	主要副作用	注意事项
钙离子通道阻滞剂	硝苯地平	抑制钙离子进入细胞内	孕妇低血压、潮红、头痛、水肿	监测血压，不使用 Mg（作用机制相同抑制呼吸和心脏功能）
β受体激动剂	利托君、特步他林	刺激 $β_2$ 受体，引起子宫平滑肌松池	心律失常（$β_1$ 刺激）低血压、高血糖、肺水肿、心肌缺血	监测心律，液体和电解质情况
硫酸镁	钙离子拮抗剂	与钙离子竞争进入细胞，减少子宫活动	可发生面红、呼吸停止、心脏停搏、新生儿张力减退。拮抗剂：葡萄糖酸钙	监测深部腱反射（呼吸抑制前下降）、呼吸频率、尿量（肾排泄）和血清 Mg 水平
前列腺素抑制剂	吲哚美辛	抑制花生四烯酸生成前列腺素	母体胃肠功能紊乱、增加产后出血风险、动脉导管提前闭合、羊水过少、坏死性小肠结肠炎	>32周时不用，治疗限用 48h。治疗前后超声评估羊水量
缩宫素受体拮抗剂	阿托西班	竞争性拮抗缩宫素	恶心、注射部位反应、头痛、头晕	相关临床试验存在严重的方法逻辑缺陷，美国现已不用
乙醇		抑制缩宫素释放	头痛、恶心、呕吐、脱水、尿失禁、情绪不稳定	只经静脉使用，现很少用

皮质类固醇有哪些作用？

皮质类固醇是唯一被证明能有效治疗早产并获显著临床益处的药物。肌注倍他米松12mg，1次/24小时，连用2次可显著降低早产最常见的并发症：新生儿死亡、呼吸窘迫综合征、脑室周围出血、坏死性小肠结肠炎。因此，所有妊娠24～34周出现先兆早产的孕妇都应给予皮质类固醇治疗。

早产引发哪些问题？

尽可能在具有新生儿重症监护设施的医院分娩早产儿，这是新生儿存活的最重要因素之一。与足月儿相比，早产儿更可能为臀先露。臀先露阴道分娩时，早产儿更容易出现脐带脱垂、肌肉损伤和头部受压。

剖宫产可明显降低这些严重后果，然而低限早产儿更易发生损伤，他们也更容易发生软组织和神经系统损伤，创伤性颅内出血。然而，对于头先露，剖宫产较阴道分娩没有明显优势。

早产的进一步治疗有哪些？

尽管人们努力去改善早产和分娩的治疗，但与预测、预防、治疗早产这一主要公共卫生健康问题有关的临床治疗进展依然很少。近30年，新生儿结局有了明显改善，但这很大程度上归功于产时治疗改进、产前广泛使用皮质类固醇和（最重要的）新生儿专业化监护中心的改善。

还有许多问题需要探求，如早产的病理生理学，更精确的预测方法，更有效地阻止和延迟早产的方法。总之，成功治疗早产的措施包括：使用合适的标记物如胎儿纤维连接蛋白或确定宫颈长度，判断孕妇确实有发展为早产的风险，尽可能延迟分娩直至给予皮质类固醇以避免新生儿并发症，确保在装备有能满足早产儿需要设备的三级医疗单位进行分娩，减少分娩过程中胎儿创伤。

关键点

- 在美国，早产是引起新生儿发病率和死亡率持续上升的主要原因。
- 把具有早产高危的孕妇从低危人群中鉴别出来是非常重要的，检测试验的改善如胎儿纤维连接蛋白和宫颈长度的测定有助于评估早产。
- 尽管对有关早产的治疗有争议，唯一正确的监护标准是使用宫缩抑制剂（在美国 $MgSO_4$ 是最常用的药物）治疗以提供足够时间恰当使用皮质类固醇（唯一被证实可获得明显临床益处的药物）治疗，并确保在设施齐全的医院分娩。
- 需要进一步探求早产和早产分娩的病理生理学、预防、诊断和治疗。

病例 18-3

患者，女，26岁，初产妇，孕30周，主因阴道分泌物增多、尿频、排尿困难1周，轻微月经样痉挛感觉1天来诊。患者诉分泌物有异味，患者回忆起在孕12周时有"感染"（用抗生素治疗，品种不详），否认有液体流出或其他任何胎膜破裂的迹象。至今无妊娠并发症。

A. 该患者的初始治疗有哪些？
B. 选择何种实验室检查有助于判断她是否真正早产？
C. 如果确定患者早产，需要开始何种治疗？

病例 18-4

患者，女，35 岁，G3P2002，孕 32 周，主因有早产和早产分娩征象来诊。患者感腹部压痛感、腰部疼痛、阴道水样分泌物 18 小时。窥器检查发现羊膜仍然完整，宫颈软，略开，宫颈管未消失。胎儿纤维连接蛋白试验结果阳性。将患者收住院以给予宫缩抑制剂和糖皮质激素。

A. 抑制宫缩的最终目的是什么？
B. 列出一些宫缩抑制剂的绝对禁忌证，说明理由。
C. 可用的主要宫缩抑制剂有哪些，对每种药物要牢记哪些重点？
D. 使用皮质类固醇对胎儿有何益处？

参考文献

Ables A, Chauhan S. Preterm labor: Diagnostic and therapeutic options are not all alike. J Fam Pract 2005; 54 (3): 245-252.

Goldenberg R. The management of preterm labor. Obstetrics and Gynecology 2002; 100 (5): 1020-1037.

Gyamfi C, Stone J, Eddleman K. Maternal complications of multifetal pregnancy. Clinics in Perinatology 2005; 32: 431-442.

Huddleston J, Sanchez-Ramos L, Huddleston K. Acute management of preterm labor. Clinics in Perinatology 2003; 30 (4).

Lipsky S, Holt VL, Easterling TR, Critchlow CS. Impact of police-reported intimate partner violence during pregnancy on birth outcomes. Obstetrics and Gynecology 2005; 102: 557-564.

Moutquin JM. Socio-economic and psychosocial factors in the management and prevention of preterm labor. British Journal of Obstetrics and Gynaecology 2003; 110 (20): 56-60.

Mozurkewich EL, Naglie G, Krahn MD, Hayashi RH. Predicting preterm birth: A cost-effectiveness analysis. Am J Obstet Gy-

necol 2000; 182 (6): 1589-1598.
Tara PN, Thornton S. Current medical therapy in the prevention and treatment of preterm labour. Seminars in Fetal and Neonatal Medicine 2004; 9: 481-489.

第18章 产前保健

病例答案

18-3 A 学习目的： 掌握如何处理疑似早产的患者。

首先要做的是安抚患者并确定其早产的风险。起初应该静脉补充液体，脱水可能是与早产相关的因素，因为脱水可引起子宫激惹。使用电子胎儿外监护可有助于确定宫缩的频率和持续时间。因为尿路感染易引起患者子宫收缩，所以尿液分析，尿培养和药敏试验是非常重要的。

应做宫颈培养查找衣原体、淋病奈瑟氏菌和B族链球菌，因为该患者具有很高的阴道感染（与早产密切相关）的风险，故应进行阴道湿涂片检查，以发现细菌性阴道炎。应进行窥器检查以确定有无胎膜破裂。如果胎膜完整，可进行指诊检查评估宫颈扩张和消失程度。如果胎膜破裂，只能通过肛诊评估宫颈（禁忌阴道指诊）。超声检查能有助于估测胎龄、评估羊水量、胎先露和胎盘位置。

18-3 B 学习目的： 了解如何确定患者具有早产的高风险。

胎儿纤维连接蛋白和超声测量宫颈长度是有助于确定该患者具有早产危险的客观方法。

18-3 C 学习目的： 了解早产患者的药物治疗。

应立即使用宫缩抑制剂治疗，有助于延长妊娠以获取足够的时间使用皮质类固醇，有助于增加胎肺成熟度。

18-4 A 学习目的： 了解宫缩抑制剂治疗早产的目的和局限性。

使用宫缩抑制剂的目的是延长妊娠，争取足够时间使用糖皮质激素。将患者转诊至有新生儿复苏经验的团队和新生儿科的三级保健中心，不需要延长妊娠至足月。

18-4 B 学习目的： 了解宫缩抑制剂并不适用于治疗所有早产患者。

宫缩抑制剂的绝对禁忌证如下：

- 孕龄<20周或>36周（20周以下无存活力，>36周时

考虑胎肺已成熟)
- 已知肺成熟(不需使用糖皮质激素)
- 严重子痫前期(为挽救母亲的健康,尽可能地迅速终止妊娠是关键)。
- 控制不良的糖尿病(β-肾上腺素能激动剂和部分皮质类固醇可升高血糖,增加糖尿病的治疗难度。有报道,在血糖控制不佳的患者,此治疗易引发酮症酸中毒。在严密监测下,血糖控制良好的糖尿病患者可安全使用这两类药物。)
- 控制不良的甲状腺功能亢进
- 绒毛膜羊膜炎(羊水感染,对于胎儿是一个有害的环境可导致胎儿败血症或死亡)
- 严重胎儿畸形(估计远期存活几率很小,不需要延长或继续妊娠)
- 严重阴道出血或有胎盘早剥的证据(为了挽救母亲和婴儿生命,立即娩出婴儿和止血是非常重要的)

18-4 C 学习目的: 了解市售的主要宫缩抑制剂的使用,掌握每种药物的特点。

主要的宫缩抑制剂如下:
- 钙离子通道阻滞剂(硝苯地平):注意母亲低血压,因为抑制呼吸和心功能,不要同时使用 $MgSO_4$。
- β-肾上腺素能激动剂(特布他林):可能引起心律失常
- 硫酸镁:监测深腱反射,呼吸频率和尿量。解毒剂是葡萄糖酸钙。
- 前列腺素抑制剂(吲哚美辛):>32 周时不要使用,使用时间不超过 48 小时。

18-4 D 学习目的: 知道治疗早产时使用皮质类固醇是唯一能明显改善新生儿结局的药物。

皮质类固醇治疗对于胎儿的益处是促进胎肺成熟度(减少新生儿呼吸窘迫综合征),降低新生儿死亡率以及发生脑室周围出血和坏死性小肠结肠炎的几率。所有妊娠

24~34周的（早产）妇女均应接受皮质类固醇治疗，除非分娩迫在眉睫。

▶ 胎膜早破

胎膜早破的定义是什么？

胎膜早破的定义是临产前胎膜破裂，妊娠37周以前发生的胎膜早破称为早产胎膜早破。

引起胎膜早破的原因有哪些？

很多情况或原因都可能引起胎膜破裂。妊娠足月时由于生理学变化导致羊膜变薄，加之宫缩产生的压力使膜破裂。宫内感染在早产胎膜早破中起重要作用，尤其是在早期妊娠时。与胎膜早破相关的特殊生殖道病原菌包括芽胞杆菌属和其他厌氧菌、淋病奈瑟氏菌、沙眼衣原体、阴道毛滴虫和B族溶血性链球菌。研究表明细菌性阴道病与自然早产相关，也与下述的早产胎膜早破密切相关。与胎膜早破增加的相关因素包括如下：

- 社会和经济地位低下
- 性传播性感染
- 中、晚期阴道出血
- 早产史（尤其是早产胎膜早破）
- 宫颈锥形切除术
- 妊娠期吸烟

子宫过度扩张（羊水过多，双胎）、急症宫颈环扎、产前抗生素治疗史和早产也可能与胎膜早破相关。然而在许多胎膜早破的病例中缺乏已知的危险因素。

足月时，约8%的妊娠并发胎膜早破，并常伴随着产程和分娩的开始。在一项大样本的随机试验中，50%胎膜早破患者在期待治疗的5小时内分娩，95%的患者在胎膜破裂后28小时内分娩。无论治疗与否，临床发现足月前胎膜早破的任何患者最可能的结局是1周内分娩。一项对13个随机试验的分析报道，约75%的早产胎膜早破患者期待治疗后1周内分娩。

如何诊断胎膜早破？

准确诊断是处理疑似胎膜早破的关键。大部分病例根据病史和体格检查可明确诊断。最常见的表现是持续不受控制的液体从阴道溢出，但是一些患者仅诉间断液体溢出或会阴潮湿。任何有阴道流液史的患者都应行阴道无菌窥器检查，收集液体用于确诊性检测。由于有诱导细菌进入宫颈内膜的风险，对于可能伴有早产或早产胎膜早破的患者应避免宫颈指诊检查，除非排除胎膜破裂的诊断。

避免宫颈指诊检查，可使用无菌窥器检查评估，有时可确定患者的宫颈扩张程度。无菌窥器检查还可证实胎膜早破的诊断，同时也提供了发现宫颈炎、脐带或胎儿脱垂的可能性，评估宫颈扩张和消失，并可获取适当标本进行培养。

如何明确诊断？

通过观察阴道后穹窿处羊水或从宫颈管流出清澈液体，可确定胎膜早破的诊断。通常要求患者做Valsalva动作或咳嗽以更好地观察有无液体溢出。可用Nitrazine试纸评估阴道液体的pH。阴道分泌物的pH为4.5~6.0，而羊水pH为7.1~7.3（弱碱性）。

Nitrazine试纸在pH高于6.0~6.5时会变蓝。当有血液或精液污染、碱性消毒剂或细菌性阴道炎时，会出现假阳性结果。可通过阴道后穹窿抹片（去掉宫颈黏液）或阴道液载玻片干片显微镜下观察获取更多的信息。如看到树枝状（羊齿样）表现则进一步支持胎膜破裂。

第18章 产前保健

如果初始检查结果不能明确诊断怎么办？

当临床病史和体格检查不清时，超声检查可用于明确羊水过少。如果无胎儿泌尿系统畸形或严重胎儿生长受限，羊水过少提示胎膜破裂。另外，在超声引导下经腹羊膜腔穿刺滴注靛胭脂染料（1ml加9ml灭菌的生理盐水），随后观察，30分钟内有蓝色液体从阴道流出可明确胎膜破裂的诊断。

如果发生胎膜早破，母亲有哪些风险？

无论早产胎膜早破是原因还是结果，宫内感染是母亲的一个潜在的严重并发症。约10%的早产胎膜早破患者伴有绒毛膜羊膜炎。绝大部分羊膜炎患者对抗生素治疗反应良好且能分娩，但母亲可死于败血病（尽管很少见）。绒毛膜羊膜炎的治疗是氨苄西林2g静点，1次/6小时，直至分娩。加庆大霉素：负荷量1.5mg/kg，随后1mg/kg，1次/8小时，直至分娩。

胎膜早破对胎儿和新生儿的风险有哪些？

感染是胎儿和新生儿的一个主要的潜在并发症。引起母体感染的病原体可引起胎儿先天性肺炎、败血症、脑脊膜炎。胎膜早破有较高的显性和隐性脐带脱垂风险，尤其胎儿不是头先露时。无论胎先露如何，早产胎膜早破者临产后胎儿窘迫导致剖宫产的风险明显高于单纯早产。最常见的导致手术分娩的胎心率图形是脐带受压所致的重度变异减速。

4%～6%的早产胎膜早破患者发生胎盘剥离，特别是伴有出血时。当胎膜早破后发生胎盘剥离时，产时急性胎儿窘迫发生率接近50%。在妊娠26周前发生胎膜早破时，尤其注意肺发育不全。在妊娠26周前发生胎膜早破，随后在妊娠26周后分娩，约25%的婴儿出生后发现肺发育不全。羊水过少的持续时间和程度与发生肺发育不全的可能有关。

肺发育不全的几率与胎膜早破时的孕龄密切相关。妊娠19周前发生胎膜破裂，约50%的婴儿将有肺发育不良。妊娠22周出生的婴儿中肺发育不全的几率降至20%，妊娠26周或以后出生的婴儿肺发育不全低于10%。胎儿受压可引起骨骼变形，但常在12个月内恢复。在一项研究中连续观察发现，妊娠26周前发生胎膜早破延迟出生的胎儿中27%发生骨骼变形。

胎膜早破如何治疗？

确定早产胎膜早破的诊断后，在考虑其他治疗前，应首先除外母亲和胎儿立即分娩的指征。母亲分娩的主要指征是绒毛膜羊膜炎。如果根据母亲出现：发热 T≥38.3℃、宫体触痛、白细胞>20 000/mm³，诊断绒毛膜羊膜炎，无论孕龄多少应立即分娩。

期待治疗要求对母亲和胎儿进行再次评估，查找母亲和胎儿感染、脐带脱垂和胎膜破裂的证据。确定胎肺成熟或羊水内有细菌可决定分娩。从阴道流出液或经羊膜腔穿刺可获取羊水行胎肺成熟度检测。羊膜腔穿刺术获取的羊水可行培养、革兰染色涂片或葡萄糖测定以确定有无感染。

应对早产胎膜早破的患者进行NST，以查找有无脐带受压或胎心率基线增加提示绒毛膜羊膜炎的证据。当全面评估未发现胎儿窘迫或感染迹象且不能确定胎肺成熟时，有三种治疗方案可选择。

- 期待治疗：患者住院，严密监测胎儿窘迫和感染征象，至条件成熟时分娩，如需要诱导分娩。
- 立即分娩：适用于孕龄超过32周的孕妇。
- 推迟分娩：为减少早产和感染的风险，使用抗生素增加等待时间（即从胎膜破裂到产程开始的时间）降低发病率并延长妊娠。妊娠32周前发生胎膜早破的患者，给予皮质类固醇治疗能有效降低胎儿发病率，尤其是降低胎儿脑室内出血和胎儿死亡率。对于妊娠30～32周前胎膜早破、无羊膜腔内感染的孕妇,国立卫生研究院协调发展小组一致推荐使用皮质类固醇。

一项早产胎膜早破期待治疗期间抗生素辅助治疗的大样本随机前瞻性临床试验疗效的评价已发表,国立儿童健康与人类发育研究所试验证实如果分娩没有启动,首先48小时内连用氨苄西林和红霉素静脉输入,随后口服阿莫西林和红霉素5天,围生儿可获显著的益处。不管使用抗生素治疗是否延长妊娠,一旦决定分娩,产时需要使用预防B族链球菌的抗生素。

关 键 点

▶ 足月胎膜早破,可诱导分娩或观察24~72小时自然产程开始。
▶ 如果在妊娠35周前为了期待治疗,早产胎膜早破患者使用抗生素治疗可延长等待时间并改善围生儿结局。
▶ 妊娠32周前伴有胎膜早破的患者,产前应使用皮质类固醇治疗以减少新生儿风险。
▶ 胎膜早破患者如果没有临产或不计划立即诱导分娩,则不应实施宫颈指诊检查。
▶ 妊娠30~32周前胎膜早破者,如果不存在母亲或胎儿的禁忌证,应保守治疗。

参考文献

American College of Obstetricians and Gynecologists. Premature rupture of membranes. ACOG Practice Bulletin Number 1, June 1998.

Egarter C, Leitich H, Wieser F, Husselein P, Kaider A, et al. Antibiotic treatment in preterm premature rupture of membranes and neonatal morbidity: A meta-analysis. AM J Obstet Gynecol 1996; 174: 589-597.

French JI, McGregor JA. The pathobiology of premature rupture of membranes. Semin Perinatol 1996; 20: 344-368.

Gabbe SG, Niebyl JR, Simpson JL. Obstetrics: Normal and Problem Pregnancies, Fourth Edition. Churchill Livingstone, 2002: 804-815.

Garite TJ, Freeman RK. Chorioamnionitis in the preterm gestation. Obstet Gynecology 1986; 155: 471-479.

Hannah ME, Ohlson A, Farine D, et al. Induction of labor compared with expectant management for prelabor rupture of the membranes at term. N Engl J Med 1996; 334: 1005-1010.

McGregor JA, French JI. Evidence-based prevention of preterm birth and rupture of membranes: Infection and inflammation. J Soc Obstet Gynaecol Can 1997; 19: 835-852.

Mercer BM, Arheart KL. Antimicrobial therapy in expectant management of preterm premature rupture of membranes. Lancet 1995; 346: 1271-1279.

Mercer BM, Miodovnik M, Thurnau GR, Goldenberg RL, Das AF, Ramsey RD, et al. Antibiotic therapy for reduction of infant morbidity after preterm premature rupture of the membranes: A randomized control trial. JAMA 1997; 278: 989-995.

Mozurkewich EL, Wolf FM. Premature rupture of membranes at term: A meta-analysis of three management schemes. Obstet Gynecol 1997; 89: 1035-1043.

National Institutes of Health. National Institutes of Health Consensus Development Conference Statement: Effect of corticosteroids for fetal maturation on perinatal outcomes. February 28-March 2, 1994. Am J Obstet Gynecol 1995; 173: 246-252.

Vergani P, Ghidini A, Locatelli A, et al. Risk factors for pulmonary hypoplasia in second trimester premature rupture of membranes. Am J Obstet Gyn 1994; 170: 1359-1364.

妊娠期糖尿病

病理生理学

什么是妊娠期糖尿病？

妊娠期糖尿病的定义是指妊娠期发生或识别糖类不耐受。但确实不能排除妊娠前就可能存在而未发现的葡萄糖不耐受。

妊娠期糖尿病的病因有哪些？

糖尿病是最常见的妊娠并发症，在美国有3%~5%的妊娠妇女发生糖尿病，每年新发病例超过200 000例。在这些病例中，只有10%为孕前糖尿病患者，包括1型和2型。其余的90%为妊娠期糖尿病，妊娠期糖尿病的发病机制与2型糖尿病类似，为胰岛素相对缺乏和胰岛素抵抗。1型糖尿病发病年龄小，是自身免疫性疾病破坏了胰腺分泌胰岛素能力的结果。

胎盘产生激素对抗胰岛素，在妊娠24~28周达到最高峰。这些激素是人胎盘催乳素和孕酮。因此，妊娠后期约40%的孕妇出现胰岛素相对抵抗，需分泌超过正常3~4倍的胰岛素来维持正常血糖水平。妊娠早期由于高雌激素水平使胰岛素敏感性增加，因而糖尿病患者更容易出现低血糖。然而，糖尿病妇女胰岛素分泌功能受损，血糖水平升高。

什么是人胎盘催乳素？

人胎盘催乳素是主要的抗胰岛素激素，由胎盘分泌，与生长激素结构相似。与皮质醇一起作用增加游离脂肪酸（脂解作用），通过增加胰岛素抵抗减少葡萄糖的吸收，刺激食欲。在妊娠早期和中期人胎盘催乳素水平稳步升高，妊娠晚期稳定在一个平台水平，正常时此平台可作为胎儿器官成熟和胎儿肾上腺和甲状腺激素分泌正常的信号。在糖尿病患者，异常升高的母体血糖刺激胎盘继续生长，会有效消除人胎盘催乳素平台，使胎儿成熟延迟。

对母亲有哪些风险？

对于孕前糖尿病妇女来说，引起围生期死亡最常见的原因是糖尿病酮症酸中毒，与非妊娠期妇女相比，在较低血糖水平就容易发生糖尿病酮症酸中毒。这些患者也更易出现高血糖、羊水过多、子痫前期、子痫、手术分娩、产后出血和子宫收缩乏力（子宫增大的结果）。另外，妊娠期增加的看似正常的肾血流量可加重糖尿，并使泌尿系统感染的发生率增加2倍。

15%的妊娠期糖尿病患者视网膜病变和肾病变恶化。对于妊娠期糖尿病孕妇唯一有临床意义且危险的是巨大儿（剖宫产或其他手术分娩的危险因素）或分娩时的肩难产。如果妊娠期糖尿病孕妇的空腹血糖水平高于正常，子痫前期和死产的风险增加。

对胎儿有哪些风险？

在受孕至妊娠8周之间器官基本生成。因而，妊娠期糖尿病患者的后代患先天缺陷的危险性增加。当器官发生后，妊娠期糖尿病加重。普通人群先天畸形的发生率为1%～2%，而糖尿病患者人群增加至6%～12%（较平均先天缺陷率增加了6倍）。在器官发生期，血糖控制不良的风险增加22%～25%，而孕前血糖控制良好的（估测糖化血红蛋白<6%）危险性降至与非糖尿病患者人群相同的水平。

另外，葡萄糖会通过胎盘，升高的母体血糖（胎儿血糖随之升高）可引起胎儿高胰岛素血症。胎儿出现向心性肥胖、充血性心力衰竭、肥厚型心肌病、胰腺增生和多种生化代谢失调，如高胆红素血症、低血钙和低血糖。分娩后，母源性血糖消除，胎儿的高胰岛素血症可诱发新生儿低血糖。

与孕前糖尿病（除外血管病变的病例）和孕期糖尿病相

关的另一种胎儿并发症是巨大儿（定义为出生时婴儿体重超过 4500g），这依次增加了头盆不称、肩难产、手术分娩和产伤的危险。大约 10% 的糖尿病孕妇出现羊水过多（定义羊水量 2000ml），羊水过多常伴有胎盘早剥和早产。

通常，足月前这些胎儿的胎肺发育也不完全成熟，新生儿易并发呼吸窘迫综合征。对于糖尿病患者胎儿，常用胎肺成熟度检测预测价值差。评估糖尿病患者胎肺成熟度，应检测羊水中是否存在磷脂酰甘油。总之，糖尿病患者的胎儿易发生红细胞增多症、胎儿宫内死亡、自然流产、宫内胎粪污染、早产和呼吸窘迫综合征、充血性心力衰竭以及心肌病。

与孕前糖尿病有关的先天性畸形有哪些？

与孕前糖尿病相关的胎儿先天畸形无器官特异性，任何器官都可受累。血糖控制不良的孕前糖尿病最常见的先天发育畸形是脊柱裂。心血管畸形（例如室间隔缺损、房间隔缺损、大血管错位）在血糖控制不良的患者中内脏逆位也常见。神经系统畸形如尾骨退化、脊柱裂、脑积水和无脑畸形儿也很常见。泌尿系统畸形如肾缺如、多囊肾、双输尿管在孕前血糖控制不良患者中也常见。骶骨发育不全（或尾骨退化）是糖尿病患者独特的结构异常，但相当罕见。

评估

妊娠期糖尿病危险因素有哪些？

只有 50% 的妊娠期糖尿病患者有明确的高危因素，这些高危因素包括肥胖、孕妇年龄 >25 岁、明显糖尿病家族史、婴儿体重 >4000g 史、反复自发性流产史、不明原因的死产或先天畸形、持续尿糖、PCOS 和高催乳素血症。

妊娠期糖尿病如何筛查？

可做 1 小时糖耐量试验（GTT）筛查妊娠期糖尿病，其方法是口服 50g 葡萄糖负荷，1 小时后测量血糖水平。如果 1 小时 GTT 异常，确诊需行 3 小时 GTT，获得初始空腹血糖水平并在口服 100g 葡萄糖负荷后测定 1 小时、2 小时和 3 小时血糖水平。

糖耐量试验是一项用于所有妊娠妇女产前筛查的标准，3 小时 GTT 中一项血糖值异常提示糖耐量受损，而 2 项或 2 项以上血糖值异常可确诊妊娠期糖尿病（表 18-11）。在所有妊娠者中有 15% 的 1 小时 GTT 异常，但筛查阳性的患者只有 15% 最终确定 3 小时 GTT 异常。值得注意的是，尿糖和糖化血红蛋白不能作为筛查方法。

表 18-11 妊娠期糖尿病的筛查和诊断标准以及正常的血糖值

	筛查试验 (1h GTT) mg/dl	诊断试验 (3h GTT) mg/dl	
		NDDG	C & C
空腹	—	<105	<95
1h	<130~140	<190	<180
2h		<165	<155
3h	—	<145	<140

NDDG=National Diabetes Data Group and Expert Committee Criteria (1979).
C&C=Carpenter & Coustan (1984) and Fourth International Workshop-Conference Criteria (1997).

何时筛查？

如果存有危险因素，如既往妊娠期糖尿病史、明确的 2 型糖尿病家族史和明显肥胖，建议妊娠早期进行筛查。如果筛查结果阴性，妊娠 24~28 周时重复筛查。如果没有危险因素建议妊娠 24~28 周进行筛查。

White 分类及其意义是什么？

妊娠期糖尿病的 White 分类系统是将妊娠前已存在的

与妊娠期新发的糖尿病妇女的分类方法。妊娠期糖尿病或只在妊娠期出现的糖尿病属于 White 分类体系 A 级。A 级可分为 A1 级饮食控制的糖尿病和 A2 级需要胰岛素控制血糖水平的糖尿病（表 18-12）。

表 18-12 妊娠糖尿病的 White 分类

分类	发病年龄（年）	持续时间（年）	糖尿病后遗症	胰岛素使用与否
A1	妊娠期>	—	无	否（饮食控制）
A2	妊娠期>	—	无	是
B	>20	<10	无	是
C	10~19	10~19	无	是
D	<10	>20	良性视网膜病变或高血压病变	是
F	任何年龄	—	肾病变	是
R	任何年龄	—	增殖性视网膜病变	是
H	任何年龄	—	冠状动脉病变（心脏）	是

治疗

妊娠期糖尿病如何治疗？

治疗妊娠期糖尿病的关键因素包括：对患者进行疾病的宣教，鼓励患者参加适当的身体锻炼项目，并进行营养评估和咨询辅导。其中修订后的推荐饮食是美国糖尿病协会饮食，少量多餐，添加可溶性纤维，糖类限制在总热量的 35%~40%，限制脂肪。尽管适当控制饮食，但空腹血糖>105mg/dl，餐后 1 小时血糖>140mg/dl 或餐后 2 小时血糖>120mg/dl 的患者应开始胰岛素治疗（见后面的资料）。

强烈建议每天补充叶酸 1mg，尽可能早在受孕前 3 个月开始补充。妊娠糖尿病患者需要经常检测血糖水平并避免感染。早期进行眼底检查,对视网膜受累的患者在整个妊娠期进行一系列检查。由于此类患者无症状菌尿的频率增加,因此还需要定期进行尿培养。培养阳性者应进行适当的治疗并在治疗后进行尿培养以确定治愈。至少要测定一次基线 24 小时尿蛋白,重度蛋白尿患者需要严密随诊。

用于治疗妊娠期糖尿病的胰岛素的类型和剂量有哪些?

妊娠期糖尿病最常用的胰岛素是正规胰岛素和中性鱼精蛋白锌胰岛素(NPH)(表 18-13)。根据患者体重计算 24 小时胰岛素的总需求量,然后将剂量分为早晨 2/3,晚上 1/3。早晨剂量的 1/3 为正规胰岛素,2/3 为 NPH(均在早餐前使用)。晚上剂量的 1/2 用正规胰岛素(晚餐前),1/2 用 NPH(睡前)。对于有些患者,晚上正规胰岛素和睡前 NPH 可在餐前一起使用。胰岛素是一种大分子蛋白,不能通过胎盘,因此认为孕期使用是安全的。另一方面,由于美国食品与药品管理局未批准孕期使用口服降糖药,故目前使用还有争议。仅有少数研究支持使用格列本脲。

表 18-13 常用胰岛素的类型

	正规胰岛素	NPH
起效时间	~30min	~2h
峰值时间	1~3h	4~12h
持续时间	6~8h	18~26h

治疗目标是什么?

指导患者每天至少 4 次检测血糖,并记录测量值:晨起(空腹),早餐后 1 小时或 2 小时,午餐后 1 小时或 2 小时,晚餐后 1 小时或 2 小时。空腹血糖值的检测范围为 60~90mg/dl(餐后 1 小时=140mg/dl,餐后 2 小时=120mg/dl)。根据两种类型胰岛素相关的起效、峰值、持续时间，在每次就诊时需进行胰岛素调整（每次调整应限制在1～3个单位）。
- 空腹：下午增加NPH
- 早餐后2小时：上午增加正规胰岛素
- 午餐后2小时：上午增加NPH
- 晚餐后2小时：下午增加正规胰岛素

如何评估胎儿？

孕前糖尿病：孕前糖尿病的妇女应计划在孕18～22周时进行胎儿解剖学筛查和胎儿超声心动图检查。也建议这些患者行胎儿健康的检查。NST和/或BPP和羊水量评估是最常用的检查。这些检查在32周开始每周1次，36周时增加到每周2次。很少使用CST。

妊娠期糖尿病：使用胰岛素治疗的妊娠期糖尿病孕妇建议行胎儿健康检测，检测项目和孕前糖尿病者相同。建议所有糖尿病患者进行系列超声检查估测胎儿体重。一些权威机构对饮食控制良好的妊娠期糖尿病患者，不建议行妊娠期糖尿病检测。

糖尿病孕妇的胎儿如何分娩？

妊娠合并糖尿病时，依据母亲在妊娠期间已达到的糖尿病控制程度，决定患者的目标妊娠时间。如果糖尿病控制良好，妊娠38～39周无自然临产征兆，可计划诱导分娩。对于控制不良的糖尿病，在妊娠38周证实胎肺成熟后应尝试分娩。应通过检测羊水中存在磷脂酰甘油，确认胎肺成熟。理想的卵磷脂与鞘磷脂的比值至少为2.5。如果糖尿病孕妇出现早产并要求保胎，应选用硫酸镁而不是β受体激动剂，因后者有可能干扰血糖控制。对于妊娠足月的分娩方式，除非胎儿体重超过4500g时应行剖宫产分娩，否则应行阴道试产。

最后，产时应给予5%葡萄糖液持续输注治疗，以100～

125ml/h 的速度输注，根据需要肌注或静脉内输注胰岛素。并且建议每小时血糖测定其理想范围为 70～95mg/dl。如果怀疑胎儿窘迫，还应持续胎心率监测和及早进行头皮 pH 或 O_2 饱和度检测。

产后随访什么？

胎盘一娩出，人胎盘催乳素和其他抗胰岛素激素的来源停止了。因此，患者产后几乎都不需用胰岛素，然而所有妊娠期糖尿病患者均需要连续实施血糖监测。孕前糖尿病患者一旦开始美国糖尿病协会饮食，即开始用 50% 孕前胰岛素剂量（余下的剂量可逐步调整）。

在所有妊娠糖尿病的患者中，95% 在分娩后将自愈，仅有 3%～5% 的需要立即治疗。对于孕期依赖胰岛素的妊娠糖尿病患者，未来 5 年内发生糖尿病的风险为 50%。在保持饮食控制的糖尿病患者中，未来 10～15 年内发生糖尿病的风险为 60%。适当改变生活方式能有效降低这两组人群患糖尿病的风险。

因此，所有患者应在产后 6 周进行筛查。如果 6 周时空腹血糖＞140mg/dl 或口服 75g 葡萄糖负荷后 2 小时血糖测量值＞200mg/dl 需密切监测。另外，由于有潜在的血管并发症，这些患者应避免使用口服避孕药，并应鼓励母乳喂养。从长远来说，那些有妊娠期糖尿病并发症妇女的后代在青少年期或青壮年期，发生肥胖、葡萄糖耐受不良和糖尿病的比率较高。

第18章 产前保健

> **关 键 点**
> - 3％～5％的孕妇并发糖尿病。
> - 孕前糖尿病患者的婴儿先天畸形增加,由于血糖升高发生在器官形成后,因而妊娠期糖尿病者的婴儿并不增加先天畸形。
> - 最具特异性的畸形是尾部的退化(也称骶骨发育不全)
> - 胰岛素不能通过胎盘,葡萄糖能通过胎盘。
> - 在分娩2～4个月后,所有妊娠期糖尿病患者均应监测血糖。
> - 分娩后,大部分妊娠期糖尿病血糖恢复正常。

参考文献

American College of Obstetricians and Gynecologists. Practice Bulletin No. 30: Gestational diabetes. Obstet Gynecol 2001; 98: 525-538.

American College of Obstetricians and Gynecologists. Practice Bulletin No. 60: Pregestational diabetes mellitus. Obstet Gynecol 2005; 105: 675-685.

Gabbe SG, Graves CR. Management of diabetes mellitus complicating pregnancy. Obstet Gynecol 2003; 102: 857-868.

▶妊娠期高血压

高血压是妊娠期女性最常见的内科并发症。在美国,妊娠期高血压是导致孕妇死亡的第三大原因,位于血栓栓塞和非产科损伤之后,据估计占孕妇死亡的15％。妊娠期高血压疾病会增加发生其他潜在的致死性并发症的危险,例如胎盘早剥、播散性血管内凝血和肾衰竭。

病因学
妊娠期高血压的定义是什么？

妊娠期高血压最为广泛的定义是间隔6小时或以上的2次偶测血压，收缩压≥140mmHg或舒张压≥90mmHg。妊娠高血压疾病代表了一系列疾病。现在有很多分类，最常用的分类是美国妇产科学会提出由美国国家高血压教育项目工作组修改的分类（表18-14）。

表18-14 妊娠高血压疾病的分类

分类	定义
慢性高血压	妊娠前已有高血压，妊娠20周前首次诊断，或持续到产后。
子痫前期或子痫	妊娠20周后出现高血压，伴有尿蛋白。子痫的定义是子痫前期孕妇新出现的癫痫大发作。
慢性高血压病合并子痫前期	有慢性高血压的妇女于妊娠20周后出现尿蛋白或子痫前期新发现尿蛋白突然增加或血压突然升高。
妊娠期高血压	妊娠中期首次诊断高血压，无蛋白尿和其他提示子痫前期的发现（并且产后12周血压恢复正常）。

子痫前期分类有什么临床意义？

子痫前期是一种妊娠期特有的多系统疾患，根据血压升高程度、尿蛋白量和其他与子痫前期相关症状严重程度可分为轻度和重度。从轻度子痫前期发展到重度子痫前期的表现各不相同并不可预测。在许多病例中，这一过程进展很缓慢，有时轻度子痫前期并不进展，但是也有患者病情进展迅速，在数小时至数天内由轻度子痫前期能进展为重度子痫前期或子痫。因此，诊断明确并积极治疗、适时分娩对预防母亲及围生儿的发病和死亡是至关重要的。

重度子痫前期的临床表现有哪些？

如果间隔 6 小时以上 2 次偶测血压，收缩压为 160mmHg 或舒张压为 110mmHg 或 24 小时尿蛋白为 5g（随机尿样尿蛋白定性 3＋或 4＋）为典型的重度子痫前期。另外提示重度子痫前期的表现包括：少尿、头痛、视物不清、上腹部不适或右上腹疼痛（可能由肝出血或牵拉 Glisson 包囊所致）、肝功能受损、血小板减少和胎儿生长受限。

子痫前期的高危因素有哪些？

子痫前期的高危因素包括初产妇、以前妊娠时发生子痫前期病史、孕妇年龄大于 35 岁或小于 18 岁、子痫前期家族史、种族性（非洲裔美国人，西班牙人）、高体重指数、多胎妊娠、三倍体、葡萄胎妊娠、慢性高血压、糖尿病、慢性肾疾病、抗磷脂抗体综合征、血管或结缔组织疾病。

子痫前期的发病机制有哪些？

尽管对子痫前期的研究已有数十年，但对其病因和病理生理机制仍未完全阐明。以前曾认为子痫前期仅出现在妊娠晚期，然而，最近的研究显示子痫前期源于妊娠早期出现的胎盘异常。血管活性物质紊乱和血管内皮损伤有助于解释该病变在妊娠晚期的临床表现。

全身小动脉痉挛和正常妊娠时所见的舒血管反应逆转是子痫前期高血压的主要原因。血管痉挛引起的动脉收缩导致血流阻力增加，血管内容量减少，最终导致血压升高。另外，研究显示血压正常的孕妇血管系统对血管活性肽（例如血管紧张素 II 和肾上腺素）的反应下降。但在子痫前期的孕妇，血管对这些激素的反应增强，这类高血压不稳定并且可能伴有正常血压节律的钝化或逆转。

全身血管内皮受损和组织缺氧可能是造成重度子痫前期

多器官受损的重要原因。血管内皮受损导致的毛细血管通透性增加，可表现为手、面和肺水肿、出血和坏死。缺氧和灌注下降通过损伤子宫-胎盘血流而影响胎儿，表现为胎儿宫内生长受限，严重者可致胎死宫内。

HELLP 综合征

HELLP综合征以溶血（hemolysis，H）、肝酶升高（elevated liver，EL）及血小板减少（low platelet，LP）为特点。它提示重度子痫前期，与母婴死亡率和发病率增加有关。应及时作出准确的诊断。治疗措施包括稳定心血管功能，纠正高凝状态，终止妊娠。

评估

在妊娠高血压初始评估时，病史有什么重要性？

详细的病史和生产史有助于评估高血压的发生和进展，也有助于妊娠高血压疾病的鉴别。例如妊娠20周前发生的高血压，几乎都是慢性高血压；而妊娠20周后新发生或恶化的高血压一定要详细评估以发现子痫前期的表现。任何视力模糊、严重而持续头痛、右上腹疼、癫痫的病史可能是诊断子痫前期的重要线索。

评估妊娠期高血压时，应完成哪些体检项目？

针对高血压疾病的临床表现进行体检。应休息5~10分钟后测坐位血压，连续测量血压是关键，因为血压变化趋势很重要。间隔6小时2次偶测收缩压140mmHg或舒张压90mmHg提示高血压诊断。血压160/110mmHg提示病情严重，眼底镜检查直接查找血管收缩和眼底血管出血。腹部检查可发现右上腹压痛，这些表现可能源于血压升高。腹部检查可发现右上腹压痛提示肝肿胀和肝包膜张力增加。神经系统检查可发现膝腱反射和跟腱反射增强。

第18章 产前保健

妊娠期评估慢性高血压的重要性有哪些？

慢性高血压的定义是妊娠 20 周前至少间隔 6 小时 2 次偶测收缩压 140mmHg 或舒张压 90mmHg 或妊娠前发现高血压。由于妊娠的生理变化，在妊娠期诊断慢性高血压具有一定的挑战性。高血压可因妊娠早期和中期开始时的血压下降所掩盖。因此，慢性高血压的理想评估应在孕前进行，以帮助制定改变生活方式的计划。

在妊娠前或妊娠早期，仔细回顾孕妇病史、全面的体检，包括心血管检查、眼底检查、心电图检查和实验室检查，如 24 小时尿蛋白定量和肌酐测定，有助于评估病情进展、靶器官损害以及为以后的比较确定基线值。妊娠合并慢性高血压孕妇的治疗计划要根据认真检查母体和胎儿所获取的临床发现，实验室检查结果因人而异。

水肿是子痫前期的一个诊断标准吗？

过去，水肿是诊断子痫前期的一个标准。但是许多正常妊娠的孕妇也会出现一定程度的下肢水肿。因此该症状不再作为诊断标准。但某些仰卧位休息后水肿仍持续存在或存在上肢及面部水肿，此为异常，一定要进一步评估。

哪些实验室检查用于评估妊娠期高血压？

基本的实验室检查应集中在有助于指导子痫前期处理的检查项目。全血细胞分析可揭示由于血液浓缩引起的红细胞比容增高，由于溶血所致的红细胞比容下降或血小板减少。血小板减少可能提示 HELLP 综合征，应立即进行评估，包括 AST/ALT。通常检测尿酸，但是极少影响处理。收集尿液检测 24 小时尿蛋白总量，有助于诊断和判定子痫前期的严重程度。肌酐清除率可提示终末器官的受损程度。

哪些检查用于评估胎儿健康状况？

因为高血压病对胎儿的影响和母亲一样，所以胎儿监测是评估妊娠高血压的组成部分。可通过超声检查、胎动计数、NST、缩宫素激惹试验和/或 BPP 评估胎儿的健康状况。

治疗
慢性高血压病的治疗方案有哪些？

胎盘灌注与心排出量呈正比。因此，抗高血压治疗的目标是降低外周阻力而不明显降低心排出量。

根据目前可供参考的资料，对轻度慢性高血压患者的处理主要是密切观察。孕前患高血压的患者可继续使用之前服用的抗高血压药物。而此指南不包括使用血管紧张素转换酶抑制剂（ACEI）和血管紧张素Ⅱ受体阻滞剂，这两类药物可能在妊娠中晚期使胎儿受损。

利尿剂也不常使用，这是因为此类药物可能会减少孕期应该正常增加的血管内容量。以前没有接受治疗的患者如果收缩压超过 156～160mmHg 或舒张压超过 100～110mmHg，则应开始接受抗高血压治疗。大多数医生选择 α 甲基多巴、拉贝洛尔或硝苯地平治疗慢性高血压。没有资料表明，严格控制血压（<140/90mmHg）对妊娠结局有利。因此，治疗的目标是将血压控制在 150～160mmHg/90～100mmHg 以下。

在慢性高血压的患者中，母亲所患疾病主要源于子痫前期。虽然降低血压可能对母亲有利，但是血压降低也会损害子宫胎盘的血流灌注，并危及胎儿的发育。此外，控制母亲高血压病不能降低子痫前期的风险。

子痫前期的产前处理有哪些？

子痫前期对母亲和胎儿都有危险。因为分娩是最终的治疗，因此在决定分娩时机时，必须衡量疾病进展对母亲及胎儿的威胁与早产新生儿的风险。显然在妊娠足月时诊断子痫前期的患者应分娩。相反，在极早期早产情况下，并且如果没有 HELLP 综合征或即将危害胎儿的证据，可尝试保守治疗（住院观察等待）。对于在这两种情况之间的高孕龄的患者，必须根据个体化情况进行处理（根据疾病程度、进展速度、对保守治疗的反应和孕龄）。

胎儿的产前保健项目包括：每天的胎动计数，每 1～2 周行 NST 或 BPP 评估胎儿的活动和羊水量，超声监测确定胎儿的大小和生长情况。这些参数中的任何一项改变则必须进行认真检查。如果依据胎肺成熟度决定处理，可以行羊膜腔穿刺术。

孕妇产前检查的项目取决于由临床症状、体征及实验室检查确定的子痫前期的严重程度。建议新诊断的轻度子痫前期患者，在医院卧床休息。日常监测包括：反复测量血压、测量孕妇体重（评估水肿的变化）、持续寻找病情严重的症状和体征（例如视力模糊、严重头痛、上腹痛、右上腹痛和呼吸短促）。在医院监测保证了一旦快速进展为高血压危象、子痫或胎盘早剥时，能快速给予治疗。严重子痫前期的患者需要定期进行血小板计数、肝酶、肾功能和中枢神经系统功能检查。

分娩的指征是什么？

分娩应取决于母亲和胎儿的条件以及孕龄。孕妇分娩的指征包括：孕龄 37 周，血小板计数 $< 100\,000/mm^3$，胎盘早剥，肝、肾和中枢神经系统功能进行性恶化。胎儿分娩的指征包括：无反应型胎儿试验、胎儿生长受限和羊水过少。在一些情况下，可在分娩前用倍他米松促进胎儿肺成熟。

硫酸镁的适应证有哪些？如何使用？

硫酸镁可用于预防子痫的发作。初始负荷量为 4g，

20～30分钟内静脉注射，随后持续静滴 1～3g/h。治疗浓度为 4～7mmol/L。静脉注射硫酸镁常须持续至至少产后 24 小时。此治疗方案可使子痫发作减少 98%。

硫酸镁中毒的表现有哪些？

硫酸镁中毒的表现包括心电图改变、肌肉麻痹、呼吸抑制和心脏停搏。当血浆硫酸镁浓度在 7～10mmol/L 时，膝腱反射消失；当血浆硫酸镁浓度在 10～12mmol/L 时，出现肌肉麻痹和呼吸抑制；当血浆浓度＞30mmol/L 时，患者可出现心脏停搏。因而要密切观察接受硫酸镁治疗的患者是否有血镁增高的表现。主要是观察呼吸频率、尿量和神经系统检查。呼吸频率＜16 次/分是镁中毒的早期征象。因为镁全部通过肾排泄，每小时最少需要 25ml 的尿液才能保证镁的清除。对于硝酸镁过量的患者，缓慢静脉注射 1g 10% 的葡萄糖酸钙溶液可逆转镁中毒。

哪些抗高血压药物可在妊娠期使用？

当舒张压持续高于 105～110mmHg 时，应使用抗高血压药物，治疗目标是舒张压降至 90～100mmHg。用于紧急治疗的药物有拉贝洛尔和盐酸肼屈嗪。拉贝洛尔可单次静脉注射 20mg，时间在 2 分钟以上，或以 1～2mg/min 的速度静脉滴注。盐酸肼屈嗪扩张动脉，增加心排出量、肾血流量和胎盘血流。

硝普盐用于治疗妊娠期高血压急症仍有争议。它可使动脉血压明显下降，并导致低血压、因灌注减少引起的胎儿缺氧以及严重的胎儿窘迫。硝普盐可通过胎盘引起胎儿氰化物中毒。因此，使用此药时要非常谨慎，而且只用于对盐酸肼屈嗪和拉贝洛尔无反应的患者。

可以口服药物时，有一些药物可供选择。甲基多巴用于治疗妊娠期高血压已有数十年。它是治疗妊娠期慢性高血压最常用的口服药物之一。该药主要的益处是在有效控制母亲血压的同时，对子宫胎盘血流无不利影响。

拉贝洛尔已用于治疗妊娠期慢性高血压。该药有阻断 α_1 和 β 肾上腺素能受体的特性。有心、肺疾病的患者使用此药时要谨慎。钙通道阻滞剂（特别是硝苯地平）在产科的使用已逐渐增加。长效制剂可每天服用一次，剂量范围是30～90mg/d。同时使用硫酸镁和钙通道阻滞剂时要慎之又慎。

临床上如何处理子痫？

子痫可对母亲和胎儿的生命造成威胁，应全力进行救治，初始处理重点放在 ABC 上。首要的处理应针对防止误吸、防止骨骼肌损伤（舌咬伤）和进一步的子痫发作。这些目标可通过轻柔制动，使用舌垫、左侧卧床而实现。应建立静脉通路并给予硫酸镁，同时吸氧。子痫发作常是自限性的。在患者病情稳定前不要尝试分娩。通过检测动脉血气监测代谢紊乱，如有异常应立即纠正。监测记录尿量。

妊娠期高血压患者产后如何处理？

妊娠期高血压疾患患者产后应进行评估。产后即刻血压仍高的患者应按已确定的建议进行治疗。分娩后 2 周应再次进行评估。产后 8～12 周血压仍高的患者可能是原发性高血压。

关 键 点

- 高血压是妊娠期孕妇最常见的并发症,在美国是导致孕妇死亡的第三位原因。
- 子痫前期的危险因素包括:初产、以前妊娠发生子痫前期的病史、孕妇年龄>35岁或<18岁、子痫前期的家族史、多胎妊娠和葡萄胎。
- 妊娠前期20周出现的高血压有可能是慢性高血压。
- 子痫前期的诊断标准包括:收缩压140mmHg或舒张压90mmHg,24小时尿蛋白300g。
- 重度子痫前期的表现包括:收缩压160mmHg或舒张压110mmHg,24小时尿蛋白5g,神经系统功能紊乱,肺水肿,上腹部疼痛,肝功能障碍,肾功能障碍和凝血异常。
- 子痫前期的有效治疗是分娩。
- 在处理高血压急症时常选用肼屈嗪和拉贝洛尔。
- 治疗和预防子痫发作时常选用硫酸镁。
- HELLP综合征包括溶血、肝酶升高、血小板计数减少。

病例 18-5

患者，女，21岁，初产妇。主因孕32周出现双手、双足水肿加重3天来门诊行常规产前检查。患者自2周前末次产前检查后体重增加了4kg。患者产前过程无异常。**体格检查**：血压155/95mmHg，休息30分钟后复测量血压无变化。上次产前检查时血压是130/70mmHg。尿蛋白定性检测为2+。指凹性水肿2+，手指肿胀。患者诉胎儿每日活动，无头痛，无视力降低，无上腹部疼痛。

A. 初始诊断是什么？
B. 此时应做哪些实验室检查？
C. 如何治疗？
D. 此种情况的并发症有哪些？

参考文献

American College of Obstetricians and Gynecologists. In Hypertension in pregnancy. ACOG Technical Bulletin No. 219. Washington, DC, 1996：1-8.

Beckmann, Ling, et al. (eds.). Obstetrics and Gynecology, Fourth Edition. Philadelphia：Lippincott, Williams & Wilkins 2002：260-269.

Hughes EC (ed). Obstetric-Gynecologic Terminology：With Section on Neonatology and Glossary of Congenital Anomalies. Philadelphia：FA Davis, 1972.

National High Blood Pressure Education Program Working Group Report on High Blood Pressure in Pregnancy. Am J Obstet Gynecol 2000；183：S1-S22.

Sibai BM. Hypertensive Disorders in Women. Philadelphia：WB Saunders 2001：1-23.

病例答案

18-5 A 学习目的： 掌握子痫前期的诊断标准。

该患者诊断为轻度子痫前期。她的血压持续升高超过 140/90mmHg、蛋白尿 1＋～2＋或 24 小时尿蛋白总量＞300mg，手足水肿，过去 2 周内体重明显增加。因为孕妇水肿很普遍，所以水肿已不再是子痫前期的一个诊断标准，但体重突然增加，伴随手和面部水肿仍应引起重视，认真检查是否为子痫前期的表现。对于轻度的子痫前期，症状和体征经常与过度的体重增加和液体潴留密切相关。

18-5 B 学习目的： 掌握与子痫前期有关的异常实验室检查。

此时母体的实验室检查包括全血细胞计数和 24 小时尿蛋白定量。其他实验室检查还包括血电解质（尿素氮、肌酐）、血尿酸、肝功能系列（转氨酶水平）、血白蛋白、乳酸脱氢酶，外周血涂片检查和凝血项目。只要有弥散性血管内凝血的证据或肝酶水平升高，就应将轻度子痫前期的治疗改为重度子痫前期的治疗。胎儿评估应包括胎动计数，两周一次 NST 检查或生物物理评分，超声检查评估胎龄、胎儿体重和羊水量。

18-5 C 学习目的： 了解子痫前期的处理方法。

对尚未足月的轻度子痫前期患者的处理仍存有争议。是否需要住院和使用抗高血压药物是争议的焦点。治疗计划的制定取决于个体的状况。对新发的子痫前期患者建议住院卧床休息，连续评估母亲和胎儿的情况。如果临床症状和体征、实验室检查、胎儿监护确定母亲和胎儿情况稳定，则不使用抗高血压药物和硫酸镁，患者可以继续自然妊娠过程。如果情况恶化，有向重度子痫前期进展的证据，应该考虑立刻分娩。

18-5 D 学习目的： 掌握子痫前期母亲和胎儿的并发症。

轻度子痫前期的并发症包括：快速进展至重度子痫前期、子痫发作、母亲危险、胎儿死亡。因此，子痫前期患者的重要处理就是每天评估（通过母亲的查体和实验室检查评

第18章 产前保健

估)和胎儿监护。

▶ 过期妊娠

病因学

什么是过期妊娠?

过期妊娠或延期妊娠是指妊娠达到或超过42周,胎儿在294天或预产期后14天仍未分娩。精确估算日期对诊断很重要,在所有孕妇中过期妊娠的发生率为7%,过期妊娠的病因不明。然而过期妊娠与一些情况有关,如无脑儿畸形、母亲肥胖和妊娠期间体重过度增加。常由末次月经史不清或预产期计算不正确而作出过期妊娠的诊断。

如何计算"预产期"?

正常月经周期规律并知道末次月经日期的妇女,通常在早孕时确定妊娠时间。精确计算预产期的关键是初诊体格检查时确定子宫大小。切勿将少量的阴道流血与月经相混淆。预产期计算方法是正常末次月经的第一天加7天,月份减3。早期妊娠超声检查常用于对月经不规则、末次月经不清或与子宫大小不一致的患者估算或确定预产期。

如何用超声来确定预产期?

超声检查早期妊娠时测量顶臀长或中期妊娠时测量胎儿的双顶径、头围、股骨长及腹围可证实和确定预产期。如果妊娠20周时依据末次月经与依据超声估测的预产期相差大于7天,那么在妊娠20~30周时相差将大于14天,或妊娠超过30周时相差将大于21天,超声评估是最准确的。

注意:少量的阴道出血勿与正常月经相混淆,在初诊时精确计算预产期是至关重要的。

评估

过期妊娠对胎儿或母体相关的危险有哪些？

在妊娠 42 周或 42 周后，围生儿死亡率是足月时的 2 倍多，在 43 周时死亡率增加 6 倍。过期妊娠与死产、羊水过少、巨大儿、子宫胎盘功能不足、胎儿成熟障碍、胎粪吸入、APGAR 评分低、脐动脉 pH 低相关。母亲并发症包括难产、剖宫产率增加、焦虑增加。

如何减少母婴风险？

临床随机试验未能证明在妊娠 40～42 周间常规行产前胎儿监护能减少围生儿死亡率。然而，试验证明随着孕周增加围生儿死亡率也随之增加。因此常规的做法是在这段时期应每周行 2 次 NST、BPP、CST 或修订的 BPP 参数检测。

NST 是患者取左侧卧位，连续胎心率监护。一旦确定胎心率基线，就开始监测评估，20 分钟内应有 2 次胎心率加速每分钟大于基线 15 次，每次持续时间大于 15 秒。结果报告为有反应型或无反应型。过期妊娠伴有无反应型 NST 需要延长监护，声波刺激，BPP 评估或分娩。BPP 可详细评估胎儿 30 秒的呼吸、3 次明显的胎动、1 次胎儿肢体或躯干的伸展或屈曲和羊水量。评估至少 30 分钟，最后一项是 NST。结果每项赋值为 0 或 2 分，分值为 8 或 10 分为正常，6 分为可疑，4 分或以下为异常。无论评分多少，如果存在羊水过少，应需进一步评估。

修订的 BPP 是以子宫胎盘功能不足导致尿量生成减少与羊水量减少相关为依据而制定的。BPP 由 NST 和羊水量评估组成。正常修订的 BPP 为反应型 NST 和羊水指数（AFI）>5 组成，而无反应型的 NST 或 AFI≤5 为异常。有关产前检查的详细说明见第 14 章。还应指导患者每日评估胎动计数。羊水过少（AFI≤5cm）、无反应型 NST 和异常 BPP 或 CST 是诱导分娩的指征。

注意：了解如何应用产前检查指导诱导分娩决策。

治疗

诱导分娩优于期待治疗吗？

没有足够的证据支持在低危妊娠且宫颈条件良好的妇女诱导分娩较期待治疗能改善围生儿死亡率。然而由于诱导失败的风险相对而言低于剖宫产，故诱导分娩常作为优选方法。

低危妊娠和宫颈条件不良的孕妇期待治疗与诱导分娩相关的并发症发病率均低。然而，使用促宫颈成熟药物（如前列腺素）诱导分娩显示出一定的优势。在妊娠41～42周随机研究结果表明，为了减少死产、围生儿死亡率、剖宫产率和羊水胎粪污染的危险，可常规使用促宫颈成熟剂诱导分娩。另外，在妊娠41～42周常规诱导分娩可提高患者的满意度。

宫颈何时成熟或不成熟？

为诱导分娩的患者评估时，需要确定准确的日期和检查宫颈。宫颈的物理特性是预测诱导分娩成功关键。行盆腔检查，评估宫颈口的扩张、消失、先露位置、宫颈硬度、宫颈的位置。计算Bishop评分定量分析诱导分娩成功率。Bishop评分≤4分，提示诱导分娩失败率高，而评分≥9分时常能成功诱导分娩。评分5～9分时有近10%的失败率（表18-15）。

注意：掌握如何计算和解释Bishop评分。

表18-15 Bishop评分系统

分值(cm)	宫口开大	宫颈管消失	先露位置	宫颈硬度	宫颈位置
0	未开	0～30	-3	质硬	后位
1	1～2	40～50	-2	质中	中位
2	3～4	60～70	-1	质软	前位
3	≥5	≥80	+1，+2		

有剖宫产史的患者应如何选择治疗？

对于以前曾行子宫下段横切口剖宫产的妇女，剖宫产后的阴道分娩是替代再次剖宫产的一种方法。妊娠 40 周后，子宫破裂的风险并无实质性增加。然而，了解分娩时子宫破裂的发生率是很重要的。子宫破裂的风险在未分娩时为 1.6/1000，自然分娩时为 5.2/1000，未用前列腺素诱导分娩时为 7.7/1000，使用前列腺素诱导分娩时为 24.5/1000。因此，有剖宫产史的患者禁用前列腺素诱导分娩。缺乏足够的资料支持正式推荐妊娠 42 周后行剖宫产后的阴道分娩（VBAC）。

注意：了解选择 VBAC 患者的子宫破裂发生率。

关 键 点

▶ 所有妊娠中，过期妊娠的发生率为 7%。
▶ 准确计算妊娠日期是诊断的关键。
▶ 过期妊娠的评估包括从 41 周开始进行的产前胎儿检测。
▶ 过期妊娠与死产、巨大儿、羊水过少和剖宫产的危险性增加有关。
▶ 过期妊娠的治疗包括在 41～42 周进行诱导分娩以减少胎儿的危险和母亲的焦虑。

第18章 产前保健

病 例 18-6

患者，女，29岁，G3P2002，在妊娠40.4周时到诊所进行常规产前检查，进一步询问无妊娠并发症。患者有臀先露子宫下段横切口剖宫产史。患者自诉胎动规律、正常，且无阴道出血或子宫收缩。末次月经日期及早期妊娠时的超声检查均证实其预产期是4天前。患者要求诱导分娩，声称"我再也不能继续妊娠了"。体检发现宫颈闭合且坚硬。

A. 患者是过期妊娠吗？
B. 根据本次妊娠的产科检查应给予哪些建议？
C. 妊娠42周后母亲和胎儿最显著的危险是什么？
D. 患者既往子宫瘢痕史会如何影响目前的治疗选择？

参考文献

American College of Obstetrician and Gynecologists. Practice Bulletin No. 55, September. 2004 Management of Postterm Pregnancy 2004.

Cunningham FG, Gant NF, et al. Williams Obstetrics. Twenty-first Edition. Stamford, CT: Appleton and Lange 2001: 729-741.

Norwitz ER. UpToDate: Postterm pregnancy. Accessed November 1http://www.uptodate.com.

病例答案

18-6 A 学习目的： 掌握过期妊娠的定义。

该患者是正常足月妊娠。延期或过期妊娠是指经过正确日期计算，妊娠达到或超过 42 周。在所有妊娠中，过期妊娠占 7%。

18-6 B 学习目的： 了解足月妊娠门诊产前检查的项目及重要性。

指导妊娠 40 周且宫颈不成熟的患者包括：确定预产期，与孕妇讨论在妊娠 41 周开始行 NST、BPP 或修订的 BPP。无反应型的 NST、异常的 BPP 或羊水过少时，应确保通过标准的产科方法分娩。

18-6 C 学习目的： 掌握过期妊娠时母亲和胎儿的风险。

过期妊娠母亲最常见的风险是难产和剖宫产率增加。胎儿的危险是围生儿死亡率增加、子宫胎盘功能不全、死产、羊水过少、巨大儿、低 APGAR 评分和脐动脉 pH 降低。

18-6 D 学习目的： 了解子宫破裂的危险。

患者既往因臀先露而行子宫下段横切口剖宫产，因此应与患者详细讨论子宫破裂的风险。子宫破裂的危险不会随着孕周的延长而增加。然而子宫破裂的危险随使用缩宫素诱导分娩而增加。子宫破裂的风险随使用前列腺素诱导分娩而明显增加，因此既往有子宫瘢痕史的患者为使用前列腺素的禁忌证。

正常分娩和异常分娩

此部分内容对正常分娩和异常分娩作出了定义,并对其进行了探讨。

正常分娩

以下内容探讨正常分娩的原因和其他内容。

病因学

分娩的严格定义为规律宫缩伴随着宫颈管的消失与扩张及妊娠物的娩出。产科检查的主要任务是评估确定真假临产。因此必须识别真正临产的症状与体征,也应熟悉临产患者的评估与治疗。

评估

患者主诉提示真正启动产程的征象有哪些?

- 见红:宫颈管消失,宫颈的保护性黏液栓混有少量血液流出。
- 胎膜破裂(ROM):患者自觉清亮液体从阴道里涌出(破水),另外液体也可从阴道缓慢且持续的漏出。
- 规律宫缩:宫缩间歇规律出现(如每5分钟一次)提示真正临产。自觉下腹部和背部收缩,注意随时间推移强度增加。

应做哪些典型的临产或分娩检查评估可疑临产患者?获取自然病史和宫缩频率及任何既往史。

- 阴道检查:根据病史如可疑胎膜破裂,不要行指诊检查。消毒后无菌窥器检查,查阴道后穹隆有无羊水积聚。如果有积聚,检测液体中有无羊齿植物样结晶(液体在玻片上干燥后的表现)。硝嗪试纸阳性(当暴露在更多碱性羊水中时,pH试纸变为蓝色)。
- 宫颈检查:实施阴道指诊,检查宫颈管消失,宫口扩大,宫颈的位置(前位,中位,后位),宫颈硬度(硬或软)。

宫颈管消失是指由宫颈内口到宫颈外口的长度消失。宫口扩大是指宫颈外口扩大的程度。
- 母亲或胎儿监护：典型的外部压力监测仪常用于确定宫缩强度并进行同步电子胎心率监护。

什么是 Bishop 评分？

该体系用于评估妊娠足月准备分娩时的宫颈评分。每一项赋值 0～3 分。内容包括宫颈的扩张，宫颈管消失，状态，硬度，位置。状态是指胎先露下降的水平（通常是头）。常用的方法是参考与坐骨棘的关系。

棘上高度用 -5～-1cm 表示（-5cm 为最高），0 是指位于坐骨棘水平。同样，$+1$～$+5$cm 表示胎先露位于坐骨棘水平以下的距离，（$+5$cm 是在阴道入口）。宫颈适合（成熟）最适宜分娩。5 分或更高提示宫颈条件较好。

什么是 Leopold 手法？

该手法是检查者在腹部通过双手四步触诊法，宫外评估胎儿位置，经验丰富的检查者可以确定胎产式、胎先露和胎方位。胎产式是指胎体纵轴与母体纵轴的关系。胎先露是指最先进入母体骨盆的胎儿部分，例如额先露需要更大的径线，常不能通过母亲的骨盆。胎方位是胎先露部分与母亲骨盆的关系（例如包括枕前或左枕后）。

产程分几个阶段？

产程分为三个阶段，分述如下：
- 第一产程：从临产到宫口开全。分为潜伏期（发生在宫颈开始消失和扩张的早期）和活跃期，此期宫颈扩张加速（宫颈扩张 3～4cm 到宫口开全 10cm）。
- 第二产程：由宫口开全至胎儿娩出。
- 第三产程：自胎儿娩出后到胎盘娩出。

什么是分娩基本运动（也称作分娩机制）？

随着胎儿通过产道向下移动，胎位发生改变。基本运动（如下）描述了胎位的连续性变化。

1. 衔接：胎头的双顶径降至骨盆的入口平面（临床检

查位于坐骨棘水平)。
2. 下降：胎头下降进入骨盆。
3. 俯屈：胎儿呈颏-胸位。
4. 内旋转：枕骨朝向母体耻骨联合旋转。
5. 仰伸：枕骨弯曲朝向胎儿背部
6. 外旋转：胎头娩出后，胎儿头部自然复位。
7. 娩出：一个胎肩娩出后，剩余胎体应快速娩出。

治疗

如何监护宫缩？

子宫收缩可以用内或外压力监护器（分娩力计）进行监护。内监护是用子宫内压力导管（IUPC）确定宫缩的压力。IUPC 的测量单位被称为 Montevideo 单位，具体方法是计算 10 分钟内宫腔内宫缩时压力与宫腔内静止压力相比增加的压力值 (mmHg)。

如何监护胎心率？

可以通过以下方式监护胎心率：
- 间断使用多普勒超声或（少用）胎儿听诊器。
- 通过外监护仪或胎儿头皮电极行持续电子胎心率监护。

阴道检查的频率应是多少？

无菌下阴道检查，潜伏期约每 4 小时一次，活跃期约每 2 小时一次。应避免不必要的阴道检查。

会阴切开术的类型和适应证有哪些？

有时为了促进胎儿分娩或避免胎儿自然分娩损伤或产钳助娩时裂伤，常需要行会阴切开术。切口可位于会阴正中或会阴中外侧位置。

如何控制疼痛？

到目前为止，最常用的止痛方法是硬膜外麻醉，这种方法可使产妇在接受止痛的同时保留足够的知觉在分娩时用力。作为替代，有时也选用麻醉性止痛药，如哌替啶（Demerol）或酒石酸布托啡诺（Stadol）。有时用脊髓麻醉，麻醉的范围同硬膜外,单次用药即可。阻滞麻醉如阴部神经阻滞,可用于会阴部麻醉。在缝合裂伤或会阴切开术前还可给予局部麻醉。

什么是 VBAC?

VBAC 为剖宫产后阴道分娩。有子宫下段横切口剖宫产史的患者可试产。患者既往应没有 2 次或以上剖宫产史,骨盆合适,而且没有其他的子宫切口或子宫破裂史,可尝试 VBAC。古典式剖宫产史是 VBAC 的禁忌证,因子宫破裂的危险增加。

关 键 点

正常分娩
- ▶ 通过规律宫缩,使宫颈管消失、宫颈扩张而分娩,最终以胎儿及其附属物娩出结束。
- ▶ 通过患者的症状和体征、阴道、宫颈检查,母亲/胎儿监护评估产程。
- ▶ 产程分 3 个阶段,自子宫收缩到宫颈扩张开始至胎盘娩出为止。
- ▶ 分娩的基本运动描述了胎儿通过产道时的位置变化。

异常分娩

这一部分讨论异常分娩的病因学和其他方面。

病因学

任何正常产程模式和产程时间的改变均视为异常分娩。原因包括胎儿异常和母亲骨盆、子宫或宫颈异常。需考虑 3 个因素:产力(宫缩的强度和/或频率)、胎儿(胎儿大小)和骨盆(母亲骨盆大小和类型)。

评估

如何评估异常分娩?

根据3个因素进行评估。最好用内监护压力导管监测宫缩强度和频率。宫缩还决定了宫颈的变化。在产程活跃期，初产妇宫口开大的速度为1.2cm/h，经产妇应为1.5cm/h。

阻碍产程的胎儿因素包括巨大儿（尤其是糖尿病母亲的胎儿）或异常的胎产式、胎先露或胎姿势。胎姿势指妊娠晚期胎儿在子宫内的姿势。正常的胎姿势是胎儿的下颏屈曲贴近胸壁，手臂屈曲交叉于胸前，紧紧地蜷缩成一团以适应子宫腔的形状。产程异常的骨盆因素包括骨盆形态异常或均小骨盆。测量骨盆3条径线是胎儿是否通过产道的关键。

- 对角径（真结合径）：从骶骨岬上缘中点到耻骨联合下缘：≥11cm
- 坐骨棘间径：≥10cm
- 骨盆入口横径：≥13.5cm

女性骨盆有四种类型：
- 女型：圆形（最常见，占40%~50%），骨盆侧壁直，适宜经阴道分娩。
- 男型：心形（占所有女性的30%），两侧壁内聚（胎儿可能下降困难）。
- 类人猿型：长椭圆形（占所有女性的20%），骨盆侧壁直，坐骨棘间径和/或坐骨结节间径略小（可以经阴道分娩）。
- 扁平型：横椭圆形（很少，占2%~5%），很少经阴道分娩。

异常产程的分型有哪些？
- 潜伏期延长：初产妇>20小时，经产妇>14小时。
- 活跃期延长：较正常产程宫颈扩张或胎儿下降缓慢（表18-16）
- 活跃期停滞：活跃期宫颈扩张停滞>2小时或胎儿下降停滞（第二产程胎先露不下降超过1小时）

臀先露的分类有哪些？

臀先露占单胎分娩的2%~4%。
- 单臀先露：胎儿双髋关节屈曲，双膝关节直伸，以臀部先露。
- 全臀先露：髋关节与膝关节均屈曲。

- 不完全臀先露或足先露：一侧或双侧髋关节不屈曲，如一侧或双侧足先露直立下降。

表 18-16 异常产程分型

	初产妇	经产妇
产程从潜伏期到活跃期	≥20h	≥14h
活跃期宫口扩张停止	≤1.2cm/h	≤1.5cm/h
活跃期继发性宫口扩张停滞	宫颈无扩张≥2h	宫颈无扩张≥2h
第二产程下降停滞	无下降≥1h	无下降≥1h
硬膜外麻醉	3h	2h
非硬膜外麻醉	2h	1h

在有经验的产科医生助产下，臀先露有可能经阴道分娩。尝试经阴道分娩的先决条件包括：母亲骨盆正常，反应型胎心率，产程进展正常和胎儿大小合适。臀位可选择剖宫产或必须行剖宫产。可选择的另一种方法是头部外倒转术，在产程启动前由产科医生经腹部转动胎儿。

治疗

足月阴道手术分娩的意义是什么？

阴道助娩的意义是通过胎吸或产钳的方法助娩。在其他的标准中，这两种方法都要求宫颈充分扩张、羊膜破裂、胎头位置确定和母亲骨盆正常。完成这些操作的关键是经验，如果操作不当，可能发生严重的母婴损伤。

何为产程异常时剖宫产的指征？

有许多剖宫产的指征，其中包括但不局限于诱导分娩失败、头盆不称、子痫前期、古典式剖宫产（子宫纵切口）、未知剖宫产类型、子宫破裂史、产道梗阻（例如子宫肌瘤）、无反应型胎心率、脐带脱垂、臀先露、多胎妊娠、胎儿异常、胎盘异常（如胎盘早剥或前置胎盘）。如果计划剖宫产，应行子宫下段剖宫产，以便在以后分娩时可行剖宫产后经阴道分娩。在紧急状态和胎儿横位需要更大切口时可进行古典剖宫产（纵切口）。

关 键 点

异常分娩
- ▶ 评估异常产程时考虑三个因素：产力、胎儿和骨盆
- ▶ 女性骨盆有四种类型：女性型、男性型、类人猿型、扁平型。
- ▶ 异常产程可以被分为：潜伏期延长、活跃期延长、活跃期停滞。
- ▶ 臀先露有三种：单臀先露、全臀先露、不全臀先露或足先露。

病 例 18-7

患者，女，25岁，G2P1002，因妊娠40周来院生产，下午3:00进入产程，患者最近从委内瑞拉移民，稍懂一点英语，以前未行过产前保健。体格检查发现胎膜已破，宫颈口扩展达5cm，75%的宫颈管消失，先露平棘，宫缩为3～5分钟1次，下腹正中可见纵形切口。通过询问病史发现孕妇的一个孩子是由剖宫产生的。然而不能确定其子宫切口是下段横切口还是纵切口，且无录可循，但患者强烈要求此次经阴道分娩。

A. 产程中应注意什么？
B. 讨论子宫下段横切口剖宫产后子宫破裂发生的可能性。
C. 讨论古典式剖宫产后子宫破裂发生的可能性。
D. 解释其孕次和产次，如G2P1002。
E. 患者处在第几产程？

病 例 18-8

患者，女，30岁，因孕34周来院生产。主诉数小时前开始进入产程，出现见红和规律宫缩。患者妊娠过程顺利，仅在一周前最后一次产前检查时发现臀位，无菌窥器检查发现宫颈口扩张4cm，见脐带突出。

A. 诊断是什么？
B. 如何处理？
C. 臀位的危险因素是什么？
D. "衔接"的定义。

参考文献

American College of Obstetricians and Gynecologists. Compendium of Selected Publications 2004.

Beckmann CRB, et al. Obstetrics and Gynecology, Fourth Edition. Williams and Wilkins 2002.

Cunningham FG, Gant NF, et al. Williams Obstetrics, Twenty-first Edition. New York: McGraw-Hill 2001.

第18章 产前保健

病例答案

18-7 A 学习目的：掌握既往有子宫纵切口手术史的患者经阴道分娩时子宫破裂的风险。

允许患者经阴道分娩的问题是有子宫破裂的危险。对于以前有古典式剖宫产史的患者，这是一个需要关注的特殊问题。患者的切口类型不知，并且几乎无法获得上次的手术记录。在这种情况下，认定她以前为古典式剖宫产切口是最为安全的，因此不宜选择VBAC。虽然腹壁是纵切口，但仍不能确定子宫切口的类型。为了防止子宫破裂，结合在国外的剖宫产实况，最安全的是假设为古典剖宫产史，不允许患者行阴道试产。

18-7 B 学习目的：清楚以前行子宫下段横切口剖宫产患者发生子宫破裂的几率。

以前曾行子宫下段横切口剖宫产的患者在尝试经阴道分娩时，子宫破裂的发生率约为0.8%。

18-7 C 学习目的：一定要清楚有古典式剖宫产史的患者，发生子宫破裂的几率增加。

有古典式剖宫产史的患者在尝试经阴道分娩时，发生子宫破裂的几率约为10%。

18-7 D 学习目的：了解孕次和产次的定义。

患者的孕次和产次可以用下述方式表述，该患者为G2，这意味着该患者在此次妊娠前有一次妊娠史。产次为1002（可以解释为一次足月产，0次早产，0次流产，有2个存活子女）可以解释为患者既往有双胎分娩史。因此患者G2P1可以解释为患者以前有一次双胎妊娠史。

18-7 E 学习目的：掌握产程阶段。

因患者宫颈扩张达5cm，宫缩规律，故该患者为第一产程，活跃期。

18-8 A 学习目的：识别脐带脱垂的先露。

该患者诊断为脐带脱垂，是产科急症之一。

18-8 B 学习目的： 掌握如何处理脐带脱垂患者的一般原则。

脐带脱垂需按急症处理，应立即行剖宫产。需用戴无菌手套的手立即托住子宫，改变脐带脱垂的部位，可以防止宫缩引起脱垂脐带受压，防止胎儿死亡。托住子宫手的位置不变，直到剖宫产分娩。

18-8 C 学习目的： 了解脐带脱垂的危险因素。

脐带脱垂的危险因素包括臀先露、早产、胎膜破裂（自发或人工，先露部不衔接）和羊水过多。

18-8 D 学习目的： 掌握衔接的定义。

衔接的定义为胎儿先露部下降进入骨盆入口。在顶（头）先露的情况下定义为胎头双顶径进入骨盆入口平面，在臀先露的情况下定义为粗隆间径进入且经过骨盆入口平面。

▶ 母乳喂养

何为泌乳?

泌乳需要乳房的上皮细胞发生一系列变化,分化、成熟为分泌细胞。泌乳过程分两步。泌乳的第一阶段发生在妊娠中期的前半阶段,其标志是乳房内出现分泌单位并产生少量的乳汁。在妊娠 15~16 周后,分泌的少量乳汁含有乳糖和酪蛋白。乳房上皮细胞的进一步分化,被孕期血循环中高水平的孕激素抑制。这一阶段也会出现初乳。

分娩后,随着胎盘的娩出,血循环中孕激素水平急剧下降。孕激素水平急剧下降以及催乳素和皮质醇升高可引发大量乳汁分泌,此为泌乳的第二阶段。哺乳期的乳汁分泌是由多种激素维持与调节的。通过刺激乳头,乳汁由乳房流出,触发了垂体前、后叶腺体分泌催乳素与缩宫素。乳汁的分泌需要催乳素,而缩宫素负责肌上皮细胞收缩引起乳汁分泌。哺乳的过程将使血中催乳素水平升高,为下一次哺乳作准备。

建议与指南

如何指导产妇开始哺乳、哺乳频次和哺乳持续时间?

根据美国儿科学会建议,产后应立即开始哺乳。尽管哺乳次数取决于婴儿的需要,但是建议每天哺乳 8~12 次,哺乳持续时间因人而异。哺乳持续时间随着婴儿的成熟而减少。通常产后应立即哺乳,每次 10~15 分钟。满月时每次哺乳的时间约为 8~10 分钟。

产后的前两天应评估哺乳技术及哺乳是否足够。建议母亲使用哺乳日志记录每次哺乳的时间,同时记录婴儿 24 小时内的排泄次数。

母乳喂养的婴儿需要添加辅食吗?

母乳喂养作为单独的营养来源在婴儿前 6 个月里一般是

足够的。为了防止早产儿和母亲铁缺乏，建议在婴儿的饮食中补充铁。另外，对于光照不足的婴儿或母体缺乏维生素 D 的，要在前 6 个月内添加。如果哺乳期间婴儿未能茁壮成长且改善哺乳的努力无效，建议按处方添加辅食。

母乳喂养的益处有哪些？

研究发现，母乳喂养对婴儿和母亲的健康都非常有益。除了为新生儿提供优质营养外，母乳含有免疫球蛋白（大量分泌型 IgA），常可抵抗感染。初乳（有时在妊娠末期分泌，但主要是在产后的 2~3 天分泌浓稠的微黄色的乳汁）含有高浓度的分泌型 IgA。母乳中还含有促进新生儿细胞生长和分化的因子。

母乳喂养对母亲亦有益。乳汁流出时，缩宫素释放，可促进子宫收缩，减少母亲失血。另外，母乳喂养可降低卵巢癌和乳腺癌发生的风险。

哺乳可作为避孕方法吗？

产后 6 个月期间，哺乳能通过抑制排卵来避孕。如果没有医生进一步指导，该避孕法并不可靠。另外母亲可选用屏障法作为附加的避孕手段。哺乳期也可选用激素避孕，包括单一孕激素避孕药。

很多学者建议母乳喂养者产后 6 周开始应用单一孕激素避孕药。产后应避免使用含雌激素的避孕药。分娩后患者处于高凝状态，增加深静脉血栓发生的风险，使用含雌激素的避孕药会增加这种风险。所以世界卫生组织建议，至少产后 6 个月内应避免使用复合口服避孕药。

禁忌证

母乳喂养的禁忌证有哪些？

母乳喂养的禁忌证很少。伴有 HIV、人类嗜 T 细胞病毒-1（HTLV-1）或活动型肺结核的妇女应禁止母乳喂养。

第18章 产前保健

其他禁忌证包括母亲吸毒,婴儿患半乳糖血症,使用某些特殊药物(见下一章节)。哺乳期母亲应避免饮酒。只要新生儿接种了乙型肝炎病毒疫苗,乙型肝炎病毒感染患者就不应视为哺乳禁忌证。

哺乳期什么药物是禁用的?

根据美国儿科学会和美国妇产科学会的意见,有些药物在哺乳期妇女服用时对婴儿有很大的危险性。作为一般规则,哺乳期妇女避免使用抗肿瘤药物(如甲氨蝶呤,多柔比星),甲状腺毒性药物(如放射性碘),免疫抑制剂(如环孢素、环磷酰胺)。已证明溴隐亭可抑制乳汁分泌,所以应避免使用。另外,一些药物如锂,麦角胺类在哺乳期妇女属禁忌用药。

评估

如何评估哺乳期妇女?

出院前评估乳汁生成的进展情况,泌乳和吸吮是否充分。乳汁生成的第二阶段通常发生在产后的1~5天。产生的丰富乳汁会引起乳腺肿胀。如果婴儿哺乳恰当,随着胎粪的排出乳汁生成的第二阶段开始,胎粪转为正常的黄色。

哺乳时,婴儿嘴唇应将母亲的乳头环绕密闭。保证婴儿上下嘴唇能形成约120°的角。吸吮时婴儿应使用整个颊部。如果婴儿下唇用力,婴儿的舌头伸出超过下牙龈,可见与乳腺接触。通过颊部下滑、哺乳中断、乳晕处哺乳、上下唇在嘴角处接触可确定密闭不完全。

通过哺乳时观察婴儿,评估婴儿吸吮情况。吸吮不良的征象包括:哺乳时有乳汁自口内溢出,作呕或咳嗽,或提前松开乳头。

如何评估婴儿的摄入?

建议哺乳母亲在哺乳期间记录哺乳频率和持续时间。尿液和粪便的排出情况也可作为婴儿摄入良好的标记。每天计算湿尿布的数量来了解尿量。产后3天，婴儿一天约有6块湿尿布，伴有胎粪排出。胎粪的清除是婴儿摄入母乳的结果。如果3天后仍无胎粪排出，应行临床检查。生长是婴儿摄入的另一个指标，应对母亲进行宣教，让其了解婴儿出生后数周内的正常生长方式。通常婴儿出生后5天内体重会下降5%~7%。1~2周后，恢复至出生时的体重。

并发症

什么是乳房肿胀？

术语肿胀是指产后发生的两侧乳腺肿胀。患者肿胀常伴有弥漫性的疼痛，无全身症状如发热、寒战和肌痛。肿胀常分为早期和晚期，婴儿出生后1~3天内，产妇的乳腺经历乳汁生成的第二阶段（以大量乳汁生成为标志）。

早期肿胀是由于水肿和乳汁的积聚所致。相反，晚期肿胀仅由于乳汁积聚和淤滞引起。虽然早期肿胀可自行消除，但这两类肿胀都可通过频繁地排空乳汁而预防和治疗。临床医生应评估婴儿哺乳是否恰当，确保母乳喂养的次数与量。对早期肿胀不建议使用乳腺吸吮器，除非婴儿因医源性原因不能哺乳，如早产。

什么是乳腺炎？

乳腺炎是一种感染性疾病，常表现为突发的单侧乳腺疼痛、红斑和局部肿胀，伴有全身症状，如发热、寒战和肌肉疼痛。在哺乳期妇女，乳腺炎的发病率为1%~2%，常发生于产后1~5周之间。金黄色葡萄球菌、β溶血性链球菌、H流感杆菌和大肠埃希菌是引起乳腺炎的主要细菌。

乳腺炎用抗生素治疗，如双氯西林或者氯唑西林，疗程为10~14天。如果48小时后未见效，应使用头孢氨苄或阿莫西林和克拉维酸盐。如果治疗方案改变后仍无缓解，应取中段乳汁标本行细菌培养。除抗生素外，可用抗炎药物来缓解疼痛，鼓励产妇继续哺乳，以此缓解因肿胀引起的疼痛。

同一部位反复发生的对治疗无反应的乳腺炎，可能是炎性乳癌，临床医生认识到这一点是至关重要的。炎性乳腺癌表现为单侧的红斑和硬结。乳腺炎疼痛部位局限且突然起病；炎性乳癌疼痛比较弥散且反复出现。另一个有助于鉴别的要点是乳腺炎患者产前乳腺检查结果无阳性发现史。

乳腺导管堵塞如何与乳腺炎鉴别？

乳腺导管堵塞表现为肿块触痛，肿胀局限与乳汁淤积有关。逐渐发病并且缺乏全身症状，这有助于与乳腺炎相鉴别。堵塞导管的治疗方法是加压热敷，用手朝向乳头按摩肿块，也可使用乳腺吸引器。无并发症的导管堵塞不需要使用抗生素。而乳腺炎需要使用抗生素治疗。

哺乳期妇女的乳腺脓肿怎样处理？

乳腺脓肿的表现与乳腺炎很相似，乳腺触痛、红斑、炎症，并出现发热、寒战、肌痛的全身表现。通常在脓肿部位可触及波动性肿块，脓肿常是乳腺炎治疗不当的结果。治疗方法是引流并使用抗生素治疗。可采用针吸或切开引流。建议在切开引流后的前 24 小时内丢弃乳汁，如果 24 小时后无引流物进入乳汁，可恢复母乳喂养。

关 键 点

- 临床医生应在产前宣教母乳喂养的益处。
- HIV 感染、活动性结核或服用特定药物的母亲不适宜哺乳。
- 母乳喂养不是产后避孕的可靠方法,必须建议至少使用屏障法避孕。对希望使用激素避孕的妇女,建议产后 6 周服用单一孕激素来避孕。
- 与母乳喂养相关的常见疾病包括乳腺肿胀、导管堵塞、乳腺炎和乳腺脓肿。乳腺炎与乳腺脓肿有全身症状,需要立即治疗。

病 例 18-9

患者女,28 岁,产后 2 周,主因乳腺肿大、触痛就诊。患者已哺乳 2 周,到目前为止没有出现过并发症。

A. 该患者的鉴别诊断有哪些?
B. 生命体征显示患者发热 38.3℃。检查发现单侧乳房红、局部肿胀和剧烈疼痛,这些发现改变鉴别诊断吗?
C. 患者关心是否能继续哺乳,征求你的意见,应给予哪些建议?

病例答案

18-9 A 学习目的：掌握产后哺乳妇女乳腺增大触痛的鉴别诊断。

当评估患者的表现时，肿胀、乳腺炎、导管堵塞以及乳腺脓肿都是鉴别诊断的内容，每一种都可以根据症状和体征进行鉴别。

18-9 B 学习目的：掌握通过检查如何鉴别肿胀、乳腺炎、导管堵塞和乳房脓肿。

患者表现为发热和单侧乳腺红斑，伴有局部肿胀和疼痛，可排除乳腺肿胀。患者乳腺肿胀常为双侧且弥散。乳腺炎、导管堵塞和乳腺肿胀经常表现为一侧乳腺局部胀痛。而只有乳腺炎或乳腺脓肿的患者才有发热。尽管导管堵塞患者乳腺触痛，但一般情况较好。另外，乳腺炎和乳腺脓肿的患者有全身症状，如高热、寒战和肌痛。

18-9 C 学习目的：确定产妇是否可继续哺乳。

对于肿胀、导管堵塞和乳腺炎的患者，建议继续哺乳，通常作为治疗方法。乳腺脓肿患者建议停止哺乳。鼓励产妇健侧乳腺继续哺乳。脓肿切开引流后24小时内应丢弃乳汁。一旦乳汁中没有引流物后，建议恢复母乳喂养。

（范淑英、陈 梅译 牛建清校）

第19章 避孕

无论是专业避孕还是公共避孕教育，在美国历史的很长一段时间内都存在着法律和文化上的阻力。仅仅是在上世纪最后40年，也就是20世纪60年代，避孕才成为医学院校课程标准的一部分。今天，避孕知识已被人们欣然接受。一系列的避孕方法各自有其优点和不足。然而，即使在已采取避孕措施的妇女中，意外妊娠率依然很高。

大多数与使用避孕有关的社会、文化、交际、亚健康方面的问题并没有被临床医生完整提出。如果对患者可接受的避孕方法给予更认真地解释，指导其使用，获得信息的途径更简单、开放，许多意外妊娠是可以避免的。避孕方法是各种医学或妇产科医学实践的基石。

▶建议或选择一种避孕方法时需要考虑什么因素？

- 有效性
- 禁忌证和安全性
- 主要的不良反应和副作用
- 使用的方便性和支付能力
- 接受程度
- 防止性传播疾病
- 可逆性

▶如何评估一种方法的有效率？有效指数是什么？

有效率由失败率来衡量，即使用一种避孕方法而发生的意外妊娠率。有效指数是对一种避孕方法失败率的定量表达式。它被定义为使用某特定方法的每100个妇女中每年的失败人数(意外妊娠)。然而,它不能区分理论有效率(规范使用该方法而妊娠妇女的百分数)和实际有效率(非规范使用该方法而妊娠妇女的百分数)。目前,某特定方法的有效性通常报告为两种数字:使用的第一年里规范使用(期望的最低失败率)和使用的第一年里非规范使用(非规范的失败率)。例如,口服避孕药在第一年的规范使用期望的最低妊娠率是 0.3%,而第一年非规范使用的妊娠率是 8%。在这一章里,有效性包括规范使用和非规范使用。

▶ 哪种方法最为有效?

许多因素(来自生物的、交际的、文化的)都会影响避孕方法的有效率。通常,非性交相关的方法(例如 IUD 和口服避孕药)比性交时采用的方法(例如隔膜和避孕套)有更好的效果。然而,每种方法都有其优点和不足。最好的方法是一种容易被患者接受、使用连贯性好、医学上认可的方法(表 19-1)。

表 19-1 使用方法避孕第一年中意外妊娠的妇女百分数

方法	非规范使用	规范使用
不避孕	85	85
杀精子剂	29	15
定期节制:		
按日历	25	9
监测排卵方法	25	3
基础体温监测	25	2
体外射精	27	4
杀精子隔膜	16	6
避孕套(男用)	15	2
药物:	5	
单一孕激素	8	0.5
联合激素	8	0.1

续表

方法	非规范使用	规范使用
IUD：		
含铜 IUD（T 380A）	0.8	0.6
左炔诺酮 IUD（LNG20）	0.1	0.1
甲羟孕酮醋酸酯	3	0.3
女性绝育术	0.5	0.5
男性绝育术	0.15	0.10

Adapted from Hatcher RA, Trussell J, Stewart F, et al. Contraceptive Technology, Eighteenth Edition. New York：2004

▶避孕方法分几类？

避孕方法大致有以下几种分类：激素法、IUD、屏障方法、性交后避孕、生育知晓方法和综合方法。

▶激素避孕法

激素法可分为两组：复合制剂法和单一黄体酮法。

哪种激素法是目前美国妇女最常用的？

复合激素避孕
- 复方口服避孕药（"药丸"）
- 经皮避孕用具（"皮贴"）
- 阴道避孕环
- 性交后避孕（紧急避孕药）

单一孕激素避孕药
- 注射用避孕药，如甲羟孕酮醋酸酯（DEPO）
- 单一孕激素避孕药
- 单一孕激素性交后紧急避孕药

第19章 避孕

联合（雌孕）激素避孕
复方口服避孕药

复方口服避孕药高效、可逆、使用方便，在性交之外的任何时间均方便服用。目前使用的大多数复方口服避孕药是小剂量制剂，安全性很好，副作用少，禁忌证明确。除了避孕外，口服避孕药对健康亦有益处。

复方口服避孕药的药理学基础是什么？

所有的复方口服避孕药都包括一种合成的雌激素和一种合成的孕激素。炔雌醇是存在于所有复方口服避孕药中的雌激素，含量少于 $50\mu g$。事实上目前所用的各种片剂含量都小于 $50\mu g$。许多不同的孕激素可用于复方口服避孕药。它们都是19-去甲睾酮激素的衍生物。

复方口服避孕药的成分是什么？

复方口服避孕药药片需要每天服用，普通包装是一个月（28天）为一周期。这28天的周期由3个星期（21天）的有活性的药片和7天的安慰剂（无作用药片）间隔组成。每月的月经来潮是口服安慰剂/无作用药片的间隔期。下面是不同组方的复方口服避孕药。

- 单相（固定剂量）制剂，每片活性药物中含有相同剂量的雌激素和孕激素。
- 多相制剂，每片活性药物中含有不同剂量的雌激素和/或孕激素。多相制剂减少了皮质类固醇总量，但是没有证据表明它比传统的单相制剂更有优势。
- "低剂量"指的是药剂中炔雌醇的含量$<35\mu g$。
- 延长周期（连续使用联合药剂的用法）：在这种方法中，活性药片要连续服用几个月而无安慰剂间隔。市场上有包装好的延长周期的药剂，商品名为 Seasonale，需要服用活性药剂84天和安慰剂7天。月经每年按季来潮四次。

复方口服避孕药效果如何？

复方制剂高度有效。第一年规范使用的失败率为0.3%，而非规范使用的失败率为8%。

复方口服避孕药的作用机制是什么？

复方口服避孕药主要是通过作用于下丘脑和垂体来抑制排卵。复方口服避孕药干扰下丘脑的GnRH的释放和抑制月经中期垂体的促性腺激素的波动。孕激素成分可使宫颈黏液稠厚（阻碍精子穿透），改变子宫内膜而抑制受精卵着床。输卵管蠕动能力也被减弱。

使用复方口服避孕药的绝对和相对禁忌证是什么？

绝对禁忌证包括：
- 妊娠
- 年龄≥35岁的吸烟者（吸烟＞15支/日）
- 现在或以前患血栓栓塞性疾病，包括血栓性静脉炎
- 现在或以前患脑血管疾病或冠状动脉疾病
- 高三酰甘油血症
- 已知或可疑乳腺癌
- 已知或可疑雌激素依赖性肿瘤
- 不明原因阴道流血
- 活动性肝病
- 有先兆或有神经系统症状的偏头痛

相对禁忌证包括：
- 抑郁症或有产后抑郁症的病史
- 控制不良的高血压
- 使用抗生素利福平或灰黄霉素（没有更为确切的证据表明其他广谱抗生素会降低复方口服避孕药的效力）
- 家族中有不明原因静脉血栓性疾病的病史
- 以前有药物性黄疸或妊娠期胆汁淤积性黄疸

增加肝微粒体酶活性的药物可能会降低口服避孕药的药效，包括：
- 一些抗惊厥药物，包括苯妥英、巴比妥酸盐和乙胺嗪；
- 贯叶连翘（St. John's wort）
- 一些抗病毒药物

复方口服避孕药会引起乳腺癌吗?

关于研究服用复方口服避孕药所致乳腺癌风险的大样本流行病学资料有很多。大部分专家认为,药物没有增加乳腺癌的风险,即使有也是微不足道的。然而一些研究报道,正在服用这类药物的妇女被诊断为乳腺癌的风险略有增加(RR=1.2)。这可能是由于确诊偏差或促进了已存在的乳腺癌进展。停药10年以上的妇女患乳腺癌的风险并不增加。

另外,如果服用复方口服避孕药的妇女被诊断乳腺癌则病变有可能更局限。到55岁时,服用药物的妇女和未服用药物的妇女患乳腺癌的几率是相等的。大部分专家也得出了结论,对于有明确乳腺癌家族史的妇女服用复方口服避孕药也是安全的。总之,这些资料是十分可靠的。

复方口服避孕药对其他癌症的发生有影响吗?

- 宫颈癌:是否有直接影响仍有争议。如果有,可能是复方口服避孕药促进了宫颈癌的进展。然而,复方口服避孕药服用者作为一组高危宫颈癌人群,应该定期进行巴氏筛查试验和 HPV 反应测定。
- 子宫内膜癌:子宫内膜癌是美国妇女第三常见癌症。通过增加在复方口服避孕药服用期间的保护作用,可减少发生子宫内膜癌的风险。保护作用可延续到停药后至少15~30年。
- 卵巢癌:复方口服避孕药服用者患卵巢癌风险大大降低。保护作用随使用时间的延长而增加。有关服用复方口服避孕药对遗传性卵巢癌发病率影响的资料是有争议的(BRCA1 或 BRCA2 突变相关的)。

复方口服避孕药的避孕以外的其他益处有哪些?

除了避孕以外,服用复方口服避孕药还有许多非常重要的益处。复方口服避孕药经常被单独用于非避孕的处方,包括:

- 改善大多数月经周期相关性疾病。例如:
- 控制周期(使月经规律)

- 减少经期疼痛的发生（痛经）
- 减轻经前紧张
- 消除排卵期疼痛（经间痛）
- 改善由于月经过多导致的缺铁性贫血（月经过多）
- 减少卵巢囊肿复发
- 减少乳腺良性病的发生，包括纤维瘤和乳房的纤维囊病
- 作为痤疮和其他雄性激素增多所致疾病的补充治疗，例如 PCOS
- 子宫内膜异位症的选择治疗
- 减少盆腔炎性疾病住院治疗的次数
- 减轻围绝经期妇女血管舒缩症状
- 减少骨丢失，尤其是 40 岁以后服用药物的妇女

服用复方口服避孕药的常见不良反应是什么？

恶心、肿胀、乳房触痛、液体潴留：服用药物的妇女的大部分常见症状在服药前三个周期内改善，包括恶心（中枢神经系统作用）、肿胀、乳房触痛、液体潴留（由于钠排出减少）及头痛。一些妇女在服用安慰剂时，以上症状可能出现地更频繁，但是如果继续服用药物，以上症状可改善。

突破性出血：不规则（突破性）出血、月经稀少或停经都是很常见的并发症。这些症状通常在用药的前三个周期内改善。如果这些症状持续存在，可以通过改变药物或添加雌激素 1~2 周期而使症状消失。

体重增加：研究证明低剂量药片并不会显著增加体重。然而，许多女性认为服药后体重增加很普遍。主动提前告知服药者在用药的前几个月内可能出现前面提及的轻度肿胀、液体潴留，将会更好地得到理解，获得较好的依从性。

复方口服避孕药对健康的主要损害有哪些？

35 岁或以上的女性和吸烟女性发生严重副反应的风险最高。

心肌梗死和卒中：服用低剂量复方口服避孕药的年轻健康女性并不增加患心肌梗死或卒中的风险。某些女性风险增

第19章 避孕

加，包括以下人群：
- 吸烟、年龄>35岁的妇女
- 高血压、糖尿病、肥胖或高脂血症的女性
- 严重偏头痛或新发头痛的女性

高血压：大多数服用者血压略有升高。约1%的复方口服避孕药服用者出现高血压。几乎所有的血压升高者在停药的三个月内恢复正常。

静脉血栓栓塞：复方口服避孕药服用者发生静脉血栓栓塞的风险轻度增加，并随雌激素剂量的增加而增加。正在使用低剂量组分药物的女性也存在风险。重要的是，使用口服避孕药发生静脉血栓栓塞的风险低于妊娠发生静脉血栓栓塞的风险。发生静脉血栓栓塞的风险：
- 未服用口服避孕药，4~8/10万女性
- 服用口服避孕药，10~30/10万女性
- 妊娠，60/10万女性

了解血栓疾病病史很重要，包括患者本身及其家族史。

视觉改变：
- 罕见视网膜血栓病例报道。

口服避孕药其他的代谢作用有哪些？

脂质：复方口服避孕药中的雌激素成分可引起高密度脂蛋白（HDL）、总胆固醇和三酰甘油的升高。雌激素降低血清低密度脂蛋白（LDL）的水平。孕激素通常增加血清LDL，降低HDL、总胆固醇和三酰甘油。这些作用都是剂量依赖性的。低剂量药物引起的绝大部分变化仍然全部处在年龄和性别的生理学范畴内。这些微小改变的临床意义仍有待于确定。

糖类：复方口服避孕药对糖代谢的作用也是剂量依赖性。低剂量的复方口服避孕药可以引起轻度的胰岛素抵抗，但是糖耐量保持正常。目前服用口服避孕药者患糖尿病的风险并未增加。有妊娠糖尿病病史的患者也可以用复方口服避孕药。患有非胰岛素依赖型糖尿病和胰岛素依赖型糖尿病的

患者如果没有潜在的血管问题，通常也可以服用复方口服避孕药。

使用复方口服避孕药的女性总死亡率有变化吗？

现已证实低风险女性应用低剂量药物的总死亡率并不增加。因为其许多的非避孕益处恰恰改善了总死亡率。

复方口服避孕药对性传播疾病有什么作用？

复方口服避孕药不能防止性传播疾病，包括HIV感染。应鼓励所有女性在每次性交时使用避孕套。

HIV感染患者服用复方口服避孕药：最近有证据表明服用复方口服避孕药可增加HIV病毒感染。此外，一些抗反转录病毒药物可以降低药效。HIV感染的女性患者选择避孕的方法很复杂，最好咨询经验丰富的临床医生。

停用复方口服避孕药多长时间可以恢复生育能力？

大多数复方口服避孕药服用者停药后很快会恢复生育能力，平均延时1～2周恢复排卵。通常，用过复方口服避孕药的女性可以恢复以前相同的月经周期。"用药后闭经"是过去用来描述停止服用复方口服避孕药一年仍未恢复月经者。现在已不再认为复方口服避孕药的作用与月经恢复的过度延迟有关。发生这种情况最有可能是由于与患者以前的排卵或月经周期有关。患者应与其他的闭经患者一样进行详细检查。

开始服用复方口服避孕药需要哪些筛查？

详细询问病史（包括既往史、个人史和家族史）。排除绝对禁忌证。检查血压。提供个人咨询、预先指导、书面信息。初次服用口服避孕药前不需行乳房或盆腔检查、巴氏涂片或性传播疾病筛查。

开始和继续服用复方口服避孕药的基本指导有哪些？

如果排除了妊娠，可在一周的任何时间开始服用复方口服避孕药（"快速开始"）。如果采用快速开始法，建议采用其他避孕方法7天。通常开始的方法是在月经来潮后的第一个周日开始服药，这样可使月经周期在每个周末都不会

第19章 避孕

出血。
- 产后：
  - □ 如果没有哺乳，从第21天开始（不建议哺乳妇女服用复方口服避孕药）
- 流产或人工流产后：
  - □ 同一天或第二天开始
  - □ 如果妊娠超过24周，从第21天开始
- 性交后避孕或服用紧急避孕药后：
  - □ 如果患者确定月经正常的话，月经后的第2天开始
  - □ 服用紧急避孕药后立刻开始

如果在月经出血或产后或流产后超过5天开始口服复方口服避孕药，建议采用其他方法避孕7天。之后每天服用有效复方口服避孕药1片，连服21天，接着每天服用无活性的药片1片，共7天。每天同一时间服药。

新复方口服避孕药服用者可能漏服药，该如何处理？

如果漏服一片药，尽快补服一片药。如果漏服到下一次服药时才发现，那应一起服用两片药，且照常服完其余的药物。

如果连续漏服两片药：尽快服用两片药，第二天再服用两片。然后服完其余的药物。并采用其他的避孕方法1周。

如果连续漏服超过两片药：停止服药。也不再服用其余的药物。月经应该在1～3周内来潮。紧急避孕可能是比较适当的。月经来潮一周后开始服用新的药物。漏服药物后尽快采用其他的避孕方法来补救，一直持续到服用下一周期药物的第一周。

服用复方口服避孕药的女性随访监测哪些项目？
- 健康服务人员应为患者提供咨询和照料的便利服务。
- 继续适当年龄组的检查计划。
- 监测血压：开始口服复方口服避孕药后的三个月内检查一次血压，对于低危患者每年检查一次。

其他复合激素方法

什么是经皮避孕方法?

避孕皮贴（Ortho Evra）是一种三层贴皮剂，每天可以释放 150μg norelgestromin 和 20μg 炔雌醇。每月用一组，包括三片含药的膏剂。每周用一片，连续用三周，接着停用一周，此时月经来潮。

贴剂与复合口服避孕药有哪些相似之处?

贴剂和复方口服避孕药在以下几方面有相似之处：
- 最初开始用皮贴前不必行盆腔检查
- 作用机制
- 效力
- 绝对和相对禁忌证
- 副作用和严重的不良反应
- 性传播疾病保护方面（无保护作用）
- 非避孕的健康益处
- 恢复生育

贴剂与复方口服避孕药有哪些不同之处?
- 贴剂更方便使用，每周仅需使用一次。
- 激素水平波动小于口服药，因此如果延误用药，贴剂抑制排卵的作用要优于复方口服避孕药。
- 对于体重超过 90kg 的女性，贴剂的避孕功效可能降低。
- 皮肤刺激是导致终止用药的副作用。

基本的使用说明有哪些?

如果排除妊娠，可以在一周的任何一天开始用药。如果是月经开始或产后或流产后，5 天后开始用药，建议采用其他的避孕方法 7 天。皮贴可贴于腹部、臀部、上臂的外部和躯干部，不适用于胸部。每次更换皮贴时应更换使用部位。

皮贴脱落应如何处理?

如果皮贴脱落少于 24 小时，应该重新贴上。若皮贴粘力差，应更换新的皮贴，不需其他方法避孕（所有皮贴的处方都准备了备用贴)。如果皮贴脱落超过24小时,应更换新贴,并采用其他的避孕方法7天。新贴使用1周后再换下一贴皮贴。

阴道避孕环

什么是阴道避孕环?

阴道环是一种有弹性的直径约54mm的环。在阴道内放置3个星期,然后取出1星期,这期间可发生撤退性出血。它每天释放120μg的etonogestrel和15μg的炔雌醇。

阴道环和复方口服避孕药有哪些相似之处?

阴道环和复方口服避孕药在以下几方面有相似之处:
- 最初开始用阴道环前不必行盆腔检查
- 作用机制
- 效力
- 绝对和相对禁忌证
- 副作用和严重的不良反应
- 性传播疾病保护方面(无保护作用)
- 非避孕的健康益处
- 恢复生育

阴道环与复方口服避孕药有哪些不同之处?

阴道环方便使用,而且一月更换一次。阴道环可以被排出。经产妇更容易发生。阴道环可以引起阴道刺激。

阴道环的基本使用说明是什么?

如果排除妊娠,阴道环可以在一周内的任何一天放入("快速开始")。如果在月经出血或产后或流产后超过5天放入,建议采用其他的避孕方法7天。

如果阴道环排出或意外移位应如何处理?

如果阴道避孕环排出不到3小时,可以将此环用温水清洗后,重新放置在阴道内。如果它移位超过了3小时,需要更换新环,并且采用其他的补救措施避孕直到新环连续使用7天。

单一孕激素避孕药
单一孕激素药片

如何简要概括单一孕激素药片?

单一孕激素药片又称迷你药片,通常适用于那些希望使用避孕药,却有使用雌激素禁忌证或使用雌激素后有副作用的女性。这种药片每天服用,不间隔安慰剂。

单一孕激素药片的药物组分是什么?

美国使用最普遍的单一孕激素药片的成分为每片含有 0.075mg 的炔诺孕酮或 0.35mg 的炔诺酮。

单一孕激素药片的有效性如何?

年轻女性的失败率较高,而非常积极使用的女性的失败率与复方口服避孕药相似。单一孕激素药片必须在每天的同一时间服用。第一年规范使用的失败率是 0.5%,非规范使用的失败率是 8%。

单一孕激素药片的作用机制是什么?

只有约 50% 周期的排卵被抑制。主要的避孕作用是使宫颈黏液稠厚,其次可使子宫内膜变薄、萎缩(抑制受精卵植入)。这些作用持续时间短(24 小时内,不损害精子穿透能力)。因此,单一孕激素药片必须规律服用。

服用单一孕激素药片的绝对禁忌证是什么?

- 已知或怀疑妊娠
- 已知或可疑激素依赖型肿瘤
- 未确诊的阴道出血
- 现有脑血管或冠状动脉疾病
- 活动性肝病
- 良性或恶性肝肿瘤史
- 服用复方口服避孕药有严重不良反应,但未确定是否与雌激素有关

服用单一孕激素药片的相对禁忌证是什么?

- 激素依赖型恶性肿瘤,包括完全恢复期的乳癌

第19章 避孕

- 卵巢囊肿复发病史
- 使用增加肝清除率的药物，如利福霉素和许多抗惊厥药物

单一孕激素药片对癌症发病有影响吗？

通过孕激素对子宫内膜的作用，单一孕激素药片可对子宫内膜癌的发生提供保护作用。未证实会增加患乳腺癌的风险。

单一孕激素药片的重要益处有哪些？

单一孕激素药片可以适用于以下女性：

- 不能使用雌激素者
- 哺乳期
- 35岁以上吸烟者
- 有高血压、冠状动脉性心脏病、脑血管病（有预兆）和其他慢性疾病者
- 患有预兆的偏头痛或有偏头痛

使用单一孕激素药片的常见副作用是什么？

- 突破性出血和不规则出血是最常见的副作用。
- 服用单一孕激素药片时痤疮可能更严重。
- 出现更多功能性卵巢囊肿（绝大多数可消失而不引起症状）。

单一孕激素药片对健康不利的影响有哪些？

- 严重并发症很少见。
- 不良反应与复方口服避孕药相似。减少了血栓性疾病的风险。
- 潜在的心血管作用仍需进一步阐明。

单一孕激素药片对代谢有哪些影响？

它的代谢作用微不足道。

复方口服避孕药对性传播疾病有什么影响？

单一孕激素药片和复方口服避孕药一样，并不防止性传播疾病或HIV感染。应鼓励所有性活跃女性在性生活时使用避孕套。在接诊时谈及避孕套应用是非常重要的。如果可能，在接诊室提供免费避孕套，这有助于证明避孕套使用的

停止服用单一孕激素药片后多长时间恢复生育能力?

很快恢复生育能力。如果她们不想怀孕的话，可以建议她们立刻使用其他避孕方法。

最初使用单一孕激素药片时需要哪些筛查?

详细询问病史（包括既往史、社交史和家族史），排除绝对禁忌证。检查血压。提供个人咨询、预先指导和书面信息。在第一次开单一孕激素药片处方前没必要进行乳房或盆腔检查、巴氏涂片或性传播疾病筛查。

开始服用单一孕激素药片时的基本指导有哪些?

- 如果排除妊娠，可以在一周内的任何时间开始服用单一孕激素药片（"快速开始"）。建议采用其他的避孕方法7天。
- 月经开始时服用：在月经来潮第一天服用。（如果是在其他时间开始服用单一孕激素药片，则采用其他的避孕方法）。
- 可以在产后、流产后或人工流产后立刻开始服药。
- 每天同一时间服药。
- 无间隔药物。

如果漏服药片应如何补救?

在通常服药时间后3小时或更长时间服药的都被认为是"推迟"用药。如果漏服1片或推迟用药：

- 尽快服用漏服药物。如果到第二天仍没服药，则一次服用两片。
- 采用其他的避孕方法48小时。

如果漏服超过1片：

- 丢弃包装。考虑采用紧急避孕方法。
- 于下次月经（应该在3周内来潮）第一天开始服用新包装药。
- 在漏服日开始尽快采用补救避孕方法，直到服用新包装药的第三天。如果3周内没有正常来月经，检查是否怀孕。

第19章 避孕

对使用单一孕激素药片的女性随访哪些项目？
- 每年检查血压
- 常规的妇女病查体

注射用单一孕激素避孕药

有几种注射用单一孕激素避孕药？

甲羟孕酮（DMPA）或"Depo"是美国目前唯一使用的注射用避孕药。它非常有效，作用时间长，方便使用而且安全。

"Depo"的药物成分是什么？

一支注射剂（1ml）含有150mg DMPA的晶体悬浮液。可肌内注射到三角肌或臀大肌中。连续避孕时每11~13个月可重复以上剂量。

DMPA的效果如何？

DMPA的效果相当好。第一年的失败率：
- 规范使用：0.3%
- 非规范使用：3.0%

DMPA的作用机制是什么？

DMPA有几种作用机制。DMPA通过抑制LH升高有效地抑制排卵。还能使宫颈黏液稠厚（有效地阻止精子到达输卵管），引起子宫内膜改变以阻止受精卵植入，并可减少输卵管运动从而妨碍了精子的运输。

使用DMPA最主要的禁忌证是什么？
- 已知或可疑妊娠
- 未确诊的阴道出血
- 急性肝病
- 良性或恶性肝肿瘤
- 已知或可疑乳腺癌
- 引起骨质疏松的高危因素，如长期使用糖皮质激素
- 最近患过静脉血栓栓塞（除外抗凝治疗）
- 服用氨鲁米特的库欣病患者（可能明显降低DMPA水平）

使用 DMPA 的相对禁忌证是什么？
- 恐惧注射
- 无法接受的不规则阴道流血
- 血压控制欠佳
- 停药后希望立刻恢复生育能力
- 明显的内因性抑郁症病史

DMPA 对癌症有影响吗？
- 患肝癌、卵巢癌、宫颈癌或乳腺癌的风险并无显著增加。
- 患子宫内膜癌的风险明显降低。
- 患卵巢癌的风险可能略有下降。

DMPA 的益处有哪些？

DMPA 不增加静脉血栓栓塞、卒中或心肌梗死的风险。

DMPA 可以适用于以下女性：
- 正在哺乳者
- 服用抗惊厥药物患者
- 镰状细胞疾病患者
- 不能使用雌激素者
- 35 岁以上吸烟的女性

使用 DMPA 可减少月经量，改善缺铁性贫血。使用 DMPA 能减轻痛经，可用于治疗子宫内膜异位症。

使用 DMPA 的常见副作用是什么？

最为麻烦的副作用是不规则出血。在服用的最初三个月发生频率最高。可以通过短期使用（1~3 个周期）或加用雌激素而得到有效治疗。任何雌激素（如果无禁忌）都有效，包括复方口服避孕药和雌激素皮贴。经过一段时间持续使用，不规则出血的次数将减少。使用一年后，约 50% 的女性不来月经（闭经）。在停止使用 DMPA 后，骨矿物质密度减低是可逆的。至于长期使用 DMPA 对骨密度的影响还在研究中。使用 DMPA 后痤疮可能增多或严重。

与 DMPA 相关的主要不良健康事件有哪些？

DMPA 的过敏反应非常少见。体重增加明显。用药第一年体重平均增加 2.45kg，而且体重会随着用药逐年增加。预先给予指导，节食和锻炼建议可以使绝大多数女性控制体重增加。

DMPA 对性传播疾病有什么影响？

DMPA 对性传播疾病或 HIV 感染无保护作用。

停用 DMPA 后多长时间恢复生育？

恢复生育能力的时间长且不确定。部分取决于血液中药物清除的滞后时间。平均恢复生育时间为最后一次注射后 6~10 个月，也许更长时间。

最初使用 DMPA 时有哪些要求？

初始使用 DMPA 前，不必行乳房和盆腔检查。开始的方法：
- 如果排除妊娠，可在任何时间第一次注射（快速开始）。
- 首选且最为通常的开始时间在月经来潮的 5 天内。
- 可以在产后到出院的这段时间内开始使用 DMPA。
- 可以在自然流产或人工流产后立刻开始使用。
- 如果在月经开始 5 天或自然/人工流产后超过 5 天第一次注射，采用补救的避孕措施 7 天。

遗漏注射 DMPA 时如何处理？

必须排除妊娠，然后重新开始使用 DMPA。有一些快速安全重新开始的方法。

随访监测哪些项目？

只需每年行妇女病查体。

子宫内避孕方法：IUD
什么是 IUD？

IUD 是一种通过阴道窥器放置在子宫内的装置。它高度有效，作用长期，可逆，而且没有可察觉的全身性作用。使用 IUD 的女性满意度高。在所有可逆性的避孕方法中，它的继续使用率最高。它需要由经过专业培训的医生放置在子宫内。

有不同种类的 IUD 吗？

有三种 IUD：铜质、释放激素的和无活性的。在美国，只有铜质和释放激素的 IUD 被食品药品管理部门认可。目前这两种可供使用。ParaGard T 380A 是一种含铜的 IUD，可连续使用 10 年。它是一种由聚乙烯加钡制成的 X 线可见的 T 形环。纵杆上绕以铜丝。它有一根由两股聚乙烯线构成的尾丝。曼月乐 LNG20 - IUS 是一种能释放激素［左旋甲炔诺酮（LNG）］的 IUD，保证连续使用 5 年。曼月乐也是 T 形的，由聚乙烯制成。它的纵杆上有一层含有 LNG 的硅树脂储存器。

IUD 的效果如何？

铜质和释放激素的 IUD 的效果相似，且很好。一年的失败率是：
- 曼月乐：非规范使用（0.1%）；规范使用（0.1%）
- ParaGard：非规范使用（0.8%）；规范使用（0.6%）

铜质和释放激素的 IUD 的作用机制是什么？

一些机制归功于 IUD 的避孕特性。所有 IUD 的作用主要是阻碍受精和抑制着床。不能认为 IUD 是堕胎用具。铜质和含激素的 IUD 都作为异物引起子宫局部的无菌炎性反应。这就创造了一个杀精子、损害其生存和活动能力的环境，从而防止了卵子受精。某种 IUD 可能有其特殊的作用机制。

铜质 IUD 的特殊作用机制：在 ParaGard T 380A 中，铜的作用相当于杀精子剂，通过抑制精子活力和精子穿透卵母细胞所需的精子顶体酶的活性起作用。铜线也增加了炎性范围而起作用。

释放 IUD 激素（LNG）的特殊作用机制：在曼月乐 LNG20 - IUD 中，通过限速膜每天释放约 $20\mu g$ 的 LNG。

LNG可使宫颈黏液稠厚,阻碍精子移动。它也引起子宫内膜的改变从而阻碍受精卵的植入。

什么时间可以放置IUD?

通常计划在月经期置入以免在妊娠期置入,但是也可以在月经周期的任何一天安全置入(证实妇女未受孕)。如果IUD没有在正常月经的7天内置入,那就需要采取补救保护1周。只要能排除可能的病理状态,IUD适用于月经规律的女性。同样可安全置入IUD的时间如下:
- 流产(自然或人工)三个月后立刻放置。
- Cu-380A可在分娩后立刻放置。
- Cu-380A可以用作紧急避孕(见下文)。
- Cu-380A可以在哺乳期使用。

放置IUD时应该预防性应用抗生素吗?

放置时使用抗生素并未显示出明确效果。

为什么建议妇女每月检查IUD尾丝?

IUD可以被部分或全部排出。排出可以没有症状。通过自检发现尾丝消失可能是排出的唯一迹象。放置IUD时子宫穿孔也可能没有症状。尾丝也可以随后进入子宫,而自检时找不到尾丝。每个"找不到尾丝"的患者都应该去看医生。

使用IUD的禁忌证是什么?

使用IUD几乎没有绝对禁忌证。下列情况禁止使用IUD:
- 妊娠或可疑妊娠
- 急性、近来或复发盆腔炎性疾病
- 产后子宫内膜炎或感染性流产3个月内
- 已知或可疑的不曾治疗的宫颈管内淋病、衣原体或化脓性

宫颈炎
- 未确诊的异常阴道出血
- 严重的子宫腔畸形
- 放置过程中可疑/已知的子宫穿孔声音
- 已知或可疑的子宫或宫颈的恶性肿瘤

铜质 IUD 特有的禁忌证：
- 已知或可疑的铜过敏或 Wilson 疾病史

LNG IUD 特有的禁忌证：
- 急性肝病或肝肿瘤（良性或恶性的）
- 已知或可疑的乳腺癌

特别注意事项：
- IUD 应谨慎用于有性传播疾病高危因素的妇女，如有多个性伴侣。
- 青少年发生 IUD 排出而怀孕，因疼痛和出血而取出者更为多见。（然而，感染率在成年人和青少年中是相同的。）IUD 可以用于该年龄段的个体。

与 IUD 使用相关的主要副作用是什么？

脱落：在上环的第一年，使用 Cu-380A 发生脱落的几率是 3%～10%，使用 LNG20 IUD 发生脱落的几率是 6%。

感染：放置术后的前三周内发生盆腔炎性疾病是很常见的。主要是由于放置环时，子宫被阴道和宫颈的细菌所污染。使用第一个月后盆腔炎性疾病的发生率不会再增加。随后的感染被认为是由于暴露于性传播疾病而不是由于 IUD 本身的原因。

穿孔：穿孔不常见，但却是潜在的严重并发症。通常发生在置入时。

患盆腔炎性疾病的风险如何？

有一种普遍的误解认为使用 IUD 会增加盆腔炎性疾病的风险。在 20 世纪 60 年代，一种特殊的 IUD（Dalcon

Shield）在美国使用，使得患盆腔炎性疾病的风险增加。Dalcon Shield 的独特设计，特别是它扭曲在一起的两枚尾丝的特别设计会增加患盆腔炎性疾病的风险。现在所有的 IUD 都被制作成单尾丝的。LNG IUS 实际上会减少患盆腔炎性疾病的风险。患盆腔炎性疾病的风险只与放置过程和个别患者的性传播疾病的暴露有关。

使用 IUD 增加异位妊娠的患病风险吗？

IUD 是一种非常有效的避孕方法，因此所有的妊娠（包括异位妊娠）都很少见。美国使用的两种 IUD 异位妊娠的相对危险度是不同的。使用 Cu-389A 避孕的妇女比未避孕的妇女发生异位妊娠率要低。然而，这些妇女如果避孕失败就比那些使用其他方法避孕的妇女更可能患异位妊娠。所有使用铜质 IUD 避孕失败者中 5%～8% 为异位妊娠。使用曼月乐避孕相关的异位妊娠率与性活跃且未避孕女性的异位妊娠率没有显著差别。无论使用何种 IUD，一旦发生妊娠应首先确定妊娠部位。

IUD 相关的最常见的副作用有什么？

异常阴道出血和/或盆腔疼痛：在使用的第一年内，5%～15% 的妇女终止使用铜质 IUD，其原因为异常子宫出血和/或盆腔疼痛。出血可能是不规则的，发生在月经间期，或者月经期血量多（月经过多）。疼痛和严重绞痛最常见于月经期（痛经）。

这些症状在使用 IUD 的前几个周期内更为常见。在月经期服用 NSAID 可以有效减少月经过多和痛经。在使用曼月乐最初几个周期内，阴道不规则出血也是非常常见的，然而往往是轻微出血。使用一年后，大约 20% 的曼月乐的使用者发生闭经。事先了解这些副作用的患者更有可能继续使用。

终止使用IUD后多长时间可以恢复生育能力？

取出IUD后可以迅速恢复生育能力。它与停止使用屏障避孕法后恢复生育的速度是相同的。

关于使用IUD有什么特殊的考虑吗？

因为LNG IUD经常会引起闭经，可以用作治疗女性月经过多（大量的月经）和其他局部黄体酮治疗有效的情况。

▶屏障避孕法

设置精子通过宫颈障碍技术已经应用了数千年。最早的文献包括宗教记录都涉及用来防止怀孕的阴道装置。三千年前，印度和埃及曾使用大象和鳄鱼粪制成的丸剂。在公元四世纪，希腊人在宫颈处放置橄榄油和橄榄蜜来避孕。目前常用的方法都经过检验，证明其安全、可靠，并了解其危害和益处。有关性传播疾病和性生活安全的研究促进了屏障避孕法的进步和广泛使用，特别是避孕套的应用。

目前有哪些类型的屏障避孕法可供使用？

这里所说的屏障避孕法是指在美国最常用的方法：杀精子剂、男用避孕套和横膈膜。其他的包括宫颈帽、女用避孕套和Lea套。

有关杀精子剂需要了解什么？

杀精子剂分为霜剂、凝胶剂、泡沫样、栓剂、棉球和薄膜。在美国，所有杀精子剂都含有表面壬苯醇醚-9。

壬苯醇醚-9的作用机制是什么？

壬苯醇醚-9有两种作用机制：阻碍精子进入宫颈，而它对精子体及鞭毛的清洁作用可降低精子的活动能力。

单独使用杀精子剂效力如何?

单独使用杀精子剂的失败率很高。第一年的失败率:
- 规范使用 15%;
- 非规范使用 29%。

使用杀精子剂的益处有什么?

杀精子剂随处可以买到,价廉,而且可用于哺乳期。霜剂、泡沫、凝胶体可以迅速起作用。薄膜和杀精子栓剂应该至少在性交前 15 分钟内放入。它对恢复生育能力无影响。

杀精子剂对性传播疾病有什么作用?

杀精子剂对性传播疾病无保护作用。事实上,杀精子剂可增加那些性交频繁和有多个性伴侣的女性感染 HIV 病毒的可能。其机制被认为是由于阴道黏膜的炎性反应减少了正常的阴道菌群。

使用杀精子剂的副作用有哪些?

女性或男性都可能出现过敏反应或由于杀精子剂导致的局部皮炎。也可能引起阴道刺激性分泌物增多。

▶ 有关男用避孕套的使用我们需要了解什么?

避孕套是最为有效的避孕替代方法,可以随处买到,也可以从许多公共卫生机构免费获得。但应该知道如何正确使用避孕套。

避孕套是用什么材料制成的?

避孕套由橡胶、聚氨基甲酸酯或天然薄膜(通常是羊肠)制成。避孕套有不同的质地、颜色、大小和厚度。这种变化可以增加性愉悦,有助于促进长期使用。

避孕套避孕效果如何?

和所有的屏障避孕法一样,它的效力在很大程度上取决于使用者。第一年的失败率:
- 规范使用2%;
- 非规范使用15%。

避孕套避孕失败的主要原因是使用避孕套有疏忽。如果把避孕套作为避孕的首选方法,应事先准备好紧急避孕药作为避孕套破损或滑脱的替代避孕方法。

避孕套的作用机制是什么?

避孕套能起到阻隔精子的作用。

使用避孕套的常见副作用有什么?

- 性伴侣任何一方可能出现潜在的橡胶过敏症,由此可选用聚氨基甲酸酯避孕套。
- 发生破损或滑脱(大多数情况是避孕套滑脱)。

性交时避孕套破损或滑脱的几率有多大?

破损或滑脱占所有性交的3%~5%。

避孕套能预防感染性疾病传播吗?

橡胶避孕套可以非常有效避免性传播疾病,包括HIV感染。天然膜质避孕套效果不好。

避孕套会以某种形式影响生育能力吗?

避孕套对恢复生育能力没有影响。使用避孕套可以通过减少性传播疾病而保护生育。

第19章 避孕

使用避孕套的基本说明有哪些?

- 在生殖器接触前,将避孕套带在勃起的阴茎上。
- 保证避孕套前端有1.3cm左右的空间,以收集精液。
- 射精后勃起消失前,立刻捏住避孕套的边缘,连避孕套和阴茎一起抽出。
- 检查避孕套有无破损,然后丢弃。
- 使用橡胶避孕套就不必使用油性润滑剂,如婴儿油或凡士林。

如果避孕套破损、滑脱或脱落了,最好的建议是什么?

如果有阴道杀精子泡沫,要立刻使用。另外,可尽早使用紧急避孕药。紧急避孕药现在无需处方,可以在成人用品店买到。

▶有关隔膜的使用我们需要了解什么?

隔膜是一种有效的避孕方法,特别适用于那些能够预期性生活时间的性活跃女性。在性生活发生前数小时把隔膜放置在阴道内。它必须由经过训练的临床医生来完成,而且要配合使用杀精子剂。隔膜是圆顶形的,有一个柔软的外沿,用来覆盖宫颈。宫颈帽由橡胶制成。

使用隔膜的失败率如何?

第一年的失败率为:
- 规范使用6%;
- 非规范使用16%。

所有的隔膜使用者应该准备事后(紧急)避孕药作为补救方法。

作用机制是什么?

隔膜对精子会造成机械阻挡。霜剂或胶状物状的隔膜也含有杀精子剂（壬本聚醇-9）。

使用隔膜有禁忌证吗？

隔膜放置依赖于盆腔解剖。它可能不适合于那些子宫异常前屈或后倾的女性。产后在阴道形态恢复之前也不适合使用隔膜。对橡胶过敏（伴侣的任何一方）也是使用橡胶隔膜的禁忌证。

使用隔膜的相关问题有哪些？

使用隔膜会增加泌尿系感染的风险。一般认为是由于隔膜边缘会对尿道产生压力，使膀胱不能完全排空造成的。

隔膜能够防止性传播疾病吗？

使用隔膜可降低性传播疾病和盆腔感染性疾病的风险，但不能防止 HIV 病毒的传播。使用隔膜可以降低盆腔炎和宫颈发育异常。

使用隔膜影响生育吗？

隔膜不会影响生育。因为减少了患盆腔炎的机会，它可以保护生育。

首次使用隔膜有什么要求？

隔膜必须由经过训练的医护人员放置。使用者在离开医院前应被告之是否放置了隔膜。

使用隔膜的基本说明有哪些？

- 隔膜应在性交前放置在阴道内，但提前不能超过 6 小时。留置不能超过 24 小时。
- 使用前在隔膜内放入 2 茶匙的杀精子剂。
- 对于在随后的性行为中，最为有效的保护措施是使用避孕套。

- 最后一次性交后要保留隔膜至少6小时。
- 用完后，用肥皂和水清洗、晾干、保存。
- 检查是否有小孔或损坏。

对随访监测有哪些要求？

产后和体重发生明显变化时需要重新设置隔膜。建议隔膜使用者每次去自己的私人医生处健康查体（和就诊时）都应携带隔膜，以便检查隔膜的完整性，必要时更换隔膜。

▶事后避孕和紧急避孕

紧急避孕是患者在发生避孕失败、无保护性交或女性遭遇性侵犯时，作为补救方法的一种非常重要的选择。所有从事避孕咨询的卫生保健人员都应该向公众宣教紧急避孕，同时为所有希望在紧急时刻使用紧急避孕的女性和夫妻们提供紧急避孕。事先准备好药物，直接分发给药店的购买者或开处方给需要的人。2006年8月，FDA批准了唯一的紧急避孕药——黄体酮，商标是"Plan B"，作为非处方药在药店出售，提供给18岁或18岁以上的女性。而17岁或17岁以下的女孩则要通过处方获得。

什么情况下女性或夫妻将考虑使用紧急避孕？

- 避孕套破损或滑脱
- 漏服避孕药且性交时未采取补救措施
- 无保护性交
- 隔膜或宫颈帽在性交时移位
- 性侵犯后

紧急避孕的方法有什么？

有三种可供选择的紧急避孕方法：两种使用避孕药的方法和使用IUD。

- 仅含大剂量黄体酮的紧急避孕药：有预包装的药片出售，商品名为 Plan B。
- 雌孕激素联合的避孕药紧急避孕药：有预包装的药片出售，商品名为 Preven。
- 放置铜质 IUD。

事后避孕方法可以用作常规避孕吗？

紧急避孕不是一种有效的常规避孕方法。所有使用紧急避孕的女性也应被告之这种避孕方法是在常规避孕方法基础上使用的。

紧急避孕可以导致流产吗？

没有任何紧急避孕导致流产的报告。

对于使用某种含激素紧急避孕药后的女性有关月经和生育方面有什么建议？

在服用激素类紧急避孕药后的三周内应有月经来潮。如果患者在三周内没来月经应该检查是否怀孕。除了建议继续使用目前的避孕方法外，无需进行医学随访。使用紧急避孕不会影响生育。

如果孕期意外服用激素类紧急避孕是否会对怀孕造成不良影响呢？

没有证据表明紧急避孕药可增加流产或胎儿畸形的风险。

其他避孕药可以代替预包装的紧急避孕吗？

可以。然而并不是所有的口服避孕药都可以用来取代单一孕激素紧急避孕或联合雌孕激素紧急避孕。同时，说明代用品的组成变化。表 19-2 列举并具体说明了广泛使用的替代药品。

第19章 避孕

表19-2 三种性交后避孕方法的主要内容

方法	单一孕激素紧急避孕 (Plan B)	联合雌/孕激素紧急避孕 (Preven)	含铜IUD
组成	预包装剂量的单一孕激素避孕药每片含0.75mg LNG。	预包装剂量的联合雌/孕激素药片，每片含50μg EE和0.5mg LNG。	
作用机制	主要通过抑制排卵，宫颈黏液稠厚和引起子宫内膜改变（特别）是防止受精卵植入而起作用。	主要通过抑制排卵，宫颈黏液稠厚和引起子宫内膜改变（特别）是防止受精卵植入而起作用。	
避孕%（平均）	85%	75%	99%
使用方法	可以在无保护性生活后5天内服药，但尽快开始最好。性生活后立刻服用1片，12小时后再服用1片。	无保护性生活后72小时内服第一剂。尽快开始服药。尽快服用2片，12小时后再服用2片。	无保护性生活后8天内放入。

EE，炔雌醇；LNG，左炔诺酮。

▶ 知晓生育为基础的方法

知晓生育方法的深层次观点是利用月经周期中伴随激素波动的正常生理变化来确定月经周期中排卵和极可能发生怀孕受精的时间，从而在这段时间内避免性交。

这些方法的常用名称是什么？

通常使用的一些方法如下。常使用宫颈黏液长度的变化周期和体温变化周期来确定排卵期。
- 日历或节律方法
- 宫颈黏液判断排卵方法

- 基础体温测定方法
- 标准日历方法
- 症状发热方法
- 哺乳期闭经方法

使用这些方法的失败率如何？

这些方法的有效率的变化范围很大，因为它们依靠生理变化的可变性以及依赖使用者的主观能动性。第一年的失败率：
- 非规范使用：25%；
- 规范使用：1%~9%。

使用日历或节律法如何预测排卵日？

在这种方法中，月经周期从月经的第一天开始计算到下次月经的第一天。如期记录 6~12 个月。然后做一系列简单的计算，以最短的月经周期为基础，从而判断该女性最适合受精的时期。此方法适用于月经周期规律的女性。

如何根据宫颈黏液预测排卵期？

在一个规律的月经周期中，宫颈黏液质量和数量的变化是显而易见的。它的变化受激素调节。如果使用这种方法，该女性需要每日用手指于阴道口取标本来检查宫颈黏液的质量。可利用特殊的变化判断受精时机。预期的变化有：
- 月经后黏液：缺乏
- 排卵前：浑浊、白色或乳白色、黏稠
- 排卵期黏液：更大量、稀薄、清晰、有弹性
- 排卵后黏液（仍与生育能力有关）：浓厚、浑浊、黏稠
- 排卵后晚期黏液：缺乏

如何通过体温来预测排卵？

月经周期的黄体期基础体温会比卵泡期上升大约 0.5 ℉。

第19章 避孕

基础体温可以用基础体温计来测定,它从96 ℉到100 ℉,每0.1 ℉为一单位。每天早晨活动前测量体温。排卵后体温升高,因此它不能用来预测确定受精的日期。然而,通过测定6个或更多的周期的日基础体温,就可以计算出平均周期中最可能受精的时机。

▶ 其他方法

体外射精方法的有效率怎样?

在这种(性交中断)方法中,男性在射精前从阴道中完全抽出阴茎。第一年的失败率为:非规范使用27%,规范使用4%。

如果患者要使用这种方法应给予什么建议?

- 在阴茎进入阴道前应擦净阴茎上的液体。
- 如果失败了要采取紧急避孕方法。
- 男性必须能够预料射精的时间。早泄者通常不能有效使用这种方法。

参考文献

Hatcher RA, et al. Contraceptive Technology. New York: Ardent Media 2004.

Hatcher RA, Zieman M, ct al. A Pocket Guide to Managing Contraception. Tiger, GA: Bridging the Gap Foundation 2004.

相关网站

Medical eligibility criteria for contraceptive use 2004. Accessed Aug./Sept., 2004, at http://www.who.int/reproductive-health.

Planned Parenthood Federation of America, Inc. Facts about birth control. Accessed Aug./Sept., 2004, at http://www.

plannedparenthood. org/bc/.
World Health Organization. Reproductive Health and Research Home http：// www. who. int/reproductivehealth/

（周宏萍译　王　健　张蕴霞校）

第20章 年龄相关性免疫接种及其风险评估和筛查

妇产科是一门独特的学科。该领域的医生既是受过良好培训的妇产科专家，又是初级保健医生。他们很可能是患者的"首诊医生"，并为患者提供全面持续的医疗服务。事实上，持续健康评估、疾病筛查和风险评估是妇产科工作重要的组成部分。虽然注重解决问题的就诊者也可着重考虑预防性评估，然而最全面的筛查往往来自女性的定期健康查体。根据就诊时提供的检查时间、评估种类和特殊的检查记录确定患者身体的基本情况。与年龄相关的免疫风险及其评估和筛查就是预防。

▶ 如何定义"预防"的概念？

预防性健康措施是指那些为了保持患者健康而主动采取的行动。常在活动场所采取预防措施，且与为了诊断和治疗有症状疾病所采取的措施侧重点有所不同。虽然医生通常在诊断与治疗方面比在预防方面花费更多的时间，然而我们逐渐更倾向于能提供定期的、有针对性、以循证医学为基础的预防保健服务。

▶ 有哪些不同种类和级别的预防？

预防的种类通过预防距离疾病发生的时间来定义。
- 初级预防：初级预防旨在通过去除病因来避免疾病的发生。例如免疫，建议患者健康的性行为和健康的生活方式。
- 二级预防：二级预防措施旨在早期无症状时发现疾病，并及早治疗、防止疾病进展。妇产科医生对女性进行的主要的二级预防为常规宫颈细胞学检查和乳腺 X 线片检查。
- 三级预防：三级预防是指在患病后为使身体恢复到最佳状态所实施的临床措施，目的在于改善症状预防远期并发症而非治疗现有的疾病，例如糖尿病患者定期的眼科检查和足部护理。

▶ 如何完成一次有效的预防性评估?

Sloane 博士和同事提出的 RISE 记忆法在评估大多数就诊患者时有效（见"参考文献"）。
- 风险确定（Risk identification）
- 免疫接种（Immunization）
- 筛查（Screening）
- 宣传教育（Education）

在这些评估中，学生是健康服务团队的主要成员。他们有充足时间与患者交谈联系和宣教，解释医疗团队提出的适当预防保健方案中的问题。

▶ 确定风险的因素是什么?

- 患者年龄
- 病史
- 体格检查
- 社会心理评估
- 致死原因
- 具体的年龄相关的筛查内容包括：
  □ 营养和锻炼
    -评估患者的理想体重
    -营养品、草药或特殊食品的应用
    -锻炼的持续时间、频率和方式
  □ 心理评估
    -人际关系

- 性别特征
- 个人发展目标
- 行为/学习能力失常
- 学习/工作
- 睡眠
- 自杀(抑郁症状,想法,计划)
☐ 暴力/冷暴力
☐ 滥用物质(烟草,酒精,其他违禁药物)
- 成瘾时间
- CAGE 问题:
  * 戒断
  * 烦扰他人
  * 犯罪
  * 惊悚
  * 安全措施(座椅安全带,安全头盔)

▶ 不同年龄组女性的首要死因是什么?

见表 20-1。

表 20-1 不同年龄组女性的主要死因

13~18 岁	19~39 岁	40~64 岁	≥65 岁
1 意外事故	1 恶性肿瘤	1 恶性肿瘤	1 心脏疾病
2 恶性肿瘤	2 意外事故	2 心脏疾病	2 恶性肿瘤
3 他杀	3 心脏疾病	3 脑血管疾病	3 脑血管病
4 自杀	4 自杀	4 慢性呼吸受限疾病	4 慢性呼吸受限疾病
5 心脏疾病	5 HIV 感染	5 糖尿病	5 阿尔茨海默病
6 先天畸形	6 他杀	6 意外事故	6 流感和肺炎
		7 慢性肝病和肝硬化	7 糖尿病
		8 自杀	
		9 艾滋病	

Data from: American College of Obstetrics and Gynecology, Committee Opinion No. 292, November 2003.

▶ 在风险评估中如何评价家庭暴力?

在女性健康查体中,常规筛查家庭暴力和"冷暴力"问题。在采集病史之前,告诉患者你将询问每个人一些个人问题,如果她认为不方便可以不回答这些问题,这样做对健康查体是有帮助的。SAFE 记忆法是一种有效的筛查方法(框20-1)。

框 20-1 评估家庭暴力的 SAFE 问题	
压力/安全	处理人际关系有什么压力?
	在你的人际关系(婚姻)中是否感到安全?
	是否需要关心你自身的安全?
恐惧/暴力	是否有使你感到恐惧的人际关系?
	你的伴侣是否对你或孩子威胁或实施过暴力?
	是否受到过伴侣的身体伤害或威胁?
	你的伴侣是否强迫性交?
友谊/家庭	如果你受伤害了,朋友或家人是否意识到?
	如果发生这种事,你会告诉他们吗?
	他们能给你支持吗?
应急准备	在紧急状况下能否找到安全之处及你和家人需要的帮助?
	如果处在危险中,你是否希望避难?
	是否愿意与社会工作者、顾问或我讨论如何制订应急计划?

From Neufield B. SAFE questions: Overcoming barriers to the detection of domestic violence. Am Fam Physician 1996; 53 (8): 2575-2580.

▶ 对无严重疾病的育龄期女性提供哪些免疫接种?

- 水痘(牛痘):从未出过水痘的女性均应接种。
- 破伤风及白喉:凡是在一定时间内未发生破伤风及白喉的都应给予初始免疫。11~16 岁时加强一次,所有成人

(19 岁以上的）每 10 年加强一次。

麻疹、腮腺炎、风疹（MMR）

如果接种史不可靠，建议接种一次 MMR。从事危险职业、在某些地区工作或有其他指征的妇女应接受二次注射。

乙型肝炎疫苗

从事医学、危险行为或有职业风险的女性应连续接种 3 次。危险行为因素包括静脉注射毒品者、最近 6 个月有多个性伴侣的女性、最近患过性传播疾病的女性和所有性病门诊的患者。

甲型肝炎疫苗

建议从事医学、危险行为或有职业风险及有其他指征的女性接受注射。其中包括凝血异常或慢性肝病、注射或非注射吸毒者以及将要去甲型肝炎流行国家的旅游人群。

流行性感冒

建议从事医疗或暴露于患者的相关职业（医疗保健人员）、（家人）女性，所有预计中、晚期妊娠处于流感季节的女性和任何要求接种疫苗的人每年注射流感疫苗 1 次。

肺炎球菌疫苗

建议所有 65 岁以上女性免疫接种 1 次。建议从事医疗或具有其他指征的女性接种 1 次，65 岁后再追加接种 1 次。

流脑疫苗

建议所有大学新生应使用，有特殊疾病的女性也应使用。

四价 HPV 疫苗（商品名为 Gardasil）

2006 年食品药品管理委员会（FDA）批准在 9～26 岁女性中使用此疫苗，建议 11～12 岁时常规接种，最早可在 9 岁时接种。未进行连续疫苗接种或从未接种过疫苗的女性可在 13～26 岁间追加接种。

这种疫苗有助于预防不同型 HPV（6，11，16 和 18）病毒感染所致的疾病，这些疾病包括：

宫颈癌
异常和癌前期病变
异常和癌前期阴道和外阴病变
生殖器疣

▶妇女在怀孕前应接种什么疫苗？

育龄妇女应建立破伤风、白喉、麻疹、腮腺炎、风疹、水痘的免疫档案（接种记录和血清结果）。为有乙型肝炎高危行为因素的人和职业暴露人群（医疗保健人员）建立乙型肝炎免疫档案。

▶孕期妇女应接种什么疫苗？

孕期妇女如果需要可以接种非活性疫苗（破伤风、白喉、乙型肝炎、流感、灭活的脊髓灰质炎病毒疫苗）。如果需要接种肺炎球菌疫苗（例如镰刀状红细胞病患者），应在孕前接种。孕妇或计划在未来的 1～3 个月内怀孕的妇女不适合接种活病毒疫苗。所有中、晚期妊娠处于流感流行季节的孕妇应接种流感疫苗。

▶筛查实验（RISE）与诊断性实验有什么不同？

筛查方法是对还没有任何患病症状的人群进行检查以识

别是否有某种疾病或存在该疾病的危险因素。筛查实验并不是诊断疾病。异常的筛查结果需要进一步诊断评估。好的筛查实验应该既有高度的敏感性,又有高度的特异性,从而保证鉴别疾病的可靠性(非常低的假阴性)和尽可能低的假阳性率。

敏感性和特异性如何定义?

敏感性
- 某实验确定个体患某种疾病的能力。
- 该实验可以回答"所有该病患者实验阳性比例(百分比)是多少?"
- 可以用比例式表达:$\dfrac{实验呈阳性的患者}{所有患病患者}$

特异性
- 某实验确定个体未患某种疾病的能力
- 用来回答"所有该病患者实验阴性比例(百分比)是多少?"
- 比例式:$\dfrac{实验呈阴性的患者}{所有患者}$

筛查实验中还有许多重要的问题,比如患者对该实验的接受能力,对筛查异常人员的诊断,安全性和所需费用。

▶妇产科医生在预防保健方面应行哪些常规筛查?

巴氏涂片细胞学检查

- 每年进行一次宫颈刮片细胞学检查:性行为超过3年或21岁前就有性行为的人群。
- 可以间隔2~3年进行一次巴氏涂片细胞学检查的人群:
  - □ 连续3次检查结果阴性
  - □ 无宫颈上皮内瘤变Ⅱ/Ⅲ级、免疫抑制治疗、HIV感染及子宫接触雌激素病史的30岁或30岁以上人群。

乳房检查

- 建议每个月自查一次乳房。
- 行第一次宫颈刮片细胞学检查后,每年同时行临床乳房检查。

乳房 X 线检查

- 50 岁后每年进行一次检查。
- 曾患过乳腺癌或一级亲属(如母亲、姐妹或女儿)或多个亲属绝经前曾患乳腺癌或乳腺癌合并卵巢癌病史者,于 40 岁开始每 1~2 年查一次。

结肠直肠癌筛查

- 美国癌症协会建议 40 岁开始每年进行一次数字直肠检查,而美国女性健康组织建议 50 岁开始。
- >50 岁每年查一次便潜血。
- >50 岁每十年查一次结肠镜。
- <50 岁的个体:
  □ 有家族性的腺瘤样息肉病或遗传性非息肉型结肠癌的家族史
  □ 有结肠直肠癌、腺瘤样息肉病、炎性肠病、慢性溃疡性结肠炎或克罗恩病史
  □ 一级亲属中有 60 岁以前患结直肠癌或腺瘤样息肉病,或者有两个或多个一级亲属在任何年龄患结直肠癌或腺瘤样息肉病

空腹葡萄糖检查

- 45 岁以后每 3 年检查一次。

血脂

- 45 岁开始每 5 年检查一次。

TSH

- 50岁开始每5年一次。

骨密度筛查

- 65岁以上常规检查。
- 有高危因素人群60岁以内开始常规检查。

性传播疾病

- 30岁以内的性生活活跃女性检查淋病和衣原体

HIV检查

"HIV Testing of Adults, Adolescents, and Pregnant Women in Health-Care Settings"的修正建议稿[September 22, 2006/55 (PR14); 1-17, MMWR.]建议,重点筛查人群如下:

- 在所有的健康保健单位,应对所有13～64岁患者常规行HIV感染筛查
- 任何行性传播疾病评估者
- 有HIV感染高危因素的人群至少每年检查一次
- 曾于1978-1985年输过血的患者
- 所有孕期妇女HIV筛查应于孕早期和怀孕7～9个月进行,而育龄妇女的阳性率为0.1%或更高。

▶ 如何向患者宣教?

通过确定危险因素和筛查获得的资料,可以针对具体问题向患者提供适当的建议使其获得健康的生活。向患者提供宣教材料(适合患者理解水平的)和可靠的参考网站可以帮助患者加深对口头建议的理解。一些基础的宣教要点包括下列重点内容。

表 20-2 筛查实验快速浏览表

年龄≥13 岁	年龄≥40 岁	年龄≥45 岁	年龄≥50 岁	年龄≥65 岁
宫颈刮片	有高危因素者行乳腺 X 线检查	空腹血糖测定	乳腺 X 线片	骨密度
性传播疾病	数字直肠检查	血脂	促甲状腺激素	肺炎球菌
HIV 检测		便潜血		
自查乳房		结肠镜检查		
医院查乳房		流感		

营养

- 参照美国农业部食品营养成分金字塔指南选择食物。
- 脂肪总热量不能超过 30%。
- 每天通过食用水果、蔬菜及各种谷类食物摄入至少 30g 纤维素。

锻炼

- 每周进行 3~5 次超过 30 分钟的有氧运动。
- 每天伸展 5 分钟。
- 每人都适合做阻力训练,特别是那些易患骨质疏松的高危人群。
- 每天常规联合训练。

滥用药物

- 香烟
  - □ 评估患者戒烟的愿望
  - □ 设定一个戒烟日
  - □ 评估任何尼古丁替代计划
  - □ 特殊奖励
  - □ 安排(2 周)随访
- 酒精/毒品
  - □ 评估患者戒除的愿望

□ 根据疾病/心理的稳定性提供门诊/住院服务
□ 支持服务（戒酒医务组织，麻醉品戒除医务组织）

性行为

- 妊娠
- 避孕
- 性传播疾病

▶ 是否存在需要特殊或早期筛查的高危因素？

医生应为存在明确影响健康的患者安排更为频繁或额外定期的筛查评估和检查。

表 20-3 高危因素和建议的筛查

高危因素	筛查
日光暴露增加（职业的或消遣的）	更为频繁的皮肤检查
所有女性：增加骨质疏松风险的疾病和服用与骨质疏松有关的药物	早期的骨密度检查
65岁以前绝经：成年后的骨折史、白种人、痴呆、健康状况差或虚弱、吸烟、低体重、雌激素缺乏情况、酗酒、缺乏体力活动	

For more information on the factors that identify women needing additional screening testing, refer to ACOG Guidelines for Women's Health Care and Committee Opinion No 292, November 2003.

关 键 点

▶ 女性的预防性检查应由妇产科医生出具医嘱或操作（例如宫颈刮片、乳腺检查、乳房X线检查、结直肠筛查、骨密度、性传播疾病、血糖和血脂筛查）。
▶ 家庭暴力筛查须进行危险评估。
▶ 女性孕前应做适当的免疫，建立免疫档案。
▶ 应对患者进行宣教，确定和筛查出某一危险因素。

病例 20-1

一名15岁女孩由她的母亲陪伴前来就诊。主诉痛经，服用止痛药后疼痛可缓解，无其他不适，身体健康。没有明显的既往病史或外科手术史，现未服用药物，坚持常规免疫。13岁半时月经初潮，月经规律，但偶尔也隔月一次。否认性生活史，但是其母亲对此表示担忧。患者喜欢学习，成绩优异，与父母和兄弟姐妹相处融洽，性格活泼。

A. 评估和确定危险因素的首要步骤是什么？
B. 通过进一步询问，患者犹豫地说出她最近开始约会，并且有过性生活。自诉每次使用避孕套。此时何种类型的筛查询问和检查最合适？
C. 此年龄组居前4位的发病率和死亡率病因是什么？
D. 鉴于她的危险因素评估如何进行宣教？

病例 20-2

一名67岁女性，既往因子宫良性疾病（子宫肌瘤）于15年前行全子宫＋双侧附件切除术。患者还患有甲状腺功能减退和骨关节炎，4年来首次就诊做体检。

A. 考虑到已确定的危险因素，如何对患者进行评估？
B. 应该回顾哪些免疫接种史，现在应做哪些免疫接种？
C. 此年龄段的女性最常做哪些筛查实验？
D. 对于该患者应该重点进行哪些健康宣教？

参考文献

American College of Obstetrics and Gynecology. Committee on Gynecologic Practice: Committee Opinion Number 292, November 2003.

Hicks MM, Sloane PD, et al. Well adult care. In Sloane PD, Slatt LM, Ebell MH, Jacques LB (eds.). Essentials of Family Medicine, Fourth Edition. Baltimore: Williams and Wilkins 2002: 157-177.

相关网站

American Academy of Family Physicians, Board of Directors. Introduction to AAFP Summary of Policy Recommendations for Periodic Health Examinations, 2005. http://www.aafp.org/.

病例答案

20-1 A 学习目的： 了解少年需要一次私密的一对一的谈话，而且在预防健康、保健评估过程中为她解答一些私密问题。

最恰当的首要步骤是请她的母亲离开，给她更多的私人空间。向患者解释虽然一些问题可能很难启齿，但是回答这些问题对她的整体健康是很重要的。

20-1 B 学习目的： 掌握少年性生活的风险评估。

重点进行社会心理评估，包括人际关系、家庭成员之间的关系和性生活史，特别是有关安全及性伴侣强迫的问题。建议盆腔检查，然后进行淋球菌和衣原体检查。如果性生活未满三年，没必要行宫颈刮片检查。学习避孕和紧急避孕，提供文字信息的支持。

20-1 C 学习目的： 掌握每个年龄组的主要死亡原因，从而评估患病风险并给予适当的建议。

在该患者年龄组最为主要的前4位发病和致死原因是意外伤害、恶性肿瘤、他杀和自杀。

20-1 D 学习目的： 掌握根据个体的危险因素，给予恰当的、直接的建议。

全面了解患者和其男朋友的关系后，向其进行有关性知识、性传播疾病、避孕、强奸和虐待方面的宣教是非常重要的。对这个患者需要特别指出的其他问题有营养问题，包括钙摄入、避免伤害、自杀和滥用物质。了解母女关系和家庭整体情况后，再决定是否建议患者与她的母亲讨论此问题从而得到支持和指导。宣教的一个重要内容是随访：告之患者三年内随诊行宫颈涂片检查。

20-2 A 学习目的： 了解老年女性患者的危险因素及筛查。

仅查阅旧病历，询问是否有"什么新问题"是不够的，应该获取全面详细的病史，包括回顾更换药物、饮食/营养、身体活动、滥用物质、虐待/冷暴力、性生活/性功能、大小便失禁、家庭关系、生活方式（包括生活质量和日常生活）和睡眠障碍。然后进行一次全面的体格检查（包括临床乳房检查），如果需要，可以进行迷你智力状况测试。通过检查，临床医生可以确定患者是否存在高危因素，是否需要额外或更为频繁的预防性健康筛查。

20-2 B 学习目的：掌握年龄相关的免疫，以便及时提供恰当的免疫接种。

确定患者最近是否接种过破伤风、乙型肝炎、肺炎球菌和流感病毒疫苗。

20-2 C 学习目的：掌握老年妇女健康查体应进行的筛查实验。

对于一位 67 岁的老人，筛查是保持身体健康的重要方面。该患者应进行乳腺癌、结肠癌、骨质疏松、甲状腺疾病、心血管疾病和糖尿病的筛查。应终止宫颈刮片检查，预约下列检查：空腹血脂检查、尿液分析、空腹血糖、甲状腺功能测定、结肠镜检查、乳腺 X 片检查、骨密度测定筛查。

20-2 D 学习目的：掌握指导老年妇女保持健康的重要内容。

应重点进行健康与营养（足够的钙摄入）、性功能、健康/危险行为的检查，例如伤害预防、视力和听力、乳房自查、紫外线暴露和抑郁症方面的宣教。

（周宏萍译 王 健、张蕴霞校）

第21章 生殖内分泌

▶ 正常月经周期的生理机制是什么？

月经周期是由4个不同的器官协调作用的：下丘脑、垂体、卵巢和子宫。促性腺激素和类固醇激素的周期性变化会引起卵巢功能和形态学的改变，导致卵泡发育成熟、排卵和黄体形成（图21-1）。子宫内膜同时出现相应的增殖期和分泌期变化，以利于受精卵成功着床。月经周期平均28天，大约在第14天排卵。每个周期分为卵泡期和黄体期，每期平均12~16天。卵泡期开始于月经来潮，结束于LH达高峰前。随着LH高峰开始进入黄体期，结束于下一月经周期开始。

在前一周期退化黄体中雌、孕激素值下降，使得垂体分泌FSH开始上升。反馈刺激卵泡发育和雌激素分泌。雌激素（雌二醇）是卵泡期的主要激素。优势卵泡分泌的大量雌激素促使子宫内膜增殖，取代了前一次月经剥脱的子宫内膜。

神经内分泌作用对于正常的生殖功能是至关重要的。下丘脑GnRH的脉冲分泌刺激腺垂体释放FSH和LH。FSH作用于卵泡颗粒细胞使之释放雌激素，LH作用于卵泡膜细胞使之释放雄激素。泡膜细胞分泌的雄激素是生成雌激素的前体，在粒细胞芳香化酶作用下转变为雌激素。在卵泡期，FSH水平值升高使优势卵泡得以生成。实际上，在卵泡早期有许多卵泡生成，而在卵泡中、晚期随着FSH值下降，大多数卵泡会发生闭锁或溶解。由这些卵泡粒细胞分泌的卵泡抑制素有助于减少FSH。

LH水平在FSH上升数天后开始缓慢、稳定上升。随着卵巢产生更多的雌激素，正反馈机制发生作用，促进促性腺激素分泌，最终在月经周期14天时形成LH高峰（和

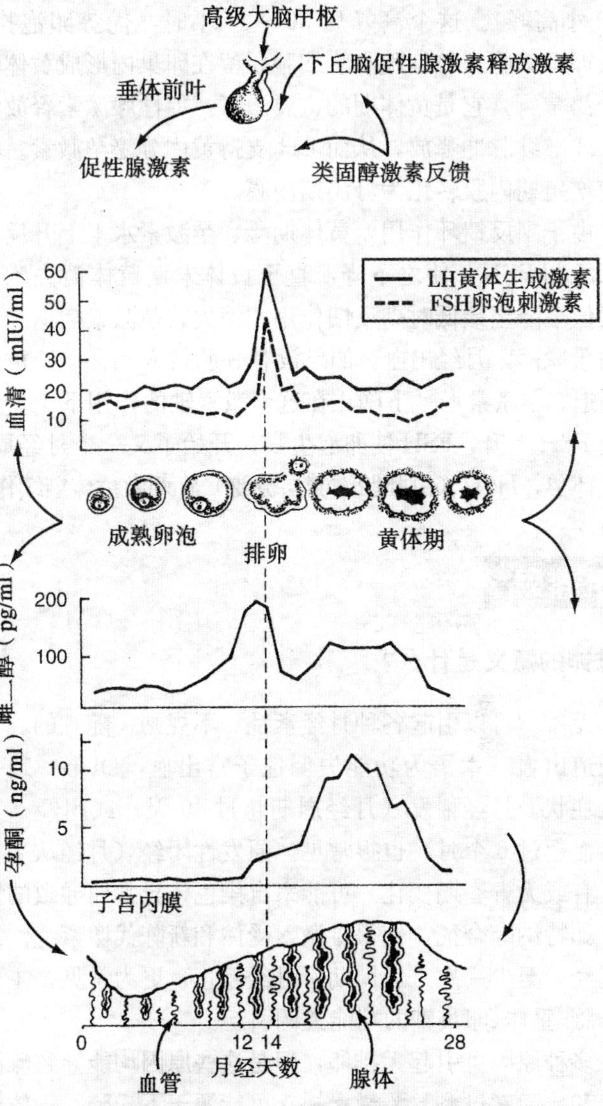

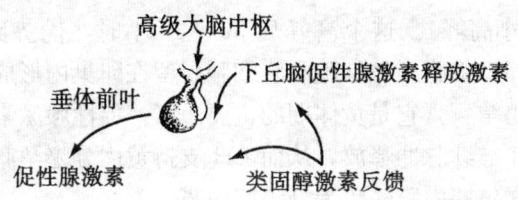

图 21-1 促性腺激素和性激素在正常月经周期的卵泡期、排卵期和黄体期发生变化，显示卵巢和子宫内膜功能发生相应的改变。
[From Ryan KJ, Berkowitz RS, and Barbieri RL (eds.). Kistner's Gynecology, Sixth Edition. St. Louis: Mosby, 1995: 13.]

FSH小高峰）。这个高峰后30~38小时，优势卵泡排卵，释放卵母细胞。粒细胞和膜细胞层留在卵巢内形成黄体，负责分泌孕酮，它是黄体期的主要激素。促性腺激素释放激素使LH继续脉冲释放，从而LH支持黄体分泌孕激素。孕激素使增殖期内膜转化为分泌期内膜。

由于副反馈环作用，黄体期雌、孕激素水平上升反馈抑制LH和FSH，使之下降，直至黄体末期黄体消失雌、孕激素值下降至最低时副反馈作用才消失。孕激素撤退导致子宫内膜脱落，月经出血。如果没有胚胎植入和怀孕，黄体作用消退。孕激素水平下降。在这个激素轴的作用下于黄体期晚期FSH上升，FSH使卵泡生长，开始了又一个月经周期。如果怀孕，HCG（由胚胎滋养层分泌）将刺激黄体继续作用。

▶ 无排卵

无排卵的意义是什么？

无排卵可以引起各种月经紊乱。不规则、随意的、延长的阴道出血（术语为功能失调性子宫出血，DUB）是一种常见症状。月经稀发（月经周期超过40天）或闭经（无月经出血超过6个月）也很常见。原发性闭经（月经从来没有过，有或无青春期变化）可能来自染色体异常而导致的无排卵，如特纳综合征，使得雄激素受体和新陈代谢紊乱。继发性闭经（至少一次月经周期后月经停止）更为常见，主要由下丘脑-垂体-卵巢轴的功能失调引起。

多种原因可引起无排卵，但是这些原因均能导致雌激素不足和雄激素过剩。雌激素缺乏可能源于下丘脑、垂体或卵巢功能不足，包括下丘脑衰退（Kallman综合征，一种先天性的GnRH分泌神经元缺失，中枢神经系统肿瘤）、下丘脑性闭经或无排卵（由于过量运动、精神紧张、营养不良）、高催乳素、卵巢早衰（过早绝经）。低FSH和LH水平

(＜3mIU/ml)表明为下丘脑性无排卵。

引起无排卵的原因有哪些？

生育期女性无排卵和雄性激素过剩几乎都是因为PCOS。PCOS是女性最常见的内分泌疾病，将在本章的后一部分具体阐述。

卵巢或肾上腺肿瘤和非典型肾上腺增生是更为少见的原因（表21-1）。非典型肾上腺增生在某些种族中，如德系犹太人、西班牙人和欧洲中部血统人群中更为常见。在这些患者中，基础17-羟基孕酮升高，它是21-羟化酶缺乏的标记，也是非典型肾上腺增生最常见的原因。血清睾酮和/或DHEA-S水平在大多数雄激素过高的患者中升高，但在PCOS和雄激素分泌性肿瘤患者中升高的程度并不相同。卵巢分泌雄激素性肿瘤（间质-支持细胞肿瘤）合成的睾酮远远高于PCOS合成的睾酮（＞200ng/dl时需要排除肿瘤），而肾上腺肿瘤（肾上腺腺瘤）合成更多的DHEA-S（＞700μg/dl时需要排除肿瘤）。

甲状腺疾病（甲状腺功能亢进和甲状腺功能减退）是不排卵的常见原因，在检查时必须予以考虑。甲状腺疾病导致的月经不规则可能是由于性激素新陈代谢紊乱造成的。催乳素是腺垂体分泌的促进乳腺细胞发育的激素。它的合成和释放受雌激素和甲状腺激素释放激素（TRH）的刺激，受多巴胺抑制。高水平的催乳素也可以通过抑制GnRH水平从而抑制下丘脑-垂体-卵巢轴，这也解释了为什么催乳素瘤和多巴胺抑制剂可以引起闭经。甲状腺激素不足导致TSH和TRH代偿性增加。由于刺激催乳素释放TRH引起月经稀发或闭经。

库欣综合征是一种公认但不是常见的原因。据报道雄激素过高和GnRH合成减少可引起停止排卵。

表 21-1

雄激素过高的疾病	病因	临床表现
疾病	雄激素升高的病因	实验室或影像表现
多囊卵巢综合征	胰岛素抵抗，使得垂体分泌 LH↑，FSH↓；由肝合成的在非性腺器官由雄激素转化的雌激素 TeBG↓ 和 IGFBP-1↓	睾酮↑；LH/FSH 比值↑；黄体酮测试试验（＋）；超声可见多囊卵巢
卵巢肿瘤：Sertoli-Leydig 细胞肿瘤，细胞（Leydig 细胞的同功细胞）肿瘤，类脂细胞肿瘤	由肿瘤直接产生和分泌的睾酮和/或由肿瘤分泌的雄烯二酮在非性腺器官转化为睾丸素	血清睾酮↑＞200ng/dl；经阴道超声可见肿块
肾上腺肿瘤	大量分泌 DHEA-S，DHEA 和雄烯二酮	血清 DHEA-S＞700μg/dl；CT 可见肾上腺肿块
非典型肾上腺增生	肾上腺 21-羟化酶部分缺失最为常见；雄激素产生过剩	基础（晨 8:00）血清 17-羟基孕酮水平＞8ng/ml；ACTH 刺激实验异常具有诊断价值

育龄女性无排卵的常见表现是什么？

虽然大多数女性不会注意到有无排卵，但闭经或月经不规则和/或不生育则会引起女性注意，而其他的伴随症状则为基础病因学提供线索。例如，PCOS 患者的主诉是多毛、痤疮或超重。高催乳素血症患者可以表现为溢乳。甲状腺功能减退或亢进的症状（例如体重增加/减轻、疲劳、心律不齐和胃肠功能紊乱）出现能促使患者就诊。特纳综合征通常在月经停止和青春期发育之前出现身体的其他特征而得以诊断。

由于过早闭经或下丘脑性闭经引起的停止排卵也可能表

现为由于雌激素缺乏而导致的潮热和生殖泌尿系统上皮萎缩，这些变化可以导致性交困难和尿失禁。嗅觉缺失是Kallmann患者的典型症状，患者身高较普通人高，并且没有第二性征出现。除了肿瘤导致的下丘脑衰竭之外，中枢神经系统肿瘤患者还可出现头痛或癫痫发作。

多毛和痤疮是雄激素过高的症状，常见于PCOS患者。男性式脱发、声音变粗、阴蒂肥大都提示女性男性化。雄激素分泌性肿瘤会引起更多的男性化特征，因为它们分泌的雄性激素水平相当高。由于雄激素是雌激素的前体，在脂肪组织中可以转化为雌激素，雄激素过高的患者可能出现子宫内膜无对抗的雌激素增殖作用。无排卵就无因黄体期产生规律的月经剥脱。这会导致要么闭经，要么DUB不规则出血。

如何开始评估？

全面的病史、体格检查和盆腔检查是选择实验室检查的关键。为患者制作一份"月经时间表"，记录其生育期的月经周期模式。月经初潮的年龄和以后月经的模式都是重要的背景资料。过度体育锻炼和饮食不规律（单独或一起）可以引起下丘脑性无排卵（和下丘脑性闭经）。它们可以引起青春期发育延迟和月经初潮推迟，也可以引起以后不规则的月经周期和闭经。询问有无慢性压力和显著的体重增加或减轻。

压力、体重和锻炼的改变常与月经紊乱相关。PCOS患者通常月经初潮在正常年龄（平均12～13岁），但是一段时间后月经就变得不规则。询问其他重要的病史包括用药，特别是能引起高催乳素血症的药物，如抗精神病药安定、一些抗抑郁药和鸦片制剂，特殊的生殖系统疾病家族史是很重要的。甲状腺疾病通常遗传。一级亲属中有早期闭经史的患者发生卵巢衰竭的风险增加。PCOS和胰岛素抵抗患者可以有很强的2型糖尿病家族史。

体格检查应注意女性的营养状况（憔悴，消瘦，营养好，肥胖）。神经性厌食女性体重大幅下降，身上经常覆有纤细的绒毛（汗毛）。相反，PCOS女性明显肥胖，可能多毛。痤疮也很常见。然而，记住并不是所有饮食异常的女性都消瘦（如神经性易饥症），也并不是所有的PCOS患者都肥胖。非典型肾上腺增生的女性患者也可能多毛，但是表现形式与PCOS患者有所不同。

甲状腺触诊是必要的，有助于排除甲状腺疾病。乳腺检查可以发现高催乳素引起的溢乳。腹部触诊可触及肾上腺和卵巢肿物。骨盆检查可以发现雌激素缺乏引起的泌尿生殖系萎缩或由于雄激素分泌性肿瘤引起的阴蒂肥大。卵巢肿瘤通过双合诊可以触到。有时不能区分开正常卵巢和多囊卵巢。

适合诊断的检查有哪些？

检查无排卵应首先检查尿或血 β-HCG 值，它与闭经或月经不规则有关。如果阴性，下一步重点测定血中激素水平。必要的检查有血清FSH、LH、TSH、催乳素、睾酮和DHEA-S。多毛患者需要检查17-羟基孕酮水平以筛查NCAH。如果>8ng/ml需要进一步检查：促肾上腺皮质激素（ACTH）刺激实验具有诊断意义。FSH和LH的水平有助于区分下丘脑性无排卵、卵巢衰竭和PCOS。血清TSH是筛查甲状腺功能亢进或减退的良好指标。血清催乳素水平对于筛查高催乳素瘤和垂体腺瘤是必要的。血清雄激素可以筛查出PCOS和雄激素分泌性肿瘤。

如果患者闭经，通常联合实验室检查进行孕激素撤退试验（10mg/日甲羟孕酮或5mg/日炔诺酮，用5~10天），以确定卵巢是否分泌足够的雌激素使子宫内膜增生。如果试验阳性，外源性黄体酮将通过建立"人工的"黄体期而稳定内膜生长，药物撤退后将激发月经。如果试验阴性（没有撤退性出血），雌激素缺乏是不排卵的原因。相反，试验阳性见于雄激素过剩的疾病，由于外周的雄激素转化为雌激素（脂肪组织的芳香酶作用），加之卵泡分泌的雌激素引起子宫内膜生长。

放射影像学对许多疾病的诊断有帮助。头部 MRI 检查在诊断中枢神经系统或垂体肿瘤时是必要的。肾上腺肿瘤最好通过 CT 诊断。卵巢肿瘤最好经阴道超声成像,经阴道超声还有助于诊断 PCOS。

如何治疗雌激素缺乏性疾病,例如下丘脑性无排卵和卵巢衰竭?

由 Kallmann 综合征引起的促性腺激素分泌不足导致的性腺功能减退可以用雌激素和孕激素替代治疗。嗅觉缺失尚无治疗方法。如果中枢神经系统损害是由于激素缺乏引起的,可以恢复平衡。一旦病变得到治疗,激素替代治疗可减轻雌激素缺乏引起的症状。

在下丘脑性无排卵的病例中,下丘脑-垂体-卵巢轴是完好的,只是因为某种疾病受到了抑制,如慢性心理压力、高强度训练和进食障碍(包括神经性厌食和易饥症)。排卵和月经通常在给予药物治疗、改善生活方式和予以咨询后得到恢复。

高催乳素的治疗取决于病因。例如由药物引起的高催乳素血症,停止服用药物就可以恢复排卵。然而,考虑到药物治疗的精神性疾病,并非总能够停用药物。用非典型的抗精神病药物替代典型的抗精神病药物是解决这一问题的可行方法。外源性的甲状腺激素纠正甲状腺功能减退,并同时可通过减少 TRH 刺激释放催乳素而恢复排卵。催乳素瘤,无论大小,常用多巴胺拮抗剂治疗,如溴隐亭或卡麦角林治疗,而不采用侵入性手术切除瘤体。溴隐亭是孕期 B 类药物,而且能安全地恢复生育。

尚无治疗卵巢早衰的方法。然而,激素替代治疗可用于预防骨质疏松、减少潮热以及泌尿生殖系萎缩。据报道,20% 因自体免疫引起的卵巢早衰可以自行恢复排卵和月经。

如何治疗雄激素过高的疾病?

在本章的后面将进一步详细介绍 PCOS 的治疗。卵巢和肾上腺的雄激素分泌性肿瘤可以通过手术切除治疗。典型的 NCAH 肾上腺增生症状可以通过口服避孕药和螺内酯来治疗。口服避孕药将抑制 LH 和卵巢产生雄激素。螺内酯与毛囊上的雄激素受体结合而阻止雄激素的外周作用。月经将变得规律（尽管是人工的，但没有排卵），多毛症也会减轻。已经长出的毛发必须机械去除（例如激光切除或电蚀除毛）。糖皮质激素也可以用来抑制肾上腺，然而长期使用类固醇带来的副作用将超过它的益处，除非其他治疗均无效。

▶ PCOS

PCOS 的定义是什么？

PCOS 是一种雄激素过高而且无排卵性疾病。绝大多数患者与胰岛素抵抗和代谢综合征有关。在卵巢，胰岛素抵抗导致了卵泡的不完全成熟和长期不排卵，表现为月经过少/无月经、DUB 和不孕。生长不完全的卵泡在卵巢表面排成一行，表现为卵巢的多囊特征。虽然肥胖可以加重任何潜在的胰岛素不足，然而外周对胰岛素反应的异常可以发生在非肥胖患者。

最近在欧洲人类生殖和胚胎学会与美国生殖药物学会会议上达成共识，制定出最新的 PCOS 的诊断标准（框 21-1）。首先，必须排除甲状腺疾病、高催乳素血症、库欣综合征和先天性肾上腺增生，且符合三条标准中的两条：月经不规则、雄激素过多（多毛，痤疮）的实验室或临床证据、超声证明多囊卵巢。需要强调的是，如果缺少任何一项标准，则不能诊断 PCOS。但是有的多囊卵巢的女性，其生育功能可以是正常的。

第21章 生殖内分泌

框 21-1　PCOS 的诊断标准
两项中必须具备一条： ■ 月经过少或无月经 ■ 高雄激素症状（多毛，痤疮） 或 ■ 高雄激素（总睾酮或 DHEA-S 增高） ■ 超声证明多囊卵巢 **排除：** ■ 高催乳素血症 ■ 非典型先天性肾上腺增生 ■ 库欣综合征 ■ 雄激素分泌性肿瘤

卵巢类固醇激素产生的正常生理机制是什么？

下丘脑脉冲性分泌的 GnRH 刺激腺垂体释放 FSH 和 LH。雌孕激素调节着脉冲分泌的频率。在正常情况下，FSH 释放应较 LH 多。LH 刺激膜细胞产生雄激素（即睾酮和雄烯二酮）。胰岛素通过自身或胰岛素生长因子-1（IGF-1）受体起作用，加强 LH 对这些细胞的作用，从而促进正常雄激素生成。在粒细胞中，FSH 诱导芳香化酶的生成，后者把由膜细胞产生的雄烯二酮和睾酮转化为雌酮和雌二醇。在包括脂肪细胞和子宫内膜在内的周围组织中，雌酮可被转化为雌二醇。这些组织中的芳香化酶可以将雄激素转化为雌激素。

PCOS 的病理生理机制有哪些？

PCOS 是以整个下丘脑-垂体-卵巢轴的缺陷为特征。在下丘脑中，孕激素相对不足和外周非对抗雌激素增高可导致 GnRH 脉冲频率的增加。这种频率的增加破坏了正常的 FSH 与 LH 的比例。在持续低水平 FSH 的作用下，卵巢卵泡开始发育，但不能完全成熟，卵泡不成熟就不能排出。抑制素，一种抑制垂体产生 FSH 的蛋白质激素，由粒细胞产生。大量不成熟卵泡持续分泌抑制素，使FSH水平下降。

高水平的LH使膜细胞产生更多的雄激素。肥胖通过引起外周胰岛素抵抗和高胰岛素血症放大了这种作用。然而过量的胰岛素可同时作用于膜细胞，增加雄激素的产生。胰岛素也是由肝合成的性激素结合球蛋白的抑制剂。睾酮有着相同的作用。另有未结合类固醇激素才能在周围组织发挥作用，因此性激素结合球蛋白数量的减少增强了雄激素的外周作用。最终结果是增加了生物可利用的雄激素数量。雌激素确实能刺激性激素结合球蛋白的合成，然而在PCOS时这种作用已经被胰岛素和睾酮的作用所掩盖。

雄烯二酮是一种有生物学活性但不强的激素。然而，在卵巢外组织中，它被转化为睾酮和二氢睾酮以及雌酮和雌二醇。越来越多证据表明，雌二醇比其他的睾酮或二氢睾酮作用更强。然而，PCOS时过度产生的雄激素掩盖了它们的作用，使其出现男性特征，如外观显现出多毛和痤疮。在子宫，雌二醇的作用占优势，导致子宫内膜的无限制增生。过度增生的子宫内膜使PCOS女性暴露于患子宫内膜癌的高风险中，甚至是在年轻时。

如何开始检查PCOS？

详细的病史采集和体格检查永远是第一步。月经史将揭示出正常的月经初潮后在不定期的时间内出现月经停止或月经不规律。家族史对于2型糖尿病和PCOS可能很重要。PCOS不是单基因疾病，但是仍有可能存在胰岛素抵抗方面的遗传或雄激素合成和分泌异常。有证据表明PCOS在某些种族中发病率较高，特别是2型糖尿病和代谢综合征发病率高的种族。没有家族史也不能排除PCOS。

通过体格检查常能发现PCOS患者的征象，可能有或无肥胖和/或多毛。严重的男性化特征应进一步查找产生雄激素的肿瘤。皮肤检查应该包括确定痤疮的区域和异常的毛发生长。应仔细检查有无库欣综合征的腹部紫纹和易挫伤淤斑，甲状腺功能减退引起的甲状腺肿和高催乳素血症引起的溢乳。所有这些疾病都应与PCOS进行鉴别。

应进行窥器和双合诊检查以确定骨盆解剖，发现阴蒂肥大，并初步排除其他的卵巢肿瘤。经阴道超声可显示PCOS患者的卵巢有大量的卵泡排列在表面（所谓的"珍珠项链"征，此征是PCOS的诊断标准）。

应做哪些实验室检查？

根据诊断标准进行实验室检查。血清睾酮和DHEA-S水平是诊断雄性激素过高所必需的。TSH、催乳素、皮质醇和17-羟基孕酮是排除标准所必需的。一旦进一步证实了PCOS的诊断，获得实验室胰岛素抵抗的程度是有用的（为准备治疗而量化心血管病风险因素和评估肝功能）。肥胖患者应该检查2小时糖耐量实验，测得胰岛素水平以筛查2型糖尿病和糖耐量减退。

试验中胰岛素水平增高提示胰岛素释放。PCOS患者心血管疾病高风险与肥胖和胰岛素抵抗相关。因此，应行基础空腹血脂检查（总胆固醇、LDL、HDL和三酰甘油）。确定体重指数和腰臀比例也能量化心血管疾病风险。因为治疗PCOS的药物常影响肝功能，所以应测定基础肝功能水平。对于长期月经稀发或无月经的女性应该考虑行子宫内膜病理检查以排除子宫内膜发育不良和子宫内膜癌。

为什么要治疗PCOS？

虽然一些患者并不认为月经不规律应予以重视，但是PCOS是一种病态。PCOS特征性的代谢紊乱可以使发病率和致死率明显增加。高胰岛素血症和高雄激素血症促进了内脏周围的脂质沉积（雄性肥胖）。相对于女性特点的肥胖（脂肪沉积于臀部），此类肥胖患心血管病的风险更高，如高血压和心肌梗死。

雌激素对子宫内膜的持续刺激导致了子宫内膜增生。这些增生组织不仅脱落导致 DUB，而且有形成肿瘤的高风险。DUB 严重时引起大出血和血流动力学异常，这是临床急症。

PCOS 女性患 2 型糖尿病的风险显著升高（在 40 岁时，10% 的 PCOS 女性患 2 型糖尿病）。2 型糖尿病是心血管病的高危因素，按照 Framingham 定义的标准发生心血管病的危险为 20%。糖尿病高胰岛素血症导致的动脉粥样化脂质成分异常（低 HDL，高 LDL，高三酰甘油）是危险增加的原因。PCOS 对生殖影响很大。因为不排卵使得不孕率更高。

据报道，这些患者流产的发生率成倍增加，孕妇妊娠期糖尿病的发生率为 15%～30%，使母子承受很高的风险，包括孕晚期胎死宫内、分娩时巨大儿致第二产程肩难产、产后新生儿低血糖风险增高。

用于治疗 PCOS 的措施有哪些？

因为肥胖可加重胰岛素抵抗及 PCOS 症状，甚至体重减少 5% 就可减轻胰岛素抵抗和雄激素分泌过多。显著的体重减轻甚至可以不用药物就可能恢复排卵，因此饮食和锻炼指导是 PCOS 妇女治疗计划的重要组成部分。药物治疗的核心是口服降糖药以减轻胰岛素抵抗。研究最多的以及普遍应用的药物是二甲双胍，它可以改善外周胰岛素敏感性，减少肝糖原异生。

雄激素水平随基础胰岛素水平下降而下降。激素下降的结果是恢复正常的排卵周期和规律的月经。因不排卵导致不孕的妇女可以通过应用枸橼酸氯米芬（一种诱导排卵药物）刺激卵泡生长，加用二甲双胍排卵率会更高。口服噻唑烷二酮类降糖药（罗格列酮和吡格列酮）也是通过改善外周胰岛素的敏感性而起作用的。它们可能和二甲双胍同样有效，目前正在研究中。因为孕期安全性尚未得到证实，所以不能用来治疗不孕。

只要没有年龄或吸烟的禁忌证，PCOS 患者同样可以服用口服避孕药。口服避孕药通过抑制 FSH 和 LH，可以减少卵巢产生雄激素。另外，诱导规律月经减少了子宫内膜癌的风险。雌激素成分可增加肝合成性激素结合球蛋白。那些不含雄激素的口服孕激素避孕药，例如诺孕酯、去氧孕烯和屈螺酮（Ortho-Cyclen，Orthocept 和 Yasmin）是治疗PCOS患者的理想药物。

如果多毛症状严重，可以给予螺内酯（一种有抗盐皮质作用的雄激素受体拮抗剂）。它可以避免雄激素间接刺激毛囊。使用螺内酯联合口服避孕药可以获得非常好的效果。它们具有协同作用。然而，至少需要3～6个月才能对毛囊起作用。

有治疗 DUB 的确切方法吗？

根据出血的严重程度，DUB 既可以住院治疗也可以于门诊治疗。如果需要住院治疗，应补充足够的液体以维持血压，有指征者也应输血。如果患者超过 40 岁，可以选择刮宫术或宫腔镜检查以排除子宫内膜异常增生或子宫内膜癌引起的出血。小于 40 岁的患者可以静脉注射雌激素止血（25mg/4h）而不需要手术。口服甲羟孕酮（10mg 口服 2次/日或3次/日，连续数周）可以长时间稳定子宫内膜。

上述方法不能止血，则有行宫腔镜检查加刮宫术的指征。DUB 可通过诊断性治疗确诊，子宫内膜疾病如子宫内膜息肉或子宫内膜炎也可出现相同症状。门诊患者可以口服避孕药或黄体酮抑制病变治疗。低剂量口服避孕药每天服 2次，共 10 天，而后每天服用 1 次，连用 3 周。口服甲羟孕酮（10mg）或炔诺酮（5mg）每天 2 次，服用 14～21 天。如果治疗数天后仍出血，应再次行宫腔镜检查加刮宫术治疗。

关 键 点

- ▶ PCOS 几乎都伴有外周胰岛素抵抗，可以伴有或不伴有 2 型糖尿病。
- ▶ 患有 PCOS 的女性通常有正常的月经初潮，但是经过一段或长或短的时间后月经变得不规律。
- ▶ PCOS 的症状和体征包括多毛、男性式脱发、痤疮、月经过少或闭经以及不孕不育。
- ▶ PCOS 的诊断必须满足下面 3 条标准中的 2 条：月经过少或闭经、高雄激素血症、多囊卵巢的超声证据。
- ▶ PCOS 的患者患 2 型糖尿病、妊娠期糖尿病、心血管疾病、功能失调性子宫出血、子宫内膜过度增生或子宫内膜癌的风险增加。
- ▶ 治疗重点是通过减轻体重和药物治疗提高胰岛素敏感性；通过口服避孕药调节月经；通过加用雄激素拮抗剂减轻多毛症。

病 例 21-1

患者女性，31 岁，主诉月经不规律、多毛、痤疮病史 10 年。同时伴有体重进行性增加。血清睾酮 90ng/dl。血清催乳素、TSH、17-羟基孕酮和皮质醇水平正常。家族史：有 3 个一级亲属患 2 型糖尿病。性生活不活跃，目前无怀孕的计划。

A. 患者的诊断是什么？
B. 最佳治疗方案？

参考文献

Balen A. The pathophysiology of polycystic ovary syndrome: Trying to understand PCOS and its endocrinology. Best Pract Res Clin Obstet Gynaecol 2004；18：685-706.

Ehrmann DA. Polycystic ovary syndrome. N Engl J Med 2005; 352: 1223-1236.

Fraser IS, Kovacs G. Current recommendations for the diagnostic evaluation and follow-up of patients presenting with symptomatic polycystic ovary syndrome. Best Pract Res Clin Obstet Gynaecol 2004; 18: 813-823.

Larsen PR, Williams RH, Kronenberg HM, Melmed S, Polonsky KM. Williams Textbook of Endocrinology, Tenth Edition. Philadelphia: W. B. Saunders, 2003.

病例答案

21-1 A 学习目的：了解 PCOS 的诊断标准。

需要排除其他内分泌疾病（高催乳素血症、甲状腺疾病、NCAH、库欣综合征）后才可做出 PCOS 的诊断。患者必须符合 3 条标准中的 2 条：不规律月经、超声诊断多囊卵巢、高雄激素的实验室或临床证据。该患者符合这些标准。

21-1 B 学习目的：掌握 PCOS 患者不孕的治疗方法。

对于确诊 PCOS 但目前尚无生育计划的患者可以提供几种治疗方法，包括胰岛素敏感剂治疗、改变生活方式、口服避孕药、规律的黄体酮撤退或应用螺内酯。然而，对于患者症状的全面治疗应以改变生活方式为主，辅以或不用注射胰岛素增敏剂治疗。如果患者有性生活，目前未计划生育，应为患者提供控制生育的建议。如果患者有怀孕计划，通过治疗恢复生育或使生育正常。

（周宏萍译　王　健、张蕴霞校）

第22章 妇科肿瘤

▶ 宫颈上皮内瘤变和宫颈癌

宫颈不典型增生和宫颈癌普遍吗？

在美国，自巴氏涂片普及后，侵袭性宫颈癌（曾经为最常见的妇科癌症）的发病率和死亡率已下降了70%。宫颈癌在美国最常见的妇科癌症中居第三位，在2006年估计有9710例新发病例和3700例死亡病例。在发展中国家，宫颈癌仍然是第二位女性最常见的癌症，在女性癌症相关死亡的原因中居第三位。宫颈癌易于筛查，其原因为在发展成侵袭癌之前的10～20年内就已出现宫颈不典型增生。据估计，在美国每年有超过150万例宫颈不典型增生的新患者。

病因学
发展成宫颈不典型增生和宫颈癌的相关因素有什么？

现已证实HPV是宫颈癌发生发展的主要致病因素。实际上，所有宫颈上皮内瘤变（CIN）与宫颈鳞状细胞癌均与HPV感染有关。从HPV感染伊始发展至宫颈癌需要经过多年并且需要其他因素的参与，且迄今仍未充分证实这些协同因素。

HPV是一种小的有100多个亚型的双链DNA病毒。阴道感染的大约有40个亚型，其中18个亚型与发生高度CIN和宫颈癌相关。HPV 16是最常见的阴道亚型，连同HPV 18亚型一起占宫颈癌的70%。低风险的HPV 6和HPV 11亚型与生殖器湿疣有关。

HPV的主要感染途径是直接性接触传播，并且可能由污染物或自母亲向婴儿垂直传播而影响少数个体。研究表明，80%以上有性生活的妇女会在一段时间内发生 HPV 隐匿感染。85%以上的患者能自发清除检测出的病毒，大多数感染在一年内被抑制。避孕套在防止 HPV 的传播方面并未显示出效果，可能由于感染的范围广泛超出了避孕套所覆盖的区域。

除了 HPV，还有几个危险因素与宫颈不典型增生和宫颈癌相关，包括过早的性行为、多产、吸烟和无免疫应答状态。其他尚不能确定的危险因素包括应用口服避孕药、其他性传播疾病（例如衣原体感染）以及宫颈炎。

大部分宫颈癌组织学类型是鳞状细胞癌。然而在美国，与宫颈癌患病率总体数量的减少相反，在过去的几十年里宫颈腺癌的发病率却在上升（在最近的研究表明目前 20%～25%的宫颈癌为腺癌）。作为协同因素，HPV 所起作用的大小尚未完全证实。

评估
如何进行巴氏涂片检查？

巴氏涂片检查是从暴露的宫颈（宫颈阴道部）表面和宫颈管收集宫颈细胞。将细胞转移到载玻片一侧并立即用含酒精的喷剂固定或放入含防腐剂的试管中。月经期应避免行巴氏涂片筛查，并且在进行巴氏涂片检查前几天内，患者应避免性交。临床医生进行巴氏涂片检查前应避免使用润滑剂。

应该在什么时候进行宫颈筛查？

宫颈癌筛查应该在性活动开始后的 3 年内，但不迟于 21 岁。这为短暂的 HPV 感染留出了自发清除的时间，同时降低了漏诊宫颈癌的危险。30 岁以下的女性应每年检查。30 岁以上的女性且连续 3 次巴氏涂片检查正常的可每 2～3 年检查一次。HIV 感染的女性以及其他免疫功能低下者、宫内使用己烯雌酚、有高度宫颈非典型增生和宫颈癌病史者应连续每年筛查。

何时停止筛查？

低风险的女性可以在70岁停止筛查。有多个性伙伴或曾有过异常宫颈病理结果病史的70岁以上的女性推荐继续筛查。全子宫切除术后且没有异常宫颈病理结果病史的女性可停止检查。

在筛查过程中什么时候行HPV检测？

第2代杂交捕获法检测HPV高风险亚型与巴氏涂片联合检测是对≥30岁的女性的一种选择。研究表明，当这两项检查均正常时，在随后的3~5年发展为严重宫颈疾病的风险极低。因此，检查正常的女性复筛的频率不要超过每3年一次。

怎样报告巴氏涂片检查结果？

在Bethesda系统出现前的20世纪80年代末，对巴氏涂片检查的报告没有统一格式。工作组分别于1991年和2001年对该系统进行了进一步改进。在按照Bethesda系统发布的每一个报告中应包括两部分评价，即"标本合适"和"解释/结果"。

标本合适。报告满意或不满意，这一部分提示是否有足够的可视鳞状上皮细胞和宫颈/化生细胞，可用于宫颈细胞学检查评估。如果缺乏宫颈/化生细胞成分，那些在过去的几年中没有细胞学异常的女性可在一年内重复巴氏涂片检查。其他的应在数月内重复巴氏涂片检查。

解释/结果。上皮内病变细胞或恶性细胞阴性：对没有上皮内瘤变证据的载玻片可出具这样的报告。如真菌有机体、滴虫、提示细菌性阴道炎的菌群转变、与放射有关的改变等良性发现应列入本标题下。40岁或以上女性有良性子宫内膜细胞的也在这里报告。在＜40岁的女性发现类似的子宫内膜细胞由于其有患子宫内膜癌的低风险则不在此部分报告。

非典型鳞状细胞（ASC）：该报告用于那些有细胞学提示但不能诊断为鳞状上皮内病变（SIL）的可疑病例。解释ASC范畴内的细胞学改变，包括意义不明的不典型鳞状细胞（ASC-US）和不能除外高风险的鳞状上皮内病变的不典型鳞状上皮细胞（ASC-H）。据估计，在ASC巴氏涂片中有10%~20%可发现高度鳞状上皮内病变（HSIL），1/1000有癌变。

患者应如何处理？

巴氏涂片结果为ASC-US的处理首选进行高风险亚型的第2代杂交捕获法检测HPV。HPV检测阴性提示HSIL的风险很低，并建议一年内复查巴氏涂片。如果HPV检测阳性，那么该患者应进行阴道镜检查。对于巴氏涂片结果为ASC-US的患者其他的处理选项包括间隔4~6个月重复巴氏涂片检查或立刻行阴道镜检查。巴氏涂片结果为ASC-H的女性由于他们具有非常大的患隐匿HSIL的风险建议进行阴道镜检查。低度或高度SIL的患者应行阴道镜检查。

什么是腺细胞异常？

异常腺细胞可分为不典型腺细胞（AGC）、不典型腺细胞有向瘤样病变、宫颈原位腺癌（AIS）或腺癌发展的倾向。尽管绝大多数的腺细胞异常起源于宫颈内，但细胞学特征可作为提示源于子宫内膜的证据。

35岁以上（以及有不规则阴道出血的年轻些的女性）具有非典型腺细胞、AIS或腺癌的女性的初始评估内容包括阴道镜检查、宫颈内诊刮、子宫内膜取样检查。如果患者初始检查AGC阴性，那么应重复细胞学取样。其他所有检查结果阴性和活检符合AIS的患者建议锥切活检。因为没有类似鳞状上皮细胞癌那样被广泛认可的微小浸润癌的定义，

第22章 妇科肿瘤

锥切活检不推荐用于微小浸润腺癌的妇女。

如何进行阴道镜检查？

于宫颈和阴道上段应用3%～5%醋酸并且经放大后进行观察。醋酸清除阴道分泌物并显现出宫颈的特征性变化以供阴道镜检查确定患CIN风险的范围。阴道镜检查的第一步是确定的鳞状柱状上皮交界处（SCJ），鳞状上皮和腺状上皮之间的移行带。

与SCJ毗邻的鳞状上皮出现隐匿CIN风险最高。在阴道镜检查中，SCJ完全可见分级为满意。当看不到完整的SCJ，即检查不满意，那么与那些鳞状上皮部分明显可见者比较不能排除存在更严重病变。CIN相关的特征性改变包括白色鳞状上皮（醋酸白化改变）、异常血管形态，如点状结构、镶嵌、异形血管和雌激素上皮复方碘溶液（Lugol溶液）染色不足。

活检证实鳞状上皮细胞异常的患者如何治疗？

阴道镜结果的CIN 1级患者可以在医生的判断下随诊而不予治疗，特别是那些今后有生育意愿的女性。其他的选择包括LEEP或冷冻疗法和激光消融样的消融术。当阴道镜检查不满意时，在多数情况下建议对CIN 1级病变予以切除，如LEEP。

满意的阴道镜检查CIN 2/3级的患者一般予以消融术或切除治疗。如果不满意阴道镜检查或颈内刮除术结果阳性，应进行切除治疗。

如果阴道镜定向活检显示宫颈间质浸润不超过3mm，未见淋巴管间隙的受累，且肉眼所见宫颈病变不明显，则微小浸润宫颈癌的可能性大。应行宫颈锥切活检以确定病变范围。

活检证实为腺细胞异常的患者怎样治疗？

如果锥切活检确诊的 AIS 患者不存在未来生育的问题时，应行单纯子宫切除术治疗。如果该患者将来有生育的意愿，那么所有锥切活检边缘均正常的病例无需进行额外的治疗。

宫颈癌的症状都有哪些？

尽管宫颈癌可导致任何无规律的阴道出血，但其典型的症状为性交后出血。其他的症状包括脓性、恶臭的阴道分泌物，疼痛，血尿和直肠出血。

宫颈癌是如何分期？

在主要的妇科癌症中宫颈癌的临床分期是独有的。因为分期大于早期 IIA 的患者一般不进行手术治疗，故这种分期是必要的。国际妇产科联合会指南的分期过程包括一般体格检查、麻醉下的直肠阴道检查、胸部 X 线检查、静脉注射肾盂造影（IVP）、膀胱镜检查以及直肠镜检查（框22-1）。

框22-1　国际妇产科联合会宫颈癌分期

治疗，微小浸润病变（ⅠA）：微小浸润病变的主要治疗方法是外科手术。该期包括所有深度小于 5mm，最大范围小于 7mm 的病变。对于某些ⅠA1期患者的治疗方法包括不进行淋巴结清扫的单纯子宫切除术或锥形切除术。ⅠA2期的患者应进行有淋巴结清扫的根治性子宫切除术。淋巴管间隙受累并不能改变肿瘤的分期，但是提示需要更多的根治性治疗。根治性子宫颈切除术是最近才被应用的另一个治疗方法。这种治疗方法仍然被认为处于实验阶段，并且应仔细选择患者。

Ⅰ期　　癌症局限于宫颈
ⅠA　　仅在镜下诊断的癌症（无肉眼病变）
ⅠA1　　间质浸润深度<3mm 并且宽度<7mm

第22章 妇科肿瘤

框22-1	国际妇产科联合会宫颈癌分期（续）
ⅠA2	间质浸润深度>3mm但<5mm并且宽度<7mm
ⅠB	临床可见病变或浸润范围超过ⅠA2期
ⅠB	临床病变的最大范围<4cm
ⅠB	临床病变的最大范围>4cm
Ⅱ期	浸润范围超过宫颈，但未累及骨盆侧壁或阴道的下1/3
ⅡA	无子宫旁组织浸润的肿瘤
ⅡB	存在子宫旁组织浸润的肿瘤
Ⅲ期	肿瘤蔓延至骨盆腔侧壁或阴道下1/3，或导致肾积水
ⅢA	肿瘤侵及阴道下1/3而未蔓延至盆腔侧壁或肾积水
ⅢB	肿瘤蔓延至盆腔侧壁或肾积水
Ⅳ期	
ⅣA	肿瘤扩散至膀胱或直肠的黏膜
ⅣB	远处转移

最近发表的报道支持用正电子发射断层成像（PET）扫描联合CAT扫描成像评估局部或远处转移。PET/CT检查获得的信息并不能用来分期，除了用CAT扫描评估肾和输尿管可以取代IVP检查，但是检查结果会影响治疗。

治疗
怎样诊断和治疗微小浸润性宫颈癌？

如果锥切活检证实浸润深度不超过3mm、无淋巴管间隙受累、且无肉眼所见宫体病变时，宫颈鳞状细胞癌则被命名为微小浸润性宫颈癌。尽管（ⅠA）期癌症浸润范围限定为≤7mm，但微小浸润性病变没有范围限定。微小浸润性病变转移蔓延的风险极低。治疗方法为无淋巴结清扫的标准全子宫切除术。

无手术适应证的患者可以通过腔内近距离放射治疗。对于未来有生育要求的女性，可选择不行子宫切除而密切随访。如同文献描述的转移性疾病一样，尽管表面上宫颈浸润极小，但由于难以精确测量腺体受累的深度，所以微小浸润癌的概念不适用于宫颈腺癌。如果淋巴管间隙受累，应采取根治性子宫切除术和盆腔淋巴结切除术。

ⅠA2期的宫颈癌应采用改良根治性子宫切除术和盆腔淋巴结切除术治疗。全盆放疗结合腔内近距离放射治疗是另一种可选方案。

如何治疗ⅠB期宫颈癌？

ⅠB1期宫颈癌可以通过根治性子宫切除术结合盆腔淋巴结切除术或体外放疗结合腔内近距离放疗治疗。这两种治疗方法的疗效相同。因此，治疗方案的选择往往取决于副作用的比较。由于有能力忍受短期手术治疗的副作用，所以年轻、身体状况能适应的患者普遍接受根治手术。绝经前女性行根治性子宫切除术时应考虑保留卵巢功能，需要提供有关淋巴结情况的附加信息，以避免长期放疗的风险，例如肠梗阻、瘘管形成、阴道瘢痕/性交困难以及卵巢功能衰竭。老年女性或那些不宜手术的患者应使用放疗。当根治性子宫切除术中发现淋巴结受累时，应给予术后放疗联合以顺铂为基础的化疗。

对于经过选择有生育愿望的，病变范围超过微小浸润的年轻早期宫颈癌患者，可选择一种称为根治性宫颈切除术的新方法。该方法可经阴道或腹部切除宫颈及周围结构（与根治性子宫切除术时切除的周围结构相同）。然而，虽然保留了子宫，但子宫下段与阴道上部缝合，可在子宫下段行环扎术以帮助支撑妊娠。采用腹腔镜或开腹手术进行盆腔淋巴结清扫术。目前的经验提示，该手术的复发率与标准根治性子宫切除术近似，而且大多数怀孕的妇女能维持妊娠至孕晚期。

对于ⅠB2期患者手术治疗的适应证仍存在争议。一项大范围的前瞻性研究明确了当病变局限于子宫颈时，肿瘤大小、宫颈间质浸润深度、淋巴管间隙受累程度可作为根治性子宫切除术后是否辅以放射治疗的标准。肿瘤大小为4cm且间质浸润深度超过宫颈管内1/3的宫颈癌伴或不伴淋巴管间隙受累者需要术后放疗。因此,大部分接受根治性子宫切除术的ⅠB2期的女性需要术后放疗(这种治疗出现毒副作用的危险超过了单一治疗模式,且未显示出生存率的改善)。以放疗为主要治疗手段的ⅠB2期或更严重病变的患者还应同时辅以基于顺铂的化疗,以增强肿瘤对放射治疗的敏感性,清除照射野外未被发现的病变。

Ⅱ期及其以上的宫颈癌如何处理?

除了极早的ⅡA期肿瘤(阴道穹隆受累极轻者不是根治性子宫切除术禁忌证)和ⅣB期肿瘤之外,晚期宫颈癌可采用外照射放疗结合腔内近距离放疗辅以基于顺铂的化疗方案治疗。如果影像学检查或组织取样资料证实了病变累及范围时,则外照射放疗的范围要外延至包括主动脉旁淋巴结在内的区域。

对于Ⅳ期肿瘤的治疗必须个体化。化疗是主要的治疗方法,但是并不能治愈。

晚期或复发宫颈癌的化疗方案是什么?

顺铂被认为是最有活性的药物,应答率约20%。其他的活性药物包括紫杉醇、托泊替康、长春瑞滨、异环磷酰胺以及氟尿嘧啶。研究证实联合治疗可增加应答率,但只有一个药物组合(顺铂和托泊替康)可改善生存率。应答期限仅有数月。

根治性子宫切除术与单纯子宫切除术有何不同呢?

单纯或1型全子宫切除术是指在子宫和宫颈连接部位切除子宫,而不切除子宫旁(主韧带)的组织、子宫骶骨韧带或上阴道组织。虽然手术过程中可确认输尿管走行,但并不对其进行游离。根治性或3型子宫切除术必须切除子宫旁组织、子宫骶韧带和阴道上部数厘米的组织。由于输尿管穿过了子宫旁组织,为了避免损伤,必须将其游离。

根治性子宫切除术破坏了部分自主神经系统,导致膀胱和肠道功能障碍。几乎所有患者的膀胱及肠道功能在术后数周内恢复。其他严重的并发症包括可能需要输血的出血、感染、瘘管形成、深静脉血栓形成/肺动脉栓塞。

不同宫颈癌分期的5年生存率是多少?

在根据肿瘤分期信息确定预后时,必须谨记宫颈癌是临床分期。所以对于任何女性个体而言,该给定的分期系统相对于外科分期系统来说并不是真正病变范围的标志。肿瘤分期的5年生存率粗率估计如下:

- ⅠA期(94%)
- ⅠB期(80%)
- Ⅱ期(75%)
- Ⅲ期(50%)
- ⅣA期(30%)
- ⅣB期(22%)

随访

患者在完成初始治疗后如何随访?

大多数复发将出现在初始治疗完成的2年内。在术后前2年内应每3个月进行一次病史采集和体格检查,包括巴氏涂片。假如在该时间段一切都正常,可每6个月就诊一次(无病随访的5年后可每年进行一次检查)。

复发宫颈癌如何治疗?

宫颈癌盆腔复发的治疗取决于初始治疗时所采用的措施。应用PET/CT扫描除外盆外病变。初始治疗只采用外科手术的妇女,采用放射治疗有可能治愈。对初始治疗采用放疗的妇女不主张再进行放疗。在这种情况下,盆腔脏器摘除是唯一的治疗选择且有治愈的可能。常用的方法是切除全部骨盆组织,同时切除子宫及阴道上部(如果有)、膀胱、远端乙状结肠、直肠近端和所有盆腔支持组织。

不愿接受放疗或手术治疗的复发患者采用化学疗治疗。如前所述，仅有少量的作用温和的药物。

> **关 键 点**
>
> 宫颈上皮内瘤变和子宫颈癌
> ▶ 在美国自开始巴氏涂片检查以来，宫颈癌的发病率和死亡率已下降了70%。
> ▶ 任何18种高危HPV亚型的一种生殖器感染都是宫颈癌发病的首要协同因素。
> ▶ 巴氏涂片显著异常者应行阴道镜评估，有指征时采取消融治疗或手术治疗。
> ▶ 小于4cm的I期宫颈癌可以通过手术治疗或疗效相当的放疗。
> ▶ 除非出现远处转移，晚期宫颈癌通过放疗并联合以顺铂为基础的化疗。

子宫内膜癌

子宫内膜癌的发病率是多少？

子宫内膜癌是最常见的妇科恶性肿瘤。在美国，每年将近有40 000例女性被确诊为子宫内膜癌，并且每年有超过7000例死亡。发生子宫内膜癌的终身风险约为2.5%。确诊时的平均年龄为61岁。25%的患者在确诊时未绝经，5%的确诊病例年龄小于40岁。

子宫内膜癌的危险因素有哪些？

大多数子宫内膜癌是由于子宫内膜受到无孕激素拮抗的雌激素刺激过度增生所致。I型子宫内膜癌主要为子宫内膜样的组织学改变，通常为低度恶性和早期，一般来说预后良好。I型子宫内膜癌的许多危险因素均是基于无拮抗的雌激素刺激，包括肥胖、月经初潮早、绝经晚、未经产、不孕、

PCOS、他莫昔芬、糖尿病和高血压。使用口服避孕药和吸烟可减少患病的风险。

Ⅱ型子宫内膜癌在所有病例中约占10%。这些癌组织为高度恶性的乳头状浆液性癌或透明细胞癌并且与雌激素刺激不相关。大多数患者确诊时的年龄已超过70岁，超过50%的患者在确诊病变时已处于晚期。除了高龄，没有可识别风险因素。

子宫内膜癌是最常见的（仅次于结肠癌）与遗传性非息肉性结肠直肠癌综合征有关的癌症。携带一个相关突变基因的女性发生子宫内膜癌的终生风险为50%。具有多个亲属罹患结肠癌、子宫内膜癌、卵巢癌以及肾癌的家族史者（尤其是确诊时年龄小于50岁）应开始进一步评估。

子宫内膜癌相关症状有哪些？

约90%患子宫内膜癌的绝经后妇女表现为阴道出血。然而，只有15%的绝经后出血者患子宫内膜癌。也应考虑其他的恶性肿瘤，如宫颈癌或阴道癌。脓性阴道分泌物和骨盆痛是偶见的主诉且通常提示晚期病变。小部分无症状患者将根据其巴氏涂片中发现子宫内膜细胞明确诊断。

几乎所有的绝经前子宫内膜癌均是由于无排卵而在后半个月经周期失去了黄体酮效应的保护所致。月经周期紊乱、经量多以及经期延长或月经间期出血，尤其是经前期症状缺乏，必须予以关注。

如何进行子宫内膜癌的危险评估？

无论是否行宫腔镜检查，分段宫颈扩张与刮宫术仍然是评估女性患子宫内膜癌风险的金标准。开始先行宫颈刮除术，随之进行子宫内膜诊刮术。与分段宫颈扩张与刮宫术类似，用Pipelle吸引器或类似装置进行子宫内膜活检的耐受性好并且敏感性高达90%。

经阴道超声检查已广泛应用于绝经后阴道出血的评估。

最近的一项 meta 分析显示采用子宫内膜厚度（或深度）>5mm 为截止值时，诊断子宫内膜癌的敏感性和特异性分别为 92% 和 81%。由于所有这些诊断技术存在假阴性结果，临床医生必须根据危险因素以及每项检查的结果指导对患者进行评价。

子宫内膜癌是如何分期的？

子宫内膜癌的分期采用国际妇产科联合会所发布的指南（框 22-2）。

框 22-2　子宫内膜癌的分期

Ⅰ期	
ⅠA	肿瘤局限于子宫内膜
ⅠB	浸润深度<1/2 肌层
ⅠC	浸润深度>1/2 肌层
Ⅱ期	
ⅡA	宫颈黏膜腺体受累
ⅡB	宫颈间质浸润
Ⅲ期	
ⅢA	肿瘤侵犯浆膜层或附件或腹膜细胞学检查阳性
ⅢB	阴道转移
ⅢC	盆腔或主动脉旁淋巴结转移
Ⅳ期	
ⅣA	肿瘤侵犯膀胱或直肠黏膜
ⅣB	远处转移，包括腹腔内或腹股沟淋巴结

- 一期　5%或以下的稳健增长状态
- 二期　6%~50%的稳健增长状态
- 三期　50%以上的稳健增长状态

多数子宫内膜癌的患者如何治疗？

大多数子宫内膜癌患者的临床表现局限于子宫。手术前必须进行体格检查评估（包括直肠阴道检查以除外肉眼可见的宫颈受累）、包括全血细胞计数和生化检查在内的常规血液检查以及胸片检查。

全子宫切除术联合双侧输卵管、卵巢切除术，腹腔冲洗和仔细的腹腔探查是大多数子宫内膜癌的主要治疗。尽管分化良好伴少许或无子宫肌层浸润的患者可不行淋巴结切除，但多数专家建议所有患者在手术中行盆腔淋巴结清除术。子宫切除术后冰冻切片检查是术中能更好地评估子宫疾病的检查。伴有肿瘤宫外播散风险因素的患者（如深肌层高度浸润，淋巴管间隙受累或侵犯宫颈）应行主动脉旁淋巴结切除。Ⅱ型子宫内膜癌患者由于其存在腹膜内播散的倾向，建议行部分大网膜切除术。

最近报道提示，腹腔镜可成功地用于子宫内膜癌的手术治疗。我们期待着一项全国随机试验的最终结果。

在什么情况下，患者的初始治疗不选择手术？

出现明显宫颈受累的患者可选择根治性子宫切除术或术前行盆腔放疗或单纯子宫切除术前行限制性近距离放疗。采用术前放疗治疗阴道转移。对四期患者的治疗应个体化，初始治疗可选择激素或化疗。对于不宜手术且临床病变局限于子宫的患者，推荐盆腔放疗后继以足量近距离放疗。此外，如果早期低度恶性肿瘤患者迫切要求保留生育功能时可给予激素治疗。

密切随访是确保疗效的必要条件。

早期子宫内膜癌术后何时进行放疗？

应用术后辅助治疗的决定依赖于病理学的危险因素，包括子宫内膜癌肌层浸润深度、分级、淋巴管间隙受累、组织学结果以及肿瘤的宫外播散情况。无明显危险因素者的5年生存率大于90%并且无辅助治疗的指征。

Ⅰ C期或Ⅱ期（隐匿宫颈受累）或组织学为低分化子宫内膜癌的患者使用辅助放疗是有争议的。多项研究表明，接受放疗的患者阴道断端局部复发的风险减少。然而，通过恰当的随访，75%或以上局部复发者可以采用放疗补救。这些研究并没有显示在该组人群中应用常规手术后辅助性放疗可以使85%~90%的总存活率得到进一步改善。

病情严重者如何处理？

对已在手术中切除的局限于盆腔或腹主动脉旁淋巴结的转移性病变，一般行全盆腔放射治疗，根据变化的范围决定是否行主动脉旁放射治疗。胸部CT扫描对主动脉旁淋巴结转移的患者是必要的治疗前检查，以排除更广泛的扩散。在该人群中，复发通常发生在照射区域以外的部位，这促使一些专家鼓励放疗加全身化疗。

术后遗留的大的淋巴结转移以及腹膜内和腹膜外转移灶应给予全身化疗或激素治疗，后者在孕酮受体阳性时应用。最近的研究表明，基于无瘤存活和总存活率确定的最有效的化疗方案包括顺铂、阿霉素、紫杉醇。

Ⅰ型和Ⅱ型子宫内膜癌的治疗有区别吗？

有，现在认为Ⅱ型乳头状浆液性和透明细胞癌比Ⅰ型进展更快，预后更差。所有侵袭性Ⅱ型子宫内膜癌患者均应考虑化疗。虽然最佳的化疗方案目前还不清楚，但倾向于联合应用卡铂和紫杉醇。

什么是子宫内膜癌分期的5年生存率？

生存率依赖于肿瘤的分期和分级。根据分期的5年生存率的粗率估计如下：
- ⅠA/ⅠB期（90%）
- ⅠC/ⅡA期（80%）
- ⅡB期（72%）
- ⅢA期（63%）
- ⅢB期（40%）

- ⅢC期（50%）
- ⅣA/B期（20%）

复发患者应如何随访？

80%的复发出现在诊断后的前三年以内。疾病的分期和是否给予辅助治疗决定不同的复发形式。在早期且没有接受放疗的患者中，大多数的复发出现在阴道断端和盆腔。远端复发部位包括肺、腹部、腹主动脉周围和锁骨上淋巴结、脑、肝以及骨骼。

体格检查，包括盆腔检查，在前2年应每3个月一次。在这一时间段内如果一切检查均正常，则在以后3年内每6个月检查一次。每次复诊都应行巴氏涂片检查。晚期患者应经常随诊CA-125的水平。除非另有指征，不推荐常规行CT扫描和胸片检查。

复发局限于阴道断端者如何治疗？

当阴道断端发现复发时，必须检查以排除远处转移。进行直肠阴道检查以评估病变的大小、子宫旁组织受累的程度以及盆壁播散的情况。

没有接受过放射治疗的患者应采用全盆腔放疗后继以阴道近距离放疗。报道显示在此情况下的长期生存率为75%或更高。接受盆腔放疗的患者很少发生盆腔中央复发。如果出现，患者应行盆腔廓清手术（5年生存率为20%）。

阴道断端以外的复发如何治疗？

治疗方案的选择主要包括激素治疗和化疗。肿瘤中高水平孕酮受体的存在与激素治疗的应答率显著相关。研究证明孕酮受体（+）的卵巢癌对激素治疗的应答率高达75%，而孕酮受体（-）的应答率则小于5%。醋酸甲地孕酮80mg每日2次是最常用的治疗方法。该疗法耐受性良好，可持续使用直至证实疾病恶化。

第22章 妇科肿瘤

现已知仅有少量的化疗药物对子宫内膜癌有效。可选择的化疗方案是顺铂、阿霉素、紫杉醇联合。在最近的一项3期研究中,应答率为57%(中位生存期15.3个月)。具有一定应答率的其他药物包括拓扑替康、氟尿嘧啶、异环磷酰胺、六甲密胺、长春新碱以及表柔比星。令人遗憾的是,远处复发的子宫内膜癌很少(几乎从没有)被治愈。

关 键 点

子宫内膜癌
- ▶ 90%的子宫内膜癌是由于缺乏孕酮保护作用的子宫内膜受到雌激素刺激所致。
- ▶ 尽管90%子宫内膜癌患者的主要症状是不规则或绝经后阴道出血,但只有15%绝经后出血的女性为癌症。
- ▶ 大多数子宫内膜癌患者的主要治疗方法是全子宫切除术、双侧输卵管-卵巢切除术(多数人不需要额外的治疗)。
- ▶ 晚期或复发的子宫内膜癌可通过放疗、化疗、激素治疗或综合治疗。

卵巢癌

卵巢肿瘤常见吗?

卵巢肿瘤的患病率为5%~7%。在美国,约70名妇女中就有1名患卵巢癌。据美国癌症学会估计,在2006年将有20180例新增病例,并且15310人将死于卵巢癌。相对于卵巢癌,乳腺癌(其在女性中发病率最高)的发病率高10倍,肺癌(具有最高的死亡率)的年死亡率高4.5倍。诊断时的中位数年龄为63岁。

卵巢癌怎样分类?

世界卫生组织采用了一种分类系统,即根据肿瘤细胞起源将卵巢肿瘤分成3类。上皮性卵巢肿瘤来源于卵巢体腔上皮，约占卵巢肿瘤的2/3和卵巢癌的90%。性索-间质肿瘤起源于特殊的间质组织，常常具有分泌激素的功能，占卵巢肿瘤的10%，占卵巢癌的2%。生殖细胞肿瘤由原始卵巢生殖细胞发展而来，并可以复制成不同的组织类型。发育成熟的囊性畸胎瘤（皮样囊肿），一种生殖细胞肿瘤，是儿童期最常见的卵巢肿瘤。生殖细胞恶性肿瘤通常好发于年轻女性，平均年龄低于20岁。以下的部分着重讲述上皮性卵巢癌。

卵巢癌发生的相关因素有哪些？

生殖、行为和遗传因素似乎影响着恶性转化的过程。主要的生殖危险因素是未产。一次足月妊娠可以使患卵巢癌的风险减少40%，其后每次妊娠可进一步减少15%。虽然用促排卵药物，如枸橼酸氯米芬，也未显示出对其风险的独立影响，但不孕者患卵巢癌的风险是一般人群的两倍。初潮和绝经年龄、未足月妊娠以及母乳喂养的影响尚不明了。即使有患卵巢癌的遗传因素时，长期口服避孕药可使卵巢癌的风险减少50%。

这些发现可通过"持续排卵学说"来解释。该学说假定每月由排卵所致卵巢上皮的破坏增加了异常上皮修复的风险，导致足够数量的可发生恶变的遗传变异。变异机制提示卵巢上皮细胞持续暴露于高水平的促性腺激素会增加卵巢癌的风险。

在部分而非全部研究中发现的与卵巢癌发生有关的行为危险因素包括高脂肪饮食、肥胖、会阴部使用滑石粉。最近的研究表明绝经期使用雌激素与其风险增加有关。有趣的是，子宫切除术和输卵管结扎手术均可使风险减少40%。

约10%的卵巢癌为遗传突变所致。BRCA1和BRCA2基因突变者终生患卵巢癌的风险高达40%。在所有遗传性乳腺癌/卵巢癌家族综合征中，这些基因突变者占90%，尚未确定其他高危基因。与遗传性非息肉性结直肠癌有关的基因突变使患卵巢癌的终生风险增加 90%。当具有上述突变基因的高危年龄达到 30 岁且完成生育时，建议预防性切除输卵管和卵巢。

卵巢癌的相关症状有哪些？

卵巢癌发病隐袭，仅有 25% 的病例在诊断时病变局限于卵巢。症状无特异性，包括腹部不适和腹胀、消化不良、早饱、恶心、便秘、盆腔压迫感、尿频、性交困难、疲乏、气促。大部分早期卵巢癌是在常规检查中发现无症状的卵巢肿块或在由于其他原因进行放射学检查时偶然发现而确诊。晚期病变往往由于症状变得更明显或出现大量腹水而确诊。

卵巢肿块如何评估？

采集病史，包括症状的相关信息以及先前注意到的危险因素，并且进行全面的体格检查。卵巢癌常见的体征包括锁骨上或腹股沟淋巴结增大、胸腔积液、腹水或腹部肿块。因为乳腺癌转移偶尔会累及卵巢，所以必须进行乳房检查。直肠阴道的检查可以触诊附件、穹隆、子宫骶韧带以及乙状结肠远端。双侧卵巢肿块、卵巢固定以及盆腔结节增加了恶性肿瘤的风险。

不足 5% 的绝经前发现的卵巢肿物为恶性肿瘤。多数为功能性囊肿，通常为 8cm 或更小并且在 1~3 个月内自行缓解。对于一个绝经前低风险者的一个合理选择是在 2 个月左右通过体格检查重新评估有或无卵巢抑制。在绝经的人群中，卵巢癌的风险随年龄增加而上升，必须立即行进一步的评估。

盆腔超声检查可用于确定卵巢肿块是否为恶性。有光滑囊壁和清亮囊液的单纯性囊肿几乎都是良性，即使在绝经人群中也如此。与恶性肿瘤相关的卵巢形态包括增厚或不规则囊壁、囊肿内有固体物以及分隔增厚。如果彩色多普勒在瘤内或隔膜内发现血流则癌瘤的可能性进一步加大。腹水也是一个可由超声检出的恶性肿瘤的危险因素。CT扫描不是常规的检查。MRI检查在确定与卵巢畸胎瘤相关的脂肪组织方面是有价值的，畸胎瘤几乎都是良性的。

CA-125评价卵巢肿物的价值有限。只有一半的早期卵巢癌患者和80%的晚期患者CA-125水平会增高，所以检查的有效性有限。此外，CA-125可因多种良性疾病增高，如子宫内膜异位症、子宫肌瘤、腹部炎性疾病。

可疑的卵巢肿物如何处理？

对于怀疑卵巢肿物的患者需要行手术探查。必须进行机械性肠道准备和预防深静脉血栓形成。当肿物大小合适（一般小于8～10cm）并且没有腹水或转移的证据时，可考虑腹腔镜检查。生育后的女性应行卵巢切除术以清除囊肿且避免囊液流入腹腔。在其他情况下，如果需要，推荐经腹正中切口进入上腹部进行分期或细胞减灭术（切除肿瘤）。对于可疑的卵巢应行冰冻切片检查。当结果高度怀疑卵巢癌时宜请妇科肿瘤学家会诊。

如果发现恶性肿瘤且表现局限，应行全子宫+双侧附件切除术、双侧盆腔和腹主动脉旁淋巴结清扫术、腹膜和网膜活检以及腹膜冲洗液检查以达到分期的目的。对于未来有生育意愿并且病变局限于一个卵巢的患者，保留健侧卵巢和子宫是恰当的。

当发现腹腔内病变巨大时，应尝试尽可能多的切除癌组织。对于术后残留的最大直径<1cm的单个肿瘤结节最佳的治疗方法是肿瘤细胞减灭术，该方法能改善无瘤生存率和总体存活率。

卵巢癌患者如何分期？

卵巢癌分期采用国际妇产科联合会所发布的指南（框

22-3)。

早期卵巢癌如何治疗？

分化良好或中分化的ⅠA或ⅠB期卵巢癌患者5年无瘤生存率大于90%，并且不推荐进行辅助治疗。对于其他Ⅰ期或Ⅱ期的所有患者，推荐以铂类为基础的化疗，一般采用静脉注射卡铂和紫杉醇。一些临床医生以多西紫杉醇取代紫杉醇。相对紫杉醇虽然多西紫杉醇骨髓抑制更明显但神经病变很少。每21天治疗一次。3个或6个周期为最佳治疗次数，但仍然存在争议。

晚期卵巢癌的患者如何治疗？

Ⅲ期或Ⅳ期患者采用6个周期的静脉注射卡铂和紫杉烷治疗，注意事项同前述。中位生存期大于三年。最近的研究提示相对于静脉注射，腹腔内注射顺铂和紫杉醇可达到理想

框 22-3　卵巢癌分期

Ⅰ期	肿瘤局限于卵巢
ⅠA	肿瘤局限于一侧卵巢
ⅠB	肿瘤局限于两侧卵巢
ⅠC	ⅠA或ⅠB肿瘤，一侧或双侧卵巢表面有肿瘤，包膜破裂，腹水含恶性细胞或腹腔冲洗液阳性
Ⅱ期	盆腔扩散
ⅡA	扩散到子宫和/或输卵管
ⅡB	扩散到其他盆腔器官
ⅡC	ⅡA或ⅡB肿瘤，一侧或双侧卵巢表面有肿瘤，包膜破裂，腹水含恶性细胞或腹腔冲洗液阳性
Ⅲ期	腹腔扩散和/或腹膜后/腹股沟淋巴结受累
ⅢA	镜下腹腔病变
ⅢB	腹膜表面肿瘤≤2 cm
ⅢC	腹膜表面肿瘤≥2 cm或腹膜后/腹股沟淋巴结受累
Ⅳ期	远处转移或肝实质转移

的减瘤目的，可改善无瘤生存率和总体存活率。给药方法困难与毒性可能限制腹腔治疗的应用。

治疗反应的临床评估包括在每一个治疗周期前进行体格检查和 CA-125 水平测定。病变可通过影像学测量的患病者，每两个治疗周期后应进行检查。

超过 70% 的晚期患者对化疗反应良好，大多数达到完全的临床应答。研究表明，如果接受"二次探查"手术，约半数对化疗完全临床应答的患者存在病变。然而，由于其有限的预后价值以及缺乏支持改善存活率或降低再发率的资料，二次探查术的方法并未受到青睐。

完全临床应答后，晚期患者宜行附加治疗以期"巩固"他们的应答。检验多种化疗方案（包括高剂量化疗，全腹放疗，腹腔内注入放射性同位素，^{32}P）的研究均未能显示出益处。最近的一项研究报道，12 个每月一次的紫杉醇周期治疗使无进展生存时间提高了 7 个月（具有统计学意义），进一步的研究正在进行中。

卵巢癌患者分期的 5 年生存率是多少？

生存率依赖于分期和肿瘤分级。各期 5 年生存率的粗略估计如下：
- Ⅰ期（80%）
- Ⅱ期（60%）
- Ⅲ期（25%）
- Ⅳ期（10%）

卵巢癌患者治疗后如何进行监测？

通过病史、体格检查以及 CA-125 水平对缓解期患者进行随访。常规 CT 扫描未显示出有效且一般不予推荐。然而，当出现有关的症状、CA-125 水平增高以及诊察中有异常所见时应进行扫描。在完成治疗后的前 2 年每 3 个月进行一次评估，在随后的时间里如果患者保持无瘤则每

第22章 妇科肿瘤

6个月一次,直至5年。多达80%的复发出现在治疗结束后2年内,复发最敏感的指标是CA-125水平,在诊察或CT扫描检出病变前平均3~6个月就会发现其水平升高。

如何治疗复发的患者?

由于目前复发性卵巢癌是不可治愈的,所以治疗的目标是减轻病痛。复发性卵巢癌的主要治疗是化疗。治疗的选择应个体化,其依据是从完成治疗到确诊复发的无瘤期。无瘤期为6个月或更少者提示铂耐药并且预后不良。目前使用的各种化疗药物对复发者有一定的作用。

对于无瘤期超过6个月的,卡铂单药应答的可能性增加30%或更高。已证明卡铂和紫杉醇联合应用的应答率高达90%,存活率也较单药治疗高。一项多中心研究显示使用他莫昔芬激素疗法的完全应答率为13%。尽管其益处尚未被明确的证实,但二次减瘤术常用于一年或一年以上无瘤期后复发的患者。

关 键 点

卵巢癌
- 在美国1/70的妇女患上皮性卵巢癌,发病的中位数年龄为63岁。
- 虽然与遗传性非息肉性结肠直肠癌综合征一样,卵巢癌与BRCA1和BRCA2突变相关,但90%的病例为散发,且无家族遗传基础。
- 卵巢癌起病隐匿,75%的患者就诊时已至晚期。
- 手术对卵巢癌的诊断和治疗是有价值的,但以铂和紫杉烷为基础的化疗是大多数患者的主要治疗。
- 大多数患卵巢癌患者最终将死于该病。

病 例 22-1

患者，女性，28 岁，未经产。21 岁后常规每年行巴氏涂片检查。患者最近的巴氏涂片报告为 ASC-US。患者一生中共有 4 个性伴侣，到目前为止的三年内为单配关系。阴道镜检查满意，并且活检显示 CIN 1 级。

A. 宫颈不典型增生和宫颈癌的危险因素是什么？
B. 巴氏涂片结果为 ASC-US 时应如何处理？
C. 该患者的 CIN 1 级应如何处理？

病 例 22-2

患者，女性，58 岁，G2P1，末次月经年龄为 51 岁。因不规则阴道出血 6 周就诊。既往病史包括高血压和乳腺癌，后者通过局部病灶切除后放疗、化疗以及他莫昔芬治疗。患者目前为应用他莫昔芬的第 4 年。体格检查：肥胖，其他一般检查正常。经直肠阴道检查显示子宫和宫颈正常。

A. 该患者患子宫内膜癌的危险因素是什么？
B. 与子宫内膜癌相关的症状和体征有哪些？
C. 有哪些适于该患者的检查？

病 例 22-3

患者，女性，59 岁，未经产。主因新近出现盆腔压迫感和尿频就诊。患者的母亲和一个姐姐曾因乳腺癌而接受治疗。体格检查示，盆腔肿块，直径 8cm，光滑。

A. 该患者卵巢癌的风险因素有哪些？
B. 与卵巢癌相关的症状和体征有哪些？
C. 哪些检查最适于该患者？
D. 如果发现该患者患有卵巢癌，该患者或家庭成员应进行哪些附加实验以查找癌症风险？

参考文献

Berek JS, Hacker NF. Practical Gynecologic Oncology, Fourth Edition. Philadelphia: Lippincott, 2005.

Hoskins WJ, Perez CA, Young RC, et al. Principles and Practice of Gynecologic Oncology, Fourth Edition. Philadelphia: Lippincott, 2005.

病例答案

22-1 A 学习目的：确认 CIN 和宫颈癌的危险因素。

几乎所有宫颈不典型增生以及鳞状上皮细胞癌均与 HPV 相关。与腺癌的强相关性尚未被证实。高风险亚型与重度不典型增生和癌症相关。其他的协同因素包括开始性交的年龄过早、多个性伴侣、吸烟、免疫抑制的状态、口服避孕药的使用以及其他可能的性传播疾病。

22-1 B 学习目的：描述巴氏涂片异常患者的初步处理。

巴氏涂片为 ASC-US 患者的首选的鉴别分类策略是采用第 2 代杂交捕获法检测 HPV 高风险亚型。高风险亚型检测阳性的个体应进行阴道镜检查。巴氏涂片为 ASC-US 患者的其他处理方案包括立即安排阴道镜检查或 4~6 个月内进行细胞学的重新评定。细胞学异常更显著的患者，包括 ASC-H 应进行阴道镜检查。

22-1 C 学习目的：描述宫颈癌的发病机制。

CIN 1 级是新认识到的一种 HPV 感染，而不是最终发生宫颈癌的非典型增生。在所有 CIN 1 级的患者中，超过半数的患者在没有治疗干预的情况下将自发缓解。目前建议：在 CIN 1 级的病例中避免宫颈操作，尤其是在未来有生育计划的患者。

22-2 A 学习目的：列出子宫内膜癌的危险因素。

Ⅰ型子宫内膜癌的主要危险因素是雌激素对子宫内膜无拮抗刺激。肥胖患者因脂肪细胞合成外周雌激素，患子宫内膜癌的风险增加 10%。该患者其他的风险因素包括高血压和使用他莫昔芬。与该患者无关的其他风险因素包括糖尿病、早发月经初潮、绝经晚、未经产、不育症以及 PCOS。

22-2 B 学习目的：描述子宫内膜癌患者的症状和体检发现。

尽管仅有约 15% 阴道出血的患者可能患子宫内膜癌，但大多数子宫内膜癌患者有阴道出血。其他与晚期子宫内膜癌相关的症状包括盆腔痛和脓性阴道分泌物。大多数子宫内膜癌患者体检正常,尽管偶尔有明显的宫颈或阴道病变。很少有腹股沟或锁骨上淋巴结肿大及明显盆腔或腹部肿块。

22-2 C 学习目的:概述绝经后出血患者的恰当处理。

通过门诊子宫内膜活检或在手术室借助宫腔镜进行扩张宫颈及刮宫术可使90%的子宫内膜癌患者得到确诊。如果子宫内膜厚度小于5mm,盆腔超声也可以帮助除外子宫内膜癌。

22-3 A 学习目的:列出卵巢癌的危险因素。

当患者表现为附件肿块时,年龄增长将增加癌症的相对危险。经产是卵巢癌保护因素。口服避孕药或先前的输卵管结扎也影响该患者的风险。该患者最重要的危险因素是其具有隐匿BRCA 1或BRCA 2基因突变的风险,这将会使其一生中患卵巢癌的风险高达40%。

22-3 B 学习目的:描述卵巢恶性肿瘤患者的症状和体检发现。

卵巢癌的相关症状是非特异性的并且隐匿。包括腹部不适和腹胀、消化不良、早饱、恶心、便秘、盆腔压迫感、尿频、性交痛、疲乏、气促。卵巢癌相关的体征包括明显的淋巴结转移、可能提示大网膜转移的腹部肿块、与腹水相关的腹胀、盆腔/附件肿块以及与该肿块有关的结节或陷凹。该患者具备这些症状中的两项并且有盆腔肿块。

22-3 C 学习目的:概述卵巢肿块的处理方法。

在采集病史和完成体格检查后,应进行盆腔超声检查。超声检查有助于确定卵巢肿块的恶性危险。卵巢形态以及多普勒血流的特点有助于评估。卵巢肿块的大小不是恶性肿瘤的一个独立危险因素。对于绝经女性中的可疑患者,CA-125检查的益处有限。当有指征时,可通过腹腔镜或经开腹手术(取决于于卵巢的大小、恶性肿瘤的危险度以及妇科医师技术)进行手术评估。在生育后的女性,为了避免囊内液流入腹腔应切除增大的卵巢。当发现恶性肿瘤时,理想的情况是立即获得冰冻切片结果并进行恰如其分的肿瘤手术治疗。当检查发现高度怀疑卵巢癌时请妇科肿瘤医生会诊。

22-3D 学习目的： 对具有卵巢癌风险患者的建议。

BRCA 1 和 BRCA 2 基因突变约占所有遗传性乳腺癌/卵巢癌家族综合征的 90%。一名诊断为卵巢癌的先证者并且具有两名患乳腺癌一级亲属提示这是一个极高危的家系，基因检测后应进行遗传咨询。如果 BRCA 1 或 BRCA 2 基因突变阳性，该患者需要考虑有关乳腺癌的预防问题。也必须考虑卵巢癌的预后问题。其他家庭成员应进行遗传评估。阳性的个体应采取措施预防乳腺癌和卵巢癌，当年龄达到 35 岁并且完成生育时应行包括输卵管和卵巢的切除手术。

（刘 耘、王燕云译 张蕴霞校）

第23章 妇产科遗传学

遗传学是一门研究一代向下一代传递遗传特征或遗传基因的学科。遗传基因包括单基因遗传障碍、染色体异常和多基因遗传特征。遗传学在医疗实践中扮演了重要角色。妇产科遗传学包括遗传咨询、产前诊断及优生、产前保健、习惯性流产、不育症以及乳腺和盆腔恶性肿瘤的遗传。

遗传筛查和遗传检测是妇产科学的重要组成部分。遗传学研究的最终目标是获得回答患者问题与消除患者担心的遗传风险的能力。本章首先复习遗传方式、遗传咨询和常用的遗传检测及遗传筛查,然后概述一些有关遗传信息和应用的新进展。

▶ 病因学

什么是单基因遗传病(孟德尔遗传)?

单基因遗传病是由于单个基因对中的1个或2个基因或单个位点发生突变或改变引起的疾病。单基因病的发病率占活产的3.6/1000,占总人口的2%。根据遗传模式分为常染色体显性遗传、常染色体隐性遗传和X染色体连锁遗传。半数以上为显性遗传方式(1.4/1000活产),1/3为隐性遗传(1.7/1000活产),1/10为X伴性遗传(0.5/1000活产)。

单基因遗传病的遗传方式是什么?
常染色体显性遗传

常染色体显性基因位于常染色体(同源染色体1~22)上。只有当拷贝一个单突变基因出现时它们才被表达。常染色体显性遗传有如下特征：
- 男女受累的比例相等，并且基因为连代遗传。在一个典型的显性谱系中，在每一代中可以有多名家族成员受累。
- 受累者双亲中通常有一个是患者，除非是一个新突变的病例。
- 受累者有50%的几率将致病基因传给子代个体。
- 基因产物是非酶蛋白。

一些因素如新突变、外显率或表现度可能影响典型显性系谱中的发病率。一个单发显性病例可能由于一个新的基因突变所致，并且父亲年龄的增加与新突变基因的增加有关。外显率是指一个基因型将表达的表型比率。它显示的是突变体等位基因个体以及实际受累的百分率。

如果基因型表达频率少于100%，外显率是减少的。当突变的等位基因被遗传但未表达称为失显。表现度是指表型表达的程度：当具有相同基因型人群中出现不同的表型时称为表现变异。

常染色体隐性遗传

常染色体隐性遗传的特征是只有当两个基因拷贝均为突变体时才表达。其表型通常表现为纯合子，并且典型的谱系显示仅影响同胞（兄弟姐妹），而其双亲及其子代均正常。当亲代为血亲时应警惕隐性遗传。携带者（杂合子）不是未受影响，而是显示中间酶水平的异常（例如泰-萨克斯病杂合子体内己糖胺酶酶A的水平）或临床表现轻微。常染色体隐性遗传有如下特征：
- 受累儿童的双亲通常为无症状的携带者。
- 男女受累比例相同。
- 近亲配偶相同遗传突变风险增加，这会使其子代受累的风险增加。
- 子代受孕的未发病的亲代其后每次妊娠子女受累的风险为25%。

- 假如双亲未受累,受累者未受影响的同胞兄弟姐妹中有2/3为携带者。
- 基因产物主要是一种酶。

X连锁遗传

X染色体基因位于X染色体上。X连锁遗传可能为显性或隐性。如果患者双亲中有一个为隐性X连锁,其表型通常仅见于男性。当母系一方的几个男性亲属受累时应怀疑X连续遗传。因为男性仅有一条X染色体,其X连锁基因是半合子而不是杂合子。X连锁隐性遗传有如下特征:
- 通常男性受累。
- 所有受累男性的女儿均为携带者。
- 涉及X染色体结构异常的是45X(特纳综合征)或父亲受累和母亲为携带者才会受累。
- 无男性对男性遗传的现象出现。
- 女性携带者有50%的几率将基因传给男性子代,而其女儿为携带者的几率为50%。

X连锁显性遗传有如下特征:
- 男女均可受累,但女性更明显。
- 由于X染色体随机失活和镶嵌现象,女性受累程度常较男性轻。
- 除了无男性对男性遗传现象,其系谱与常染色体显性遗传相似。

一些已知的单基因疾病及其遗传模式汇总于表23-1。人类基因组计划彻底改变了我们查找多种疾病的遗传组分的途径。我们能够识别某些不符合孟德尔遗传模式的现象。当考虑到再现风险时,识别这些行为模式是非常重要的。这些现象的一些示例见表23-2。

染色体疾病的类型有哪些?

细胞遗传学(研究染色体和它们的结构以及遗传特性的

科学)是基因研究的主要领域。在下列情形中,染色体分析作为一种常规的诊断方法。
- 早期生长和发育问题
- 死产和新生儿死亡
- 不育症
- 染色体异常的阳性家族史
- 肿瘤
- 高龄妇女妊娠

表23-1 常见的单基因病

常染色体显性遗传病	常染色体隐性遗传病	X连锁遗传病
软骨发育不全	白化病	X连锁隐性遗传病
急性间歇性卟啉病	囊性纤维病	色盲
成人多囊肾疾病	耳聋	法布里病
	血色素沉着病	
	高胱氨酸尿症	脆性X染色体综合征
乳腺癌基因 BRCA1 和 BRCA2	苯丙酮尿症	血友病 A 和 B
家族性高胆固醇血症	镰状细胞性贫血	肌营养不良
亨廷顿舞蹈病(遗传性舞蹈病)	β地中海贫血	Duchenne/Becker 肌营养不良
马方综合征	威尔逊病(豆状核变性)	睾丸女性化
		6-磷酸葡萄糖缺乏
肌强直性营养不良		
多发性神经纤维瘤		眼白化病
遗传性非息肉性结肠直肠癌		X连锁显性遗传病
		色素失调症
血管性血友病		

Modified from Cunningham FG, et al. (eds.). Williams Obstetrics, Twenty-second Edition. Table 12-6. New York: McGraw-Hill, 2005.

第23章 妇产科遗传学

表 23-2 非传统的遗传方式

现象	举例
线粒体遗传	遗传性视神经萎缩
邻接基因综合征	迪格奥尔格综合征〔(22q11缺失)/肾母细胞瘤/生殖器异常(11q13缺失)〕
基因组印迹(亲本来源表型改变)	三倍体(普拉德-威利综合征/Angelman综合征)
单亲源二体(基因的两个片段来自父母的一方)	20%~30%为普拉德-威利综合征,0.2%为囊性纤维化病
体细胞和胚胎细胞镶嵌色体	由于种系突变散发的杜氏/贝氏肌营养不良症
不稳定三联体重复序列的扩展	脆性X染色体综合征(CCG)单倍体、强直性肌营养不良(CTC)单倍体、亨廷顿病(CAG)单倍体

正常的染色体全数为46(二倍体)。同源染色体的异常可以是数量或结构异常,也可能累及一个或多个常染色体或性染色体或二者同时受累。数量异常可能导致出现非整倍体或多倍体。非整倍体表现为增加或减少了一条(或罕见两条)同源染色体(二倍体+1,二倍体-1)。其原因是减数分裂Ⅰ、减数分裂Ⅱ或有丝分裂过程中对偶染色体不分离所致。多倍体是由于同源染色体中加入了完整的单倍体所致($3n=69$;$4n=92$)。

结构异常是指在一条染色体中遗传物质的重排(复制、缺失、倒位)或染色体连接(易位)。结构重排源于染色体断裂后异常重组,可以是遗传平衡(必要的遗传物质总量不变)或不平衡(获得或丢失必要的染色体片段)。

在妇科/产科实践中有哪些常见的染色体数量异常?

染色体数目异常包括三体性、单体性和可能为三倍体或四倍体的多倍性。

三体性

三体性是指一个染色体中存在三个拷贝,而不是正常的两个拷贝。多数三倍体胚胎在妊娠早期即流产。在对自然流产的研究中发现染色体异常的胚胎多为16三体。性染色体三体,如XXX或XXY,对胚胎的发育很少有害并且多数可以足月活产。

21三体(唐氏综合征:47,XX或XY,+21):这是一个很常见的并且研究最为透彻的染色体疾病,是最常见的造成中度智力发育迟延的单一遗传原因。其发病率在新生儿人群中为1/800。产前超声发现的常见畸形包括颈背增厚、十二指肠闭锁(双泡征)以及股骨过短。受累婴儿具有特殊的面容:鼻梁平坦、内眦褶皱、布鲁什菲尔德斑、蛇舌、小耳和枕部扁平。也可表现出身材矮小、自身免疫异常和听力丧失。其他可能的发现包括高胆红素血症或心脏损害(如房间隔、室间隔以及房室管缺损)。

受累患儿智力发育迟缓,通常为中度。年龄大的成人患者多发展成阿兹海默症(早老性痴呆)。随孕妇年龄的增长唐氏综合征的风险增加,尤其是35岁之后(表23-3)。因此,所有年龄在35岁或以上的孕妇在分娩时建议进行遗传咨询和产前诊断。

表23-3 唐氏综合征在活产和孕中期三个月的发病率与母体年龄的关系

母体年龄(岁)	出生	孕16周(羊膜腔穿刺)	孕10~12周(绒膜绒毛取样)
15~19	1/1250		
20~24	1/1400		
25~29	1/1100		
30	1/900	1/610	1/415
31	1/800	1/535	1/360
32	1/685	1/460	1/310

续表

母体年龄（岁）	出生	孕 16 周（羊膜腔穿刺）	孕 10～12 周（绒膜绒毛取样）
33	1/575	1/385	1/260
34	1/475	1/320	1/215
35	1/385	1/250	1/175
36	1/300	1/200	1/140
37	1/240	1/160	1/110
38	1/190	1/120	1/86
39	1/140	1/90	1/70
40	1/110	1/70	1/50
41	1/86	1/50	1/40
42	1/65	1/40	1/30
43	1/50	1/35	1/25
44	1/40	1/25	1/17
45 及以上	1/25	1/20	1/15

13 三体（47,XX 或 XY，+13）：大多数 13 三体在孕早期即自然流产。在孕中期，可以通过超声发现的畸形包括生长障碍、先天心脏损害、脑中线和颜面损害（前脑无裂畸形、唇裂和腭裂）和多指。其发病率占新生儿人群的 1/5000。大于 50% 的 13 三体婴儿在第一个月内死亡，其余的在一年内死亡。

18 三体（47,XX 或 XY，+18）：大多数 18 三体的妊娠导致自然流产或死产。而严重的宫内发育障碍、先天性心脏损害和膈疝等先天异常往往可通过超声发现。受累新生儿具有伴枕部突出和小耳廓的小面容、手指重叠交错和摇篮脚。几乎所有的受累新生儿均有心脏和其他内脏畸形。新生儿多为女性并且具有严重的智力和躯体的残疾。生存超过一年的少见。

18 三体在新生儿中的发病率为 1/3000。其他非整倍性的发病率随母亲年龄的增加而升高。

先天性睾丸发育不全（47，XXY）：男性中出现的几率为 1/1000。常见的临床表现如下：
- 男童发育轻度延迟并且行为不成熟。
- 年长些的男童睾丸软小。
- 成年男性类无睾体质、乳房发育并且肌肉发育不良。
- 男性患者表面正常但不能生育

受累男性乳腺癌和精神分裂症的风险增加。曲细精管进行性透明样变性和纤维变性常导致青春期和成人期睾酮生成不足，需要长期给予补充睾酮。大多数男性患者不能生育。

47,XYY：出现频率与 47,XXY 相同（1/1000）。男性无畸形。可能因其他疾病就诊而发现该病。临床特征包括身材高和轻度的社会问题。半数男性患者由于有正常的生育能力而被认为是正常人。

47,XXX：其在女性新生儿中出现的几率为 1/1200，大多数没有临床表现，具有正常的生育能力（育龄的早期），并且可生育正常的子代。该病伴卵巢功能早衰、月经过少、桡尺骨骨性结合。这些女性中患精神疾病的风险增高，尤其是精神分裂症。

单体性

单体性是指在一个核型中染色体对中仅存在一条染色体。在妊娠产物或出生存活的人群中没有完全的常染色体单体性。临床上发现在正常和异常细胞系中均存在镶嵌现象（如镶嵌型三体性 8）。

特纳综合征（45,X）：在美国，特纳综合征在妊娠中的发病率为 1/2500，是唯一能生存的单体综合征。45,XO 妊娠的自然流产率约为 90%，在所有自然流产中其比例超过 15%。特纳综合征患者性腺发育不全，导致原发性闭经、性幼稚症和卵巢衰竭。其他常见的特征包括身材矮小、乳头间距增宽的盾状胸、伴肢端水肿的先天性淋巴水肿、后颈部发际低并伴颈蹼、肾畸形和脊柱侧弯。自身免疫性甲状腺功能减退的发病率上升。然而，最严重的先天畸形是主动脉缩窄。

多倍性

多倍性是指正常单倍体数目 23 的任何倍数。三倍性（三倍体：69 条染色体）是多倍性的最常见类型，占受孕的 1%。四倍体（四倍体：92 条染色体）胎儿少见，并且在孕早期及丢失。

多数三倍体胎儿的核型为 69,XXX 或 69,XXY。当 46 号染色体来自于父亲（雄异配性的）时，65%~75%受孕，但在早期就会自发流产（可能发展成一种异常病理胎盘，称为部分性葡萄胎）。双重女性特征者受孕通常在及早期就导致胚胎死亡或在后期导致已成形的胎儿死亡。四倍体的胎儿的核型为 92,XXXX 或 92,XXYY，这提示四倍性是一种受精卵在卵裂区分裂失败的现象。

在妇科/产科实践中常见的染色体结构异常有哪些？

染色体改变源于染色体片段的断裂和融合。染色体物质的丢失可能使染色体不平衡，从而导致细胞死亡。然而，人类中存在着大量的稳定的染色体改变。与数目异常相比，染色体改变并不常见。在所有妊娠中发生几率为 0.9%，在不孕症中发生几率为 4%~5%。缺失是在染色体中部（中间缺失）和末端（末端缺失）二者任何一方出现染色质的丢失。下述是两个文献报道的末端缺失的实例。

- 猫叫综合征（5p-）：该病是由于 5 号染色体短臂部分缺失所致。受累婴儿具有圆脸、像猫叫一样的哭声和心脏缺损，其猫叫般的哭声随时间推移消失。这些婴儿有严重的智力发育迟缓。
- Wolf-Hirschhorn 综合征（4p-）：该病是由于 4 号染色体短臂片段缺失所致。患儿前额凸起、鼻根宽、人中短小、鱼形口。患儿有严重的智力发育迟缓，通常有心脏缺陷并且发育障碍。

复制表现为染色体物质增多并导致染色体片段的三倍

性。表型效应依赖于缺失或重复的大小。

倒位是指染色体断裂的两段染色质之间顺序颠倒。如果断裂点位于着丝粒的任何一侧，那么则称为臂间倒位。如果断裂点不包括着丝粒则命名为臂内倒位。一些臂间倒位（如9号染色体臂间倒位）很常见，被认为是正常变异。臂间倒位可在减数分裂I过程中导致配对并且可能导致子代染色体异常。

易位是由两条染色体断裂并交换片段所致。相互易位是所有的人类基因组中常见的基因重排。如果其编码区没有断裂，那么其表型则不会变化。平衡相互易位导致许多结构异常，其出现在妊娠中几率为3.4%。其发生也与父亲的高龄有关。由于并不知道编码区是否断裂，所以表型是无法预测的。如果一个新发的相互易位形成，那么出现先天畸形的风险为5%~6%。由于在减数分裂时异常的染色体配对和分离，新发相互易位的个体导致不平衡易位新生儿的风险增加。其出现在妊娠中的几率为0.42%。

罗伯逊易位是一种特殊类型的易位，它涉及两个在着丝点处丢失了短臂的染色体在近端着丝点的联结。它是一种很常见的结构异常，出现于1/9000的妊娠，并有4%的风险出现主要的先天畸形。约有5%的唐氏综合征存在罗伯逊易位，受累染色体常为14q和21q。

多因子遗传在出生缺陷和常见综合病因的成人疾病的发病率中承担着什么角色？

大多数出生缺陷是由于遗传因素和环境因素相互作用所致。多种孤立的异常（如先天性心脏缺损、神经管缺陷、幽门狭窄以及唇裂和腭裂）均属于此范畴。他们可以表现为家族性发病但并不遵循单基因遗传疾病的模式。通常一级亲属的再现风险为3%~5%。然而，患者一级亲属再现风险随着受累个体数量的增加而增长，甚至接近50%（相当于常染色体显性遗传病的风险）。

如癌症、糖尿病或冠状动脉性心脏病等成人综合病因性

第23章 妇产科遗传学

疾病也被认为是多因素疾病并确实可使发病率和死亡率上升。但是其再现风险低。环境因素是可以改变的,因此其严重的后果是可以被预防的。一些多因子或多基因疾病的特征见下:

- 单一器官系统受累或胚胎相关器官系统受累。
- 单卵双生儿中双胎受累率较高,而异卵双生者则反之。
- 与单基因病(孟德尔遗传)不同,一个以上儿童受累后的再现风险增加。
- 缺陷程度越高再现风险越高(双侧腭裂较单侧唇裂再现风险高)。
- 如果遗传特性因性别原因对受孕个体影响不大,那么其风险增加是相对的(如幽门狭窄或先天性髋关节脱位)。
- 亲缘级别下降其相应的受累风险也降低。

▶ 评估

什么是遗传咨询?其目的是什么?

遗传咨询是指在处理一个家族发生遗传病或出现遗传疾病风险的人类学问题时的沟通过程。遗传咨询的目的是帮助患者和家庭成员理解医学现实,掌握遗传的模式和再现风险,了解生殖选择(所有这些都可以帮助患者和家族成员做出决策适应遗传)。

什么时候进行遗传咨询?

遗传咨询的适应证见下:

- 母亲年龄高(分娩年龄大于35)
- 产妇血清甲胎蛋白增高或多种标记物异常。
- 超声检查有异常发现。
- 患者或家庭成员中有先天缺陷者,如唇腭裂、神经管缺陷或先天性心脏病
- 具有遗传病的个体或家族(如,囊性纤维病、肌营养不良

或乳腺癌）
- 智力发育迟缓、感觉障碍、身材矮小症或具有其他可能遗传的疾病史
- 不育、反复自然流产、死产或早期婴儿死亡病史
- 暴露于药物、毒品、X线、感染源、职业危害因素等
- 近亲结婚
- 特殊人种或地理背景

产前遗传咨询评估和诠释所生孩子出现遗传或先天缺陷的风险，并帮助父母作出关于避孕、绝育、领养、人工授精、产前诊断的决定以及终止妊娠的选择。然而，在孕妇中普遍进行特殊的以及医学方面的咨询也是可行的。一旦作出准确的基因诊断，临床遗传学家或遗传学顾问即可提供风险评估对患者进行宣教。

患病的个体和家庭应更加熟悉遗传及其在疾病中所起的作用，尤其在同一家庭内。美国公共卫生部和美国卫生和福利部正开展让每个人都熟悉其家庭健康史的活动。作为一名医生，应该在患者初诊时询问一些简单全面的遗传学问题并且定期更新信息。这些信息包括一级、二级和三级亲属的健康和生殖结局、一个三代的系谱、种族本源、职业和其他的环境暴露。作为一个妇科或产科医生，可重点询问影响患者怀孕或妊娠至足月的能力的相关问题（例如乳腺癌、卵巢癌、卵巢功能早衰、先天性畸形）。

什么是遗传筛查？

遗传筛查是一种以人群为基础发现具有患有某一特殊疾病风险个体的方法。在遗传学方面，公共卫生工作做得最好的是新生儿筛查。每一个州都要求进行特殊遗传病的筛查。所有的州都进行苯丙酮尿症的筛查，并且一些州联合检测常见的可以早期发现并干预的代谢性疾病和先天性疾病。最近，健康资源与服务管理局、美国医学遗传科学院和美国儿科学会新生儿筛查小组要求对新生儿进行了29种疾病的筛

查。下列为目前建议筛查的前九位疾病。
- 苯丙酮尿症
- 甲状腺功能减退
- 枫糖尿症
- 先天性肾上腺增生症
- 镰状红细胞病
- 同型胱氨酸尿症
- 囊性纤维化病
- 生物素酶
- 半乳糖血症

在成人中建议常规筛查血色素沉积症，这是一种很常见的常染色体隐性遗传病（占妊娠的 3/1000）。该病引起铁超负荷，可能导致肝、胰腺和心脏严重的损害。发现无症状的纯合子的鉴定可以早期诊断和治疗，这可以防止更高的发病率和死亡率。

杂合子（携带者）筛查用于鉴别单基因疾病的携带者，这些携带者具有出生严重常染色体隐性疾病或 X 连锁病变婴儿的危险。它主要适用于高频携带者的人群（表 23-4）。

表 23-4 不同种族人群特殊遗传病的频率

遗传病	种族	杂合子（携带者）频率	纯合子（受累）频率
镰状红细胞病	非裔美国人	1/12	1/600
泰-萨克斯病	欧洲犹太人	1/30	1/3600
β 地中海贫血	地中海民族	1/30	1/3600
囊性纤维病	北欧	1/25	1/2500
α 地中海贫血	东南亚/中国	1/25	1/2500

影响不同人群的血红蛋白病在特征和种族上有着极大的重叠。全血细胞计数和血红蛋白电泳是该病最好的筛查方法。所有非洲血统的人群均应通过血红蛋白电泳筛查镰状细胞，这是非裔美国妇女新生儿筛查方案和早期产前实验室检

查的一部分。如果妊娠的患者为一名携带者，那么孩子的父亲也要被检测。具有患地中海贫血风险的人群（非洲人、地中海民族、亚洲家系）首先应进行全血细胞计数的筛查。如果红细胞平均容积小于80fl，那么该患者应进行血红蛋白电泳和其他建议的检查。

泰-萨克斯病是先天缺乏氨基己糖酶A而导致的神经鞘脂过度蓄积。北欧犹太人群的携带频率为1/25。由于泰-萨克斯病在妊娠过程中不能被准确地检出，所以推荐预先筛查可疑的携带者。

囊性纤维化病是一种在白种人中最常见的遗传病。在北欧祖先的高加索人中携带的频率为1/25。75%的携带者具有?-F508基因突变。通过分子生物学DNA研究，在囊性纤维化病的基因中已经识别了超过1200种的突变。建议有阳性家族史的女性在妊娠或考虑妊娠时建议囊性纤维化病携带者检测。超声所见提示胎粪性肠梗阻、肠管强回声或肠梗阻的孕妇也应建议行囊性纤维化病携带者检测。不建议群体筛查囊性纤维化病。在所有遗传病筛查病例中，夫妻双方均为杂合子的才必须进行遗传咨询和产前检查。

什么是产前筛查?

产前筛查包括以下内容：
- 唐氏综合征、18三体和神经管缺陷的三倍体和四倍体筛查。
- 18~20周行二维超声检查。
- 对高危患者行囊性纤维化病或其他遗传疾病检查。

在妊娠15~21周内，常单独用孕妇血清甲胎蛋白水平确定神经管缺陷风险是否增加。其水平增高（MOM>2.5）提示神经管缺陷的风险增加。

除了血清甲胎蛋白之外，还需要检测其他生化标志物以筛查唐氏综合征和18三体。三倍体筛查包括游离雌三醇（uE3）和HCG。第四个标志物是抑制素A，为了提高唐氏综合征的检出率在四倍体筛查时要检测抑制素 A。表 23-5 比较了单纯应用母亲年龄或多种标记物在唐氏综合征筛查中的检出率和假阳性率。

表 23-5 产前筛查方法的检出率和假阳性率

	检出率（%）	假阳性率（%）
单纯孕妇血清甲胎蛋白（减少）	20	5
孕妇血清甲胎蛋白（减少），HCG	60	11.0
孕妇血清甲胎蛋白（减少），HCG，雌三醇	65	7.5
三倍体＋抑制素 A	75	6.0

最近，关于孕早期筛查（BUN 研究）和综合孕早期及孕中期筛查（FASTER 试验）的临床研究已经完成。这些结果已被列入唐氏综合征和其他畸形的产前筛查建议之中。这些试验的结果如下：

- 在 10-4/7～13-5/7 周，颈半透明度测量值在唐氏综合征中常常大于 3mm。
- 包括颈半透明度及血清妊娠相关胎盘蛋白-A（PAPP-A）和游离 β-HCG 水平在内的单纯孕早期筛查，唐氏综合征病例检出率为 90%（假阳性率为 5%）。
- 包括孕早期和孕中期血清 PAPP-A 及孕中期筛查四倍体的颈半透明度测定在内的综合筛查唐氏综合征的检出率为 85%～90%（假阳性率为 1%～3%）。

注：如果这些筛查项目中的任何一项为阳性，应建议行产前诊断（绒膜绒毛取样或羊膜腔穿刺术）。

超声是妊娠评估最常用的方法并且是一项对先天异常有价值的产前诊断方法。超声设备使用的是高频声波（经腹超声产前检查设备的工作频率在 3.5～5MHz 之间）。针对孕妇的流行病学研究显示超声检查与先天异常或不利的妊娠结局之间无任何关联。超声可用于胎儿存活力、胎儿发育和发现胎儿畸形筛查。超生筛查的最佳时机为孕 16～18 周之间。

当存在特殊异常风险时应进行详细的（高层次）超声检查。综合超声检查用于评估可疑或已知异常的胎儿，包括细致的胎儿解剖学检查。在产前诊断过程中应参照超声指南。

▶治疗

用于产前诊断的操作有哪些？

目前应用的诊断操作包括羊膜腔穿刺术、绒膜绒毛取样和经皮脐血抽样。产前诊断的指征如下：
- 高龄孕妇（生产时年龄超过 35 岁）
- 多种标记物筛查异常
- 既往生育染色体异常患儿史（如 21 三体）
- 父母一方或近亲属存在染色体重排（如易位）
- 既往生育神经管缺陷患儿史
- 既往生育过单基因病患儿的孕妇应行产前检查（如泰-萨克斯病或 X 连锁隐性遗传病）
- 异常的超声发现

绒膜绒毛取样是孕早期的产前检查方法，包括在超声引导下应用软导管或针经宫颈或经腹对发育中的胎盘（绒毛膜绒毛）进行活检。常在孕 10.5～12 周之间进行绒膜绒毛取样。此操作所致胎儿丢失的风险为 1%。大约 40%行绒膜绒毛取样的孕妇会出现小量的出血，这是由于取样部位的血管出血。孕 9 周前进行的此项操作与胎儿肢端异常相关。

羊膜腔穿刺术是在超声引导下用一个细针经腹进行抽吸羊水活检。羊水中包含胎儿细胞，可以用于培养和染色体异常的评估，并进行生化或 DNA 分析。羊膜腔穿刺术通常在孕 16～18 周间进行。在此期间有大量的羊水和有活力的细胞来进行细胞培养（如果患者有意愿，选择终止妊娠仍是可行的）。羊水细胞培养 10～14 天后可用作染色体分析，2～4 周后用于单基因检测。该操作胎儿丢失的风险为 0.5%。

胎儿血样首先用于那些不能通过羊水穿刺或绒毛膜绒毛取样获取的细胞进行诊断的疾病。该技术是在超声引导下经皮从接近胎盘处刺入脐带取样。该操作在孕17周至近足月之间进行。染色体分析大约在48小时内完成，标本最常用于紧急胎儿核型分析。主要用于发现Rh和其他的血型不相容、胎儿血红蛋白病以及胚胎感染。

经皮脐血抽样后可有1~2分钟的取样处胎儿出血，但问题不大。胎心缓慢，继发于血管痉挛的胎心过缓，可能在操作后立即出现，但通常很短暂。在富有经验的中心胎儿丢失率约为1％，但在胎儿抵抗力差的妊娠中丢失率增加。

在妇科/产科遗传学中使用的新技术有哪些？

着床前胚胎遗传学诊断是一个新的遗传筛查/诊断工具，它是辅助生育技术与新的荧光原位杂交与聚合酶链反应分子生物学技术相结合的方法。从极体、卵裂细胞或胚泡活检获取细胞进行分析。它可以用于以下患者：

- 易位携带者
- X连锁疾病携带者
- 高龄孕妇
- 习惯性流产病史
- 已明确基因突变的单基因病

用比较基因组杂交技术的染色体微点阵分析可检测几乎所有标准细胞遗传学分析和多重荧光原位杂交技术检测的疾病。也可用于检测微缺损/重复综合征和一些由于获得或丢失一段大的DNA片段所致的单基因疾病。它将提高细胞遗传学家确定失能患者可疑遗传病因的能力。

临床医学中的另一重要方面是遗传易感性检查。多数常见的复杂病因将受益于此检查，包括糖尿病、阿尔茨海默病、冠状动脉性心脏病和癌症。

除了与基因异常相关的特殊疾病（如BRCA1、BRCA2乳腺癌相关和阿尔茨海默病相关早老症）外，难以确定常见复杂病因疾病易感等位基因。除这些易感等位基因外，还必须考虑基因和环境之间复杂作用对个体风险的影响。

关 键 点

- ▶ 遗传因素包括单基因病、染色体异常和多因子性状。
- ▶ 单基因病以常染色体显性遗传、常染色体隐性遗传、X 连锁显性遗传、X 连锁隐性遗传方式遗传。
- ▶ 正常的二倍体染色体数为 46（或 2n）。
- ▶ 染色体异常可能为数目或结构异常。
- ▶ 多因子的性状包括最常见的出生缺陷和复杂病因疾病（如冠状动脉性心脏病和糖尿病）。
- ▶ 咨询为患者提供宣教，进行家族危险评估以确定个体和家族成员患某病的危险或诊断某遗传病。
- ▶ 了解遗传筛查和诊断的风险、益处、局限性以及什么时间为患者转诊行适当的筛查和检测。
- ▶ 遗传筛查是一种以人群为基础，确定个体患某种特殊遗传疾病风险的方法。

病 例 23-1

患者，28 岁，女性，白种人，身体健康，准备结婚。患者母系一级表亲中有两例囊性纤维化病患者，由于担心其生产囊性纤维化病的婴儿风险而就诊。患者未婚夫 30 岁，无其他病史，主要家族史阴性。二人均为北欧种系。

A. 女性患者为囊性纤维化病携带者的预测风险是多少？

B. 如果该患者夫妻进行了携带者检查并且都是携带者，那么生产一个囊性纤维化病患儿的风险是多少？建议进行什么检查以确定胎儿未患囊性纤维化病？

参考文献

Cunningham FG, et al. (eds.). Williams Obstetrics, Twenty-second Edition. New York: McGraw-Hill 2005: 285-339.

Fraser FC. Genetic Counseling. Amer J Hum Genet 1974; 26: 636

Nussbaum RL, McInnes RR, Williard HF. Thompson and Thompson Genetics in Medicine, Sixth Edition. Philadelphia: W. B. Saunders 2001.

Westman JA. Medical Genetics for the Modern Clinician. Philadelphia: Lippincott, Williams and Wilkins 2006.

相关网站

Gene Tests. Funded by the National Institutes of Health. http://www.genetests.org

National Coalition for Health Professional Education in Genetics (NCHPEG). http://www.nchpeg.org.

病例答案

23-1A 学习目的：了解单基因病的遗传方式。

患者的预测风险为1/4。因为患者母亲同胞的两个孩子为囊性纤维化病患儿，其同胞（她的姨妈或舅父）是一个肯定携带者（囊性纤维化病携带者）。患者外公外婆其中之一也是一名携带者。他或她把基因传递给患者母亲的风险为1/2。患者母亲如果为携带者也将有1/2的风险将基因传递给下一代。因此，患者成为囊性纤维化病携带者的风险为$1/2 \times 1/2 = 1/4$。

23-1B 学习目的：掌握遗传学检查类型并对患者进行筛查，能够用信息为患者提供咨询和恰当的随访。

囊性纤维化病为常染色体显性遗传。如果父母双方均为携带者，那么每次妊娠胎儿受累的几率为25%（1/4）。应选择羊水检查和绒膜绒毛取样，且通过这些诊断操作获取细胞进行生化或DNA分析。

（刘　耘、王燕云译　张蕴霞校）

第 24 章 麻醉及疼痛处理

▶病因

分娩痛是由子宫收缩（内脏痛）和胎儿下降使阴道和会阴扩张（躯体疼痛）所致。在第一产程，通常内脏痛占优势，而在第二产程躯体疼痛占优势。内脏痛的冲动从子宫和宫颈传入，与交感神经纤维伴行的神经在 T10~L1 皮区水平进入脊髓（图 24-1）。

躯体疼痛起源于阴道和会阴冲动，经由阴部神经传输并在 S2~S4 水平进入脊髓。大多数女性评价分娩疼痛的程度为剧烈或极其痛苦。对于患者缓解疼痛的需求应尽快予以响应。阻滞麻醉技术已经十分成熟，接受阻滞麻醉止痛的产妇可无痛苦，几乎能够完全控制下肢运动，积极配合分娩。

▶评估

在麻醉前评估时应询问哪些重要问题？

必须询问所有患者有关自身或血亲在既往麻醉中遇到的问题或并发症。必须获取包括此次妊娠问题在内的详细病史。了解禁食的状态很重要，尽管所有临产者都被认为是"饱食"状态，并处于误吸的高危状态。

与麻醉管理相关的妊娠生理变化和体格检查所见是什么？

伴随妊娠母体有很多生理变化。那些与麻醉管理最相关的是呼吸道、呼吸系统以及心血管系统的改变。

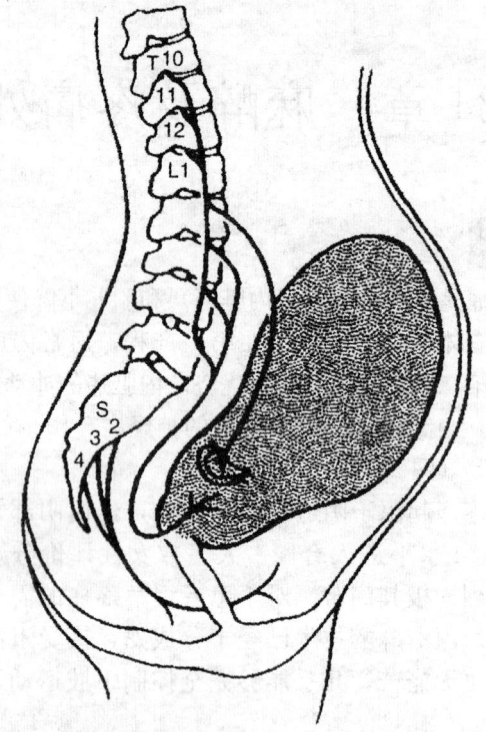

图 24-1 产程过程中疼痛的传播途径。[From Stoelting RK, Miller RD. Obstetrics. In Stoelting RK, Miller RD (eds.). Basics of Anesthesia, Fourth Edition. Philadelphia: Churchill Livingstone, 2000: 341-363.]

呼吸道和呼吸系统变化

妊娠过程中呼吸道和呼吸系统的变化表现在上呼吸道、每分通气量、肺活量以及动脉氧合作用的改变（表24-1）。上呼吸道黏膜内层毛细血管充血、体重增加、乳房增大以及水肿使呼吸道管理和插管的难度增加。由于功能性残气量减少以及氧需量增加，孕妇耐受呼吸暂停的时间减少。因此，在全身麻醉前必须进行一段时间的预氧合，在此过程中患者吸3～4分钟的100％氧气或进行4～6次全潮气量的呼吸

第24章 麻醉及疼痛处理

表24-1 妊娠的生理改变

生理参数：	与非妊娠比较妊娠期改变
每分通气量	50%
潮气量	40%
呼吸频率	10%
肺容量：	
呼气储备容量	↓20%
残气量	↓20%
功能残气量	↓20%
总肺活量	无改变
动脉血气：	
PaO_2	正常或轻度↓
$PaCO_2$	28～32mmHg
pH	正常
HCO_3^-	低

(吸入100%氧气)。

心血管系统的变化

心血管系统的变化包括母体血容量增加、心排出量增加、肺和体循环血管阻力下降以及可能的妊娠仰卧低血压综合征。主要的是母体血浆容量增加约45%,但红细胞量仅增加约20%。由此导致的生理性妊娠贫血有助于补偿分娩时的失血。母体的心排出量增加贯穿孕期并且在分娩后立即达到最高峰(图24-2)。

约有10%的孕妇出现与仰卧位相关的血压下降。受累患者也可能出现出汗、恶心、呕吐和焦虑。这组症状称为妊娠仰卧低血压综合征,其机制为仰卧位妊娠子宫压迫腔静脉时引起静脉回心血量减少,随即心排出量下降(图24-3)。大动脉受压可能使子宫和胎盘灌注减少。孕中期之后,所有的孕妇在平卧和进行治疗时应保持一种楔状位(图24-4)。

胃肠系统的变化包括机械和内分泌两方面的变化,这些变化导致胃排空功能受损。扩大的子宫将幽门向上和向后推

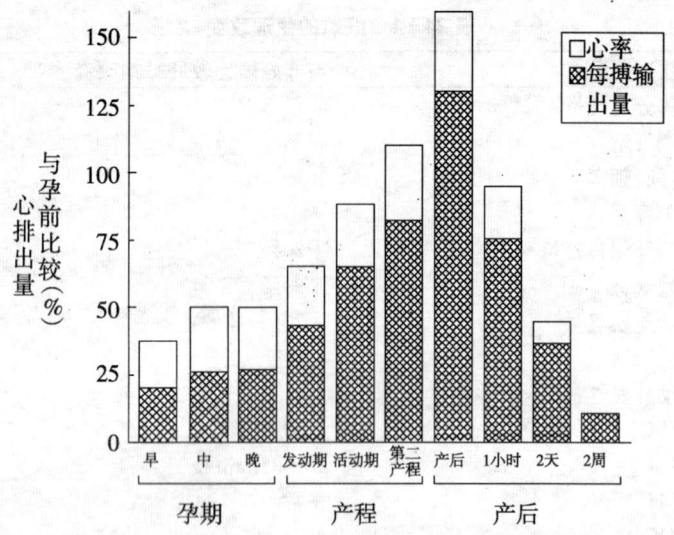

图 24-2 在妊娠、分娩以及产后早期的母体心排出量。[From Conklin KA, Backus AM. Physiologic changes of pregnancy. In Chestnut DH (ed.). Obstetric Anesthesia: Principles and Practice, Second Edition. St. Louis: Mosby, 1999: 21.]

移,而影响胃排空。巨大的子宫也可以影响胃食管连接部的成角,导致此括约肌相对功能不全。循环孕酮的增加降低了胃的动力。另外,胎盘分泌的胃泌素导致胃的氢离子生成增加并且使孕妇的胃液始终处于低 pH 状态。一旦分娩,疼痛、焦虑以及阿片类药物均显著减少或使胃排空停止。因此,无论距上次进食有多少时间间隔,必须假定所有孕妇具有胃内容物。

妊娠期间实施麻醉应减少吸入麻醉剂量(最低肺泡有效浓度)。这是考虑到黄体酮的镇静效应。当扩张的子宫导致腹内压增高时,硬膜外静脉充盈,于是硬膜外隙减少,蛛网膜下腔的脑脊液量减少。这就导致对经由这些途径注入局部麻醉药的剂量需求降低。

第24章 麻醉及疼痛处理

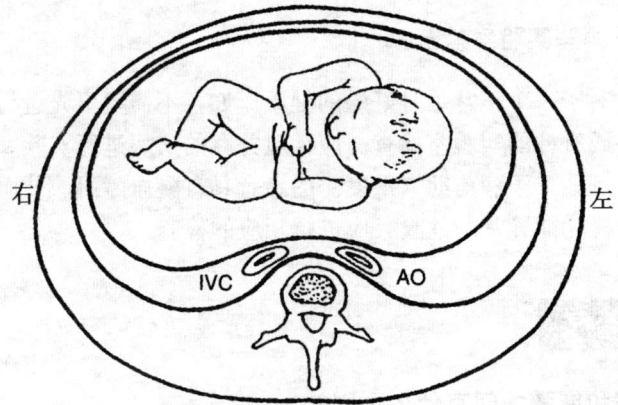

图24-3 患者仰卧时妊娠的子宫压迫下腔静脉（IVC）和腹主动脉（AO）。[From Stoelting RK, Miller RD. Obstetrics. In Stoelting RK, Miller RD (eds.). Basics of Anesthesia, Fourth Edition. Philadelphia: Churchill Livingstone, 2000: 341-363.]

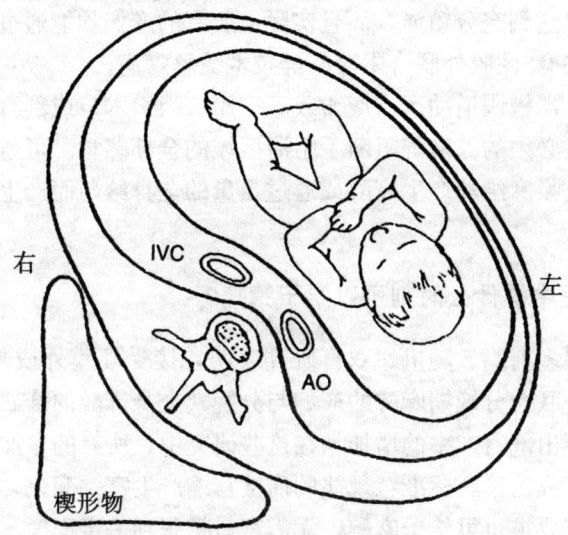

图24-4 用一个楔形物抬高患者的右髋使子宫左移。该位置减轻了下腔静脉（IVC）和主动脉（AO）的压迫。[From Stoelting RK, Miller RD. Obstetrics. In Stoelting RK, Miller RD (eds.). Basics of Anesthesia, Fourth Edition. Philadelphia: Churchill Livingstone, 2000: 341-363.]

需行哪些实验室检查?

对于一个正常足月妊娠的健康产妇,不需要事先进行硬膜外或脊柱的实验室检查。应针对并存的疾病进行实验室检查。例如,子痫前期(重度)的患者具有凝血障碍、贫血以及肝肾功能异常的危险,<u>应进行相应的检查</u>。

▶ 治疗

镇痛和麻醉之间有什么区别?

镇痛的目标是在产程和阴道分娩过程中提供镇痛。镇痛可使母体在分娩过程中清醒且疼痛减轻。母亲能够感知压觉、活动双腿并在其产程中积极参与。通过全身用药一些产妇可以达到充分镇痛,而且实际上所有的产妇均能通过硬膜外和腰麻-硬膜外联合阻滞麻醉技术缓解疼痛。

在器械阴道助产(产钳或真空胎头吸引术)或剖宫产时麻醉是必须的。麻醉阻断了阻滞区域的全部感觉。可通过硬膜外或腰麻给药产生麻醉或通过足量的全身给药而产生全身麻醉。

在产程中的什么时刻可以给予镇痛?

很多前瞻、随机、双盲研究表明,接受硬膜外或腰麻-硬膜外联合分娩期麻醉的产妇与分娩期全身麻醉的产妇相比未表现出剖宫产率的增加。在这些研究中,所有的参加者均符合产程的诊断标准:规律的痛性宫缩产生宫颈变化。如果产妇有要求也可给予麻醉,无需宫口扩张到一定程度。

总体上讲,这些研究显示,接受阻滞麻醉的产妇与接受全身用药的产妇相比,产程持续时间约长1个小时,接受更多的缩宫素,婴儿的酸碱状态更好。阻滞麻醉是否会增加使用真空胎头吸引或产钳助娩仍存在争议。多数(但不是全部）研究认为阻滞麻醉与这些技术的应用无关。

治疗的适应证和禁忌证是什么？

全身给药

通过吸入或静脉途径全身给药。在美国，很少使用吸入药物的方法，常通过静脉给药。静脉给药的主要优点是给药方法简单易行，主要缺点是对于大部分妇女产生的镇痛作用不足。静脉给药在产程早期是最有效的，此时的疼痛主要为内脏疼痛。对产程活跃期的躯体疼痛仅有一点或无影响。静脉给药的副作用包括困倦、恶心、呕吐以及呼吸抑制。

在美国，一般使用两种类型的静脉药物：纯阿片样受体激动剂和混合阿片受体激动-拮抗剂。包括哌替啶（度冷丁）在内的阿片受体激动剂通过中枢神经系统中的 μ 受体起作用。μ 受体激动剂可产生镇痛、欣快感、呼吸抑制、便秘、瘙痒、尿潴留、恶心、呕吐以及躯体依赖性。混合阿片受体激动-拮抗剂，例如环丁甲羟氢吗啡（纳布啡）或布托啡诺（酒石酸布托啡诺制剂），可激动 κ 受体并且拮抗 μ 受体。

κ 受体兴奋可产生部分镇痛、瞳孔缩小以及镇静作用，但没有呼吸抑制或与 μ 受体相关的其他任何不适的副作用。在理论上，混合激动-拮抗剂对母亲和新生儿更安全，但临床研究并未能证实在这两种类型的药物之间存在显著性差异。全身用药的主要禁忌证是产妇过敏或既往具有全身应用阿片类药物的不良反应。

阻滞麻醉

硬膜外或腰麻-硬膜外联合产程镇痛的主要优点是具有在产程的各个阶段产生极好的镇痛效果而无镇静作用。在产程早期，小剂量的药物可阻断贯穿皮区的 T10~L1，并且随着产程进展可以经硬膜外导管给药以扩展骶骨皮区的阻断范围。此外，通过添加足量的局部麻醉药，硬膜外分娩镇痛可用于器械助产或剖宫产。

阻滞麻醉的主要缺点为操作过程。它的难易程度取决于麻醉医生的技术、患者的体型及其协作的能力，可以很容易，也可能相当困难。10%~12%的患者可出现阻滞不完全或是单侧阻滞，此时必须重复麻醉以达到足够的镇痛效果。阻滞麻醉的副作用包括低血压（容易治疗）、剂量依赖性的下肢运动阻断、瘙痒（如果使用阿片类药物）。在密切注意药物和给药量的情况下，多数接受硬膜外麻醉的产妇能够在分娩（无痛）过程中移动。

阻滞麻醉的禁忌证是什么？

有严重凝血功能障碍的患者不应进行阻滞麻醉或镇痛。如果腰麻针或硬膜外穿刺针在穿刺过程中刺入硬膜外静脉并且凝血机制受损。血液进入硬膜外腔可能会因硬膜外血肿导致脊髓受压和瘫痪。其他禁忌证包括穿刺部位感染、全身败血症以及未治疗的严重的血容量不足。相对禁忌证是完全不能与患者交流，这使得在操作过程中难以获得患者的合作。

什么是脊髓麻醉？

脊髓麻醉的主要优点是注射药物1~2分钟内患者就会感到疼痛缓解。此外，由于药物是注入液体中的，所以散布均匀，并且绝大多数患者是双侧阻断而没有片状分布的情况。脊髓麻醉采用24号或26号脊髓穿刺针在L2-3或L3-4水平依次穿过皮肤、皮下脂肪、棘上韧带、棘间韧带、黄韧带、硬膜外腔、硬膜进入脑脊液中（图24-5）。一旦脑脊液引流通畅，则注入药物可以产生预期效果。阻滞麻醉的高度受注入药物的液张压的影响。

液张压是指与脑脊液密度相比注入药物的相对密度。当患者处于仰卧位时，药物越多，扩散地越快，阻滞平面越高。如果药物与脑脊液等比重（大致相同的密度），那么它

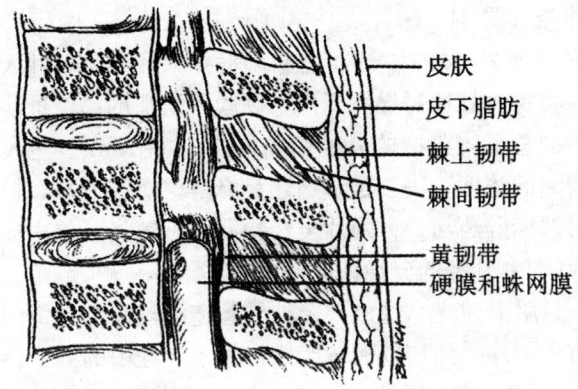

图 24-5 脊柱正中矢状位。硬膜外腔是黄韧带和硬脊膜之间的潜在空间。[From Brown DL. Spinal, epidural, and caudal anesthesia: Anatomy, physiology, and technique. In Chestnut DH (ed.). Obstetric Anesthesia: Principles and Practice, Second Edition. St. Louis: Mosby, 1999: 191.]

只会从其注射部位的水平向任一方向扩展少许皮区。局部麻醉药和阿片类药物的比重相同。为了分娩镇痛,它们以等比重形式注入下胸段和腰段皮区以获得分娩镇痛。注入药物的量决定于患者是否具有镇痛或麻醉的体验。在产程中,低剂量用于镇痛。单次椎管注射可产生 90～120 分钟的分娩镇痛。

什么是硬膜外镇痛?

硬膜外镇痛的主要优点是放置一个保留到分娩后的导管,在产程和分娩过程中易于通过硬膜外导管向硬膜外腔连续给药,也可通过导管给予大剂量的药物用于器械助产或剖宫产。硬膜外镇痛的缺点包括阻断相对缓慢(10～20 分钟)且不完全或单侧阻断的发生率为 10%～22%。硬膜外镇痛采用 17 号或 18 号硬膜外注射针,在 L2-3 或 L3-4 水平依次穿过皮肤、皮下脂肪、棘上韧带、棘间韧带、黄韧带进入硬膜外腔（图24-5）。

将一个20号的导管通过穿刺针插入4~5cm进入硬膜外腔并将穿刺针通过导管退出。硬膜外阻滞的高度取决于注入药物的总量。典型的分娩镇痛使用10~15ml。注入局部麻醉药物的浓度取决于是镇痛还是麻醉。对于分娩，极低浓度的局部麻醉药与一种阿片类药物混合可镇痛。单次注射可产生60~90分钟的分娩镇痛。

一旦阻滞建立，通过硬膜外导管连续输注低剂量的局部麻醉药和阿片类药物以保持产妇在整个产程中的舒适。可根据需要增加或减少药量。一些中心使用硬膜外自控镇痛法，允许产妇在感到疼痛时自行推注小剂量药物。

什么是腰麻-硬膜外联合镇痛？

该技术具有腰麻起效迅速的优势并且具有通过硬膜外导管连续给药的能力。通过将硬膜外穿刺针置入硬膜外腔来进行。比硬膜外穿刺针长11~12mm的脊髓针通过硬膜外穿刺针进入脑脊液。

一旦腰麻药物注入脑脊液，可立即缓解疼痛，然后脊髓穿刺针经位于硬膜外腔的硬膜外穿刺针退出。经硬膜外穿刺针将导管置入硬膜外腔，随后退出硬膜外穿刺针。向硬膜外腔注入药物，而且常在腰麻阻滞作用逐渐消失时，硬膜外麻醉开始起效。

如何为器械助产或剖宫产提供麻醉？

对于器械助产，必须麻醉骶尾皮区。如果已置入硬膜外导管，可通过导管注入15ml高浓度局部麻醉药。如果患者没有硬膜外导管，则有两个选择。产科医生可以给予产妇阴部神经阻滞。阴部神经来自较低的骶神经根（S2-4），并司阴道穹窿、会阴和直肠的感觉。将10ml局部麻醉药经阴道注入双侧骶棘韧带后方。作为选择，如果患者能够配合保持体位可以给予脊髓阻滞。

第 24 章　麻醉及疼痛处理

对于没有动产的剖宫产，大多数麻醉医生采用脊髓麻醉。注入大剂量高比重的药物以达到自 T4 皮区至骶骨皮区的麻醉。在局部麻醉药溶液中加入等体积葡萄糖将使其比重增加。如果已置入硬膜外导管，注入 20~25ml 高浓度局部麻醉药以获得 T4 皮区高度的阻滞。在产科急症中，如果没有时间建立区域麻醉时可采用全身麻醉。对于孕妇，全身麻醉的风险较一般人群显著升高，因此应尽可能避免全身麻醉。

剖宫产分娩后如何镇痛？

必须预测到剖宫产后的分娩疼痛并予以治疗。当采用区域镇痛时，大多数麻醉医生将吗啡注入椎管内或硬膜下腔。鞘内注射吗啡可产生 12~24 小时的痛觉缺失并显著减少其他镇痛药的需求。当应用全身麻醉时，静脉自控镇痛是一个很好的选择。

镇痛或麻醉对胎儿或新生儿有什么影响？

无论是分娩镇痛还是全身麻醉，全身用药都会导致新生儿神经行为测试结果的改变。神经行为测试可评估新生儿的觉醒状态、反射反应、骨骼肌张力以及对声音的反应。这些变化通常在 1~2 天内消失。对应用局部麻醉药和低剂量阿片类药物进行椎管内或硬膜外分娩镇痛的研究显示两者与神经行为评分变化无关。

母亲采用硬膜外镇痛的新生儿与母亲接受全身阿片类药物或不用药的婴儿相比，其脐带血 pH 会增高。这可以用一个事实来解释，即大多数女性疼痛时均伴有过度换气。由此产生的 CO_2 浓度下降使氧离曲线左移，并且在两次宫缩之间引起母体相对通气不足。这两项生理反应会导致胎儿的供氧轻度减少并使一些婴儿脐带血 pH 增加。

可能出现哪些其他的副作用或并发症？

0.5%～1%产妇可出现硬脊膜（脊髓）穿刺后头痛。这是一种在硬膜穿刺孔渗漏脑脊液时出现的严重头痛，多于粗大的硬膜外针未停止于硬膜外腔而意外的穿过硬膜时发生，也偶见于用正常脊髓穿刺针行脊髓麻醉时。头痛的特点是直立时头痛剧烈，而仰卧时几乎完全缓解。约半数患者的头痛在2～3天内自行缓解，在此期间饮用含有咖啡因的饮料和使用NSAID会使患者较舒适。另外有一半患者将需要一种被称为硬脊膜外血液补液的方法治疗。

许多女性主诉阻滞镇痛或麻醉后背部疼痛。几个前瞻性大型研究对分娩前到产后一年的女性进行了随访。这些研究一致发现15%～20%的女性在产后经历了新发的后背疼痛。患者是否接受过阻滞镇痛或麻醉均不影响该结果。让患者放心：硬膜外麻醉后可能导致2～3天的局部疼痛，但它与任何持续性后背疼痛无关。

区域镇痛或麻醉具有引起更为严重并发症的风险，但非常罕见。如果拟用于硬膜外腔的大剂量药物误注入椎管可以出现全脊髓麻醉。还有一些未知原因，椎管内注射常规剂量的药物后也可能出现全脊髓麻醉。当发生全脊髓麻醉时，神经阻滞上升穿过颈部皮区并且损害患者呼吸或保护呼吸道的能力。完全交感神经阻断可导致明显的低血压。通常需要气管插管、通气以及血压支持20～30分钟（在该时间点时，阻滞高度下降至患者能够自主呼吸）。

另一个严重的并发症是不慎将注射硬膜外剂量的药物注入母体血循环。这可以引起局部麻醉药的全身毒性，包括癫痫发作和/或心律失常。在注射前抽吸硬膜外导管，给予少量初始实验剂量，并且始终将每次脊髓剂量的药物分次注入将在很大程度上防止该并发症。

第24章 麻醉及疼痛处理

关 键 点

▶ 对于多数女性分娩产生的剧痛以及减轻疼痛的要求应尽快作出回应。
▶ 在女性分娩时,没有必要等宫颈扩张达到一定限度后再给予区域麻醉。
▶ 足月妊娠期妇女应避免仰卧位。
▶ 应认为孕妇处于"饱食状态",极易发生误吸。
▶ 孕妇对麻醉药物剂量的需求较非孕患者低。

病 例 24-1

健康女性,初产妇,主因临产、宫口开大3cm就诊。患者感轻度不适。

A. 分娩镇痛选择何种药物?
B. 进行硬膜外麻醉90分钟后,患者取仰卧位进行阴道检查。10分钟后你被叫去评估低血压状态。你应做什么?
C. 患者已经停止分娩并计划行剖宫产。如何处理该患者的术后疼痛?

病 例 24-2

产后第一天,患者主诉后背硬膜外插管的部位不适。

A. 应如何处理患者,其预后如何?
B. 产后第二天,患者目前主诉剧烈头痛。应如何评估?

参考文献

Chestnut DH (ed.). Obstetric Anesthesia: Principles and Practice, Second Edition. St. Louis: Mosby 1999.

Stoelting RK, Miller RD. Obstetrics. In Stoelting RK, Miller RD (eds.). Basics of Anesthesia, Fourth Edition. Churchill Livingstone: Philadelphia 2000: 341-363.

相关网站

Obstetric Anesthesia Service at Brigham and Women's Hospital, Boston, Massachusetts. Pain Relief for Labor. A Patient's Guide. http://www.brighamandwomens.org/painfreebirthing/.

Society for Obstetric Anesthesia and Perinatology. http://www.SOAP.org.

第 24 章 麻醉及疼痛处理

病例答案

24-1 A 学习目的：熟悉不同类型的分娩镇痛和效果。

在分娩早期，全身用药可在一定程度上缓解一些产妇的疼痛，但对大多数产妇无效。此时可给予硬膜外或腰麻-硬膜外联合麻醉。

24-1 B 学习目的：识别妊娠仰卧低血压综合征。

在这种情况下，最可能的低血压原因为仰卧位时下腔静脉受压。应立即将患者转向左侧位并且复查血压。复位常能使血压恢复正常。偶尔需要静脉补液和/或给予小量的血管加压药（麻黄碱或去氧肾上腺素）。

24-1 C 学习目的：预测并计划处理术后疼痛。

剖宫产疼痛可通过几种方式处理。如果采用硬膜外或椎管内麻醉，可在局部麻醉药溶液中加入无防腐剂吗啡。轴索给予吗啡可产生 12～24 小时的镇痛。如必要，可用 NSAID（酮咯酸、布洛芬）补充镇痛。采用吗啡（或其他阿片类药物）的静脉自控性镇痛也是一种选择，二者均作为轴索注射吗啡的补充镇痛并且作为接受全身麻醉产妇的基础镇痛剂。

24-2 A 学习目的：熟习区域麻醉常见的副作用。

应检查穿刺部位有无任何感染的征象，例如红斑、脓性分泌物或触痛。如果穿刺部位正常，可给予口服镇痛药并让患者放心，2～3 天内不适症状会消失。如果有感染征象，必须进一步检查。

24-2 B 学习目的：熟习硬膜穿刺后头痛的症状和体征。

采集完整的病史，包括患者既往是否有相似的头痛。确定头痛好转或加重的原因。如果头痛是"体位性"的，即仰卧位改善而直立时加重，那么它最可能为硬膜穿刺后头痛。如果疼痛为轻度到中度，可尝试使用口服镇痛药和咖啡因治疗 1～2 天。如果头痛剧烈或持续，应行硬脊膜外血液注射。

（刘　耘、王燕云译　张蕴霞校）

第 25 章 子宫平滑肌瘤

▶ 病因学

子宫平滑肌瘤由单克隆平滑肌细胞增殖而成。平滑肌瘤（简称肌瘤）常称为纤维瘤。然而，纤维瘤是不正确的医学术语，因为肿瘤组织由平滑肌组织而非纤维组织构成。

子宫平滑肌瘤的流行情况如何？哪些人更易患子宫肌瘤？

在所有女性中确诊子宫肌瘤的占20%~30%，但在尸检时发现子宫肌瘤的几率为50%。实际上，大多数子宫肌瘤患者无临床症状，所以只有在出现症状时才得以确诊。通常非洲裔、美国妇女易患该病（目前患病率约为50%），高加索妇女的患病率约为25%。子宫平滑肌瘤在18岁以前少见，并且常于绝经后萎缩。

子宫平滑肌瘤的类型有哪些？

子宫平滑肌瘤有3种主要类型和数个亚型。
3种主要类型如下：
- 浆膜下肌瘤：肌瘤向子宫浆膜面生长。浆膜下肌瘤可变为带蒂的肌瘤，从子宫表面生长出一小蒂。带蒂浆膜下肌瘤能变为赘生物，接受其他组织供血，如大网膜或卵巢。
- 肌壁间肌瘤：肌瘤在子宫肌壁间（子宫肌层）生长。
- 黏膜下肌瘤：该类型肌瘤位于子宫黏膜下，常与异常子宫出血有关。黏膜下肌瘤也可变为带蒂肌瘤，甚至可通过宫颈突出。根据宫腔镜切除黏膜下子宫肌瘤的结果，黏膜下子宫肌瘤常分为下列不同的亚型：
  - 亚型Ⅰ：肌瘤绝大部分位于宫腔内。

第25章 子宫平滑肌瘤

- 亚型Ⅱ：肌瘤大部分位于子宫肌层。
- 亚型Ⅲ：多发黏膜下肌瘤和壁间纤维瘤。

还有一种罕见的情况称为平滑肌瘤病，肌瘤可播散于全身，但仍为良性。

▶ 症状

子宫肌瘤最常见的症状有哪些？

大多数子宫肌瘤患者无症状。如果患者出现症状，最常见的是异常子宫出血（30%的子宫肌瘤患者有异常子宫出血）。出血源于肌瘤压迫子宫内膜而发生的不规则脱落和溃疡。

子宫肌瘤常见的表现是盆腔肿块，肿块生长到一定体积时可占据腹腔。肿瘤压迫膀胱时可引起尿频、夜尿症和尿潴留，压迫直肠可引起便秘和里急后重，向后压迫可引起腰部疼痛和骶丛疼痛并向下放射至腿部，压迫阴道可引起性交困难。如果肿瘤长到足够大时可压迫输尿管（引起肾盂积水）。

偶尔，子宫肌瘤会因痛经、肌瘤变性或带蒂浆膜下肌瘤扭转而出现疼痛。如果黏膜下肌瘤为带蒂肌瘤可经宫颈脱出（引起疼痛和子宫收缩）。罕见情况下，子宫肌瘤可产生红细胞生成素而引起红细胞增多症，但这种情况常被月经量过多而掩盖。

有哪些子宫肌瘤变性？它们是如何发生的？

当子宫肌瘤过度生长、血供障碍时，开始发生变性和坏死。最常见的变性是透明变性，平滑肌被纤维组织代替。如果生长迅速肿瘤可变为囊性。变性的另一种类型是急性肌肉梗死时发生的肉色（红色）变性，最常见于妊娠或子宫动脉栓塞后。其他常见的类型是黏液变性和脂肪变性。肌瘤发生恶性变时为肉瘤变。罕见，发生率为2‰~3‰。

子宫肌瘤患者妊娠时可能发生哪些问题？

- 流产或胎盘早剥：如果妊娠物植入在黏膜下肌瘤上，可阻止胎盘充分生长并且发生流产。如果没有发生流产，则发生胎盘早剥的危险性增加（特别是肌瘤大于5cm时）。
- 肉色（红色）变性：肌瘤过度生长影响血供时，可发生红色变性。此时可出现剧烈疼痛，但一般可用冰敷或使用止痛药进行保守治疗。
- 先露异常和宫颈不扩张：子宫下段大的肌瘤可引起先露异常——横位或臀位。如果先露是头顶部，肌瘤可引起宫颈不扩张，两者均可导致剖宫产率增加。
- 预产期前子宫收缩：痉挛性疼痛和预产期前子宫收缩在此类妊娠中常见，但并不增加早产的危险性。

▶评估

如何诊断子宫肌瘤？

常规盆腔检查发现子宫不规则增大时应怀疑子宫肌瘤的可能性。如果怀疑子宫肌瘤，超声检查是最有价值的选择，可进行经腹超声（适用于大肌瘤）、经阴道超声（适用于小肌瘤）或用盐水灌注超声（适用于黏膜下肌瘤）检查。怀疑为肉瘤时，可计划行子宫动脉栓塞。如果需要更确切的信息，应行MRI检查。X线和CAT扫描可发现钙化的肌瘤，但不是评估肌瘤的最好方法。子宫输卵管造影检查可发现浆膜下子宫肌瘤，但不适用于其他类型的子宫肌瘤。

开始治疗前子宫肌瘤患者应进行哪些评估？

任何大于35岁有异常子宫出血的患者都应进行子宫内膜取样活检以排除子宫内膜癌或子宫内膜增生。超声检查可确定子宫肌瘤的数目、位置和大小。检查指征是全血细胞计数，以评估贫血或红细胞增多症和凝血全项检查。激素检查包括 FSH 和雌激素水平测定，将有助于确定绝经前妇女的状态。

▶ 治疗

子宫肌瘤患者应如何治疗？

大多数子宫肌瘤患者没有症状，仅需随访观察，不需要其他治疗。最好的随诊方法是每 6 个月进行一次盆腔检查直至肌瘤停止生长，然后每年检查一次。连续超声检查可确定增长速度。

如果患者出现症状，应对症治疗，在监护下行保守治疗，可进一步行药物治疗，如果需要可行保守手术治疗。最终的治疗方法是行子宫切除术。

治疗子宫肌瘤的药物有哪些？

对于伴有痛经患者的一线治疗药物是 NSAID，这些药物可以缓解月经过多和压痛。如果主要症状是出血，一线治疗是激素疗法。虽然肌瘤中有大部分的雌、孕激素受体，但肌瘤并不会因为使用孕激素类药物或低剂量避孕药而增大。

治疗方案包括起始用强效孕激素，例如醋酸炔诺酮，控制出血，然后改用小剂量单相药片。Depo 醋酸甲羟孕酮也可用于控制出血。

也可应用 GnRH 激动剂，这些药物初始可刺激卵巢，然后停止产生雌、孕激素。三个月后肌瘤一般会缩小30%～50%，如果停用 GnRH，2～3 个月后肌瘤会生长到治疗前大小。这种疗法最适合于术前患者使用，可减少出血并选择适当的手术（例如经腹部或经阴道子宫切除术）或用于绝经前诱导患者自然绝经。如果联合使用反向添加剂和醋酸炔诺酮，则 GnRH 可长期使用。

不常用的治疗药物包括抗孕激素 RU486（抗黄体酮片）、他莫昔芬、达那唑或替勃龙（在美国不用）。一种新研制的药物 Asoprisinal（一种血清孕激素受体调节剂）在预试验中已经显示出良好的效果。

有哪些治疗子宫肌瘤的手术方法？

如果药物治疗失败、药物治疗有副作用或患者不愿意接受药物治疗时，可选择多种手术方法。如果子宫肌瘤小（不超过 3～5cm）并且不超过 3 个，切除、热球或微波子宫内膜去除术是控制出血的有效方法。

保留子宫的保守手术治疗方法为子宫肌瘤切除术，即仅切除肌瘤而保留子宫。可通过腹腔镜、宫腔镜、开腹手术或小切口开腹手术完成。如果将来希望妊娠，仔细缝合子宫很重要。其他保守治疗包括腹腔镜下肌瘤打孔消融术（肌溶解）、腹腔镜下肌瘤冷冻消融术和腹腔镜下子宫动脉结扎术。最后治疗包括子宫切除术伴有或不伴有卵巢切除，是否切除卵巢取决于患者的年龄和激素情况。子宫切除术可以是全子宫切除（子宫全部切除）或宫颈上子宫切除（切除宫体保留宫颈）。手术可通过阴道、腹腔镜、小切口或开腹手术完成（根据子宫大小和手术者的经验而定）。

除药物和手术治疗外其他治疗子宫肌瘤的方法有哪些？

子宫动脉栓塞是在 X 线指导下的治疗方法，通过股动脉置导管于子宫动脉用一小球阻塞肌瘤动脉血供，使肌瘤栓塞，从而有效缩减肌瘤大小。80%～90%患者的症状可明显减轻。并发症包括治疗后 12 小时发生的严重疼痛和不慎栓塞卵巢血管引起的绝经。如果患者有妊娠意愿，目前尚无足够资料推荐该疗法。

多普勒引导下寻找子宫动脉，行经阴道子宫动脉钳夹术是一种新疗法，具体方法为钳夹子宫动脉 8 小时然后放松。预试验的结果较好，但是由于输尿管并发症的发生率较高，此方法不常用。

关 键 点

- ▶ 子宫肌瘤是妇女最常见的肿瘤。
- ▶ 超声是诊断子宫肌瘤最有效的方法。
- ▶ 有异常子宫出血时,治疗前必须评估子宫内膜。
- ▶ 药物疗法能有效控制子宫肌瘤的症状。
- ▶ 用保守手术保留子宫,最终治疗是子宫切除术。
- ▶ 子宫动脉栓塞是替代手术疗法的一种有益选择。

病 例 25-1

患者,女性,37岁,因月经过多,出血和痛经而就诊。盆腔检查发现子宫不规则增大,如孕10周大小。

A. 最可能的诊断是什么?如何确定诊断?

B. 超声显示子宫达10cm,发现2个浆膜下子宫肌瘤,直径分别为2cm和3cm,在开始治疗前应行哪些检查?一线治疗有哪些?

病 例 25-2

患者,45岁,3年前发现子宫肌瘤,直径>5cm,口服避孕药控制严重出血。因药物副作用已更换多种孕激素,现再次出现月经量多,患者惧怕手术并拒绝任何手术治疗。

A. 如何为患者选择非手术治疗?

B. 患者已经行子宫动脉栓塞,两年前开始月经量再次增多,超声检查提示肌瘤已长至原来大小。患者关心最终治疗,应选择何种治疗?

C. 患者自己有工作并且不能长期脱离工作岗位。患者关心阴道瘢痕形成可能影响性生活。应推荐何种治疗?

参考文献

American College of Obstetricians and Gynecologists. Surgical alternatives to hysterectomy in the management of leiomyomas. ACOG Practice Bulletin No. 16, May 2000.

Stenchever M, Droegmuller W, Herbst A and Mishell D; eds: Comprehensive Gynecology, Fourth Edition, St. Louis, Mosby, 2001.

第 25 章 子宫平滑肌瘤

病例答案

25-1 A 学习目的：能够评估继发于子宫肌瘤的月经过多。

诊断为子宫肌瘤，最后确诊需要超声检查。

25-1 B 学习目的：掌握子宫肌瘤的预筛和制定治疗计划。

实施子宫内膜活检和全血细胞计数检查以排除子宫内膜增生、贫血或红细胞增多症。首先使用 NSAID 治疗和激素调节。

25-2 A 学习目的：掌握早期子宫肌瘤的治疗选择。

该患者的非手术治疗方法包括 GnRH 激动剂或子宫动脉栓塞。GnRH 激动剂治疗可使子宫肌瘤缩小并且需要持续数年的治疗直至围绝经期。子宫动脉栓塞同样也可使肌瘤减小，但无需进一步随访治疗。

25-2 B 学习目的：了解子宫切除是必须的。

患者只能选择子宫切除术，这是患者唯一的最终治疗方法。

25-2 C 学习目的：学习正确使用腹腔镜下宫颈上子宫切除术。

推荐使用腹腔镜下宫颈上子宫切除术，这是保留宫颈的手术，且阴道组织完整。

（牛建清译　周宏萍、陈宝丽校）

第26章　习惯性流产

▶ 如何定义习惯性流产?

经典的习惯性流产的定义是妊娠小于20周连续3次或以上妊娠丢失。在妊娠妇女中发生率为1%～2%。在一般人群中发生临床自然流产的危险率为20%（某些高龄孕妇危险性更高）。因此，连续2次流产的危险率为4%（20%×20%），并且连续3次流产的危险率为0.8%～1%（4%×20%）。

▶ 习惯性流产的原因有哪些?

高达50%的习惯性流产的病因不清，已知的病因包括：
- 遗传异常（父母染色体异常，图26-1）
- 内分泌和代谢疾病：黄体期不足、甲状腺疾病、PCOS、糖尿病
- 先天性子宫解剖学异常（畸形）
- 感染因素：除了支原体和解脲脲原体感染之外仍有争议
- 自身免疫疾病
- 血栓形成倾向

▶ 对习惯性流产的患者应做哪些遗传学检查?

在近4%习惯性流产的夫妻中，配偶一方有染色体重排的遗传平衡。一项研究报道，其他不明原因的习惯性妊娠流产与不对称的X染色体失活相关。双方必须行血染色体核型检查。

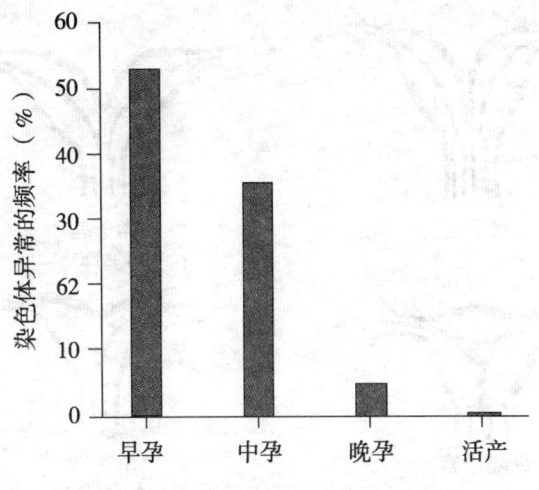

图 26-1 自然流产染色体异常的频率

▶ 哪些子宫解剖学异常与习惯性流产相关？

10%~15%早孕习惯性流产的妇女有先天性子宫解剖学异常（如双角子宫、纵隔子宫和双子宫）。纵隔子宫是这些畸形中最常见的类型，流产的危险率可达60%。其他子宫异常（如子宫纤维瘤、宫腔粘连综合征和暴露于己烯雌酚中）可引起习惯性流产（图26-2）。

▶ 习惯性流产的患者应做哪些内分泌和代谢方面的检查？

在黄体晚期实施子宫内膜活检可诊断黄体期不足。内分泌检查应包括TSH和空腹血糖，以筛查甲状腺疾病和糖尿病。PCOS筛查应包括血清雄激素睾酮和DHEA-S。

▶ 哪些诊断方法可用于评估子宫异常？

各种可用于评估子宫解剖学异常的诊断方法包括：子宫

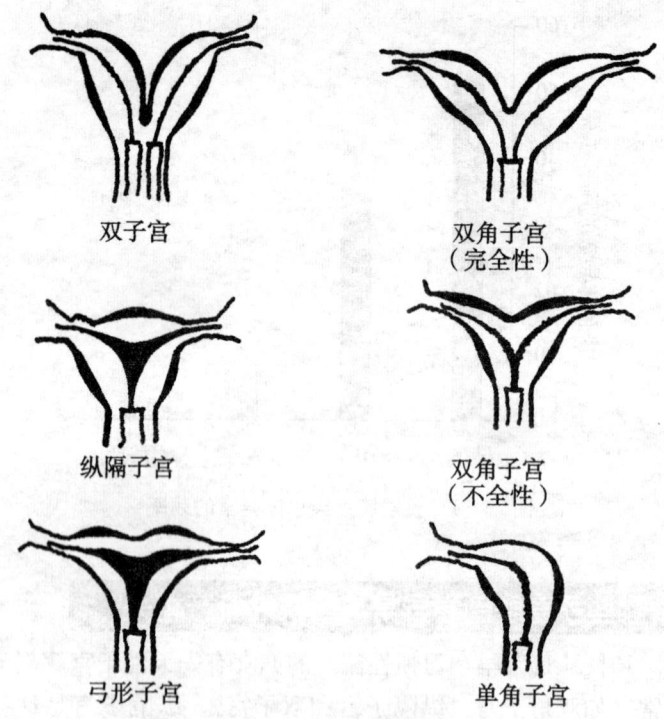

图 26-2 先天性子宫畸形

输卵管造影,宫腔镜检查,宫、腹腔镜联合检查,超声检查,子宫声像图,MRI检查。子宫输卵管造影是选择筛查。筛查异常后,子宫 MRI 检查是最有效的非侵袭性的诊断方法,可做出全面准确的诊断。

▶感染因素有哪些?

目前尚未证实感染源可引起复发性妊娠丢失,但是评估偶发性妊娠丢失患者时应考虑下列感染源(尤其是那些3个月后发生的流产)。这些感染源包括:弓形体病、风疹、单纯疱疹、麻疹、巨细胞病毒和柯萨奇病毒。

第 26 章 习惯性流产

▶ 哪些自身免疫性疾病可引起习惯性流产?

抗磷脂抗体综合征是最常见的引起妊娠丢失的自身免疫性疾病。系统性红斑狼疮和自身免疫性甲状腺疾病的患者（抗甲状腺抗体检测阳性）也有妊娠丢失的危险。应检查抗核抗体和抗甲状腺抗体水平。

▶ 什么是抗磷脂抗体综合征?

抗磷脂抗体综合征是一种以一个或多个血栓形成或妊娠相关并发症为特征的疾病，患者体内有抗磷脂抗体。

▶ 与抗磷脂抗体综合征相关的妊娠相关并发症有哪些?

- 一次或多次妊娠 10 周后无明显原因的形态正常的胎儿死亡。
- 一次或更多次妊娠 34 周前或形态正常的新生儿早产。
- 连续 3 次或以上不能解释的妊娠 10 周前自然流产。

▶ 抗磷脂抗体综合征实验室检查标准有哪些?

标准是至少间隔 6 周偶然测两次或以上发现存在中等水平的（10~20 国际磷脂单位）抗心磷脂抗体（IgG 或 IgM）或存在狼疮抗凝物抗体。应按照国际血栓和止血学会指南检查这些抗体（抗心磷脂抗体和狼疮抗凝物抗体）。

▶ 遗传性血栓形成倾向在习惯性流产中起作用吗?

一项最近的 meta 分析显示早期复发性胎儿丢失可能与 Leiden V 因子、活化蛋白 C 抵抗、凝血酶原基因突变和蛋白 S 缺乏有关。晚期胎儿丢失与 Leiden V 因子，凝血酶原基因突变和蛋白 S 缺乏有关。同一研究显示与亚甲基四氢叶酸还原酶突变、蛋白 C 或抗凝血酶缺乏无关。

> **关 键 点**
>
> ► 早孕发生自然流产最常见的原因是胎儿基因异常。
> ► 三倍体是早孕自然流产中最常见的染色体异常。
> ► 血清 β-HCG 水平结合阴道超声检查是诊断异常妊娠的关键。
> ► 所有出现早期妊娠丢失的患者都应行血型和 Rh 检查,并且所有 Rh 阴性的患者都应给予 Rh 免疫球蛋白治疗。
> ► 1‰~2‰的夫妻发生再发性流产,最常见的原因是子宫、内分泌、染色体和自身免疫性疾病。

> **病 例 26-1**
>
> 患者 28 岁,G3P0030,患者因在过去 4 年中连续 3 次流产而就诊。无特殊病史。有 3 次流产后宫颈扩张和清宫操作史,月经规则。
> A. 习惯性流产可能的原因是什么?
> B. 应做哪些检查?

参考文献

American college of Obstetricians and Gynecologists (ACOG). Management of recurrent early pregnancy loss. American college of Obstetricians and Gynecologists Practice Bulletin Number 24, February 2001.

Branch DW, Khamashta MA. Antiphospholipid syndrome: Obstetric diagnosis, management, and controversies. Obstetrics 2003; 101: 1333-1344.

Rey E, Kahn SR, David M, Shrier I. Thrombophilic disorders and fetal loss: A meta-analysis. The Lancet 2003; 36: 901-908.

第26章 习惯性流产

病例答案

26-1A 学习目的：了解习惯性流产的病因。

50%习惯性流产的病因不明。病因包括：父母染色体数量异常、内分泌和代谢疾病（如排卵异常）、黄体期不足、甲状腺疾病、PCOS、糖尿病、先天性子宫畸形、感染因素（除支原体和解脲脲原体感染外仍有争议）、自身免疫性疾病和血栓形成倾向。生育年龄较大的妇女，年龄是必须考虑的一个危险因素。

26-1B 学习目的：掌握习惯性流产病因的基本检查。

基本检查包括：父母双方染色体组型，黄体期不足的患者应做黄体晚期子宫内膜活检。如果考虑PCOS还应查血清TSH、空腹血糖和血清雄激素。自身免疫检查包括：抗核抗体滴定度、抗心肌磷脂抗体项目和抗甲状腺抗体浓度。血栓形成倾向检查包括：Leiden V因子缺乏检查、活化蛋白C抵抗、凝血酶原基因突变和蛋白S缺乏。

（牛建清译 周宏萍、陈宝丽校）

第27章 异位妊娠

▶什么是异位妊娠?

异位妊娠是指种植在子宫腔以外部位的妊娠,约95%的异位妊娠发生在输卵管,约55%的输卵管妊娠发生在壶腹部,20%～25%发生在峡部,17%发生在伞端和漏斗部,2%～4%发生在宫角。其他少见的种植部位包括卵巢、宫颈和腹腔。

▶异位妊娠的发病率是多少?

近25年来,美国异位妊娠的发病率增加了6倍。目前在所有妊娠中,异位妊娠的发生率约为2%,在所有与妊娠相关的死亡病例中占9%。目前尚不清楚这些变化是否源于患病率的增加或是诊断方法的改进。

▶何谓宫内外复合妊娠

宫内外复合妊娠是一罕见的宫内和异位妊娠共存的疾病。发生率约为1/15000妊娠。

▶病因学

异位妊娠的病因有哪些?

- 输卵管损伤:可能继发于盆腔炎性疾病的感染或子宫内膜异位症。众所周知,盆腔炎性疾病是输卵管损伤的病因,输卵管损伤继发于输卵管炎。然而,在过去的年代里有输卵管炎引起输卵管完全阻塞的趋势。由于加大或早期使用更有效的抗生素,现在更多的是引起部分输卵管阻塞,因而导致异位妊娠的危险性增加。
- 节育器:使用 IUD 与异位妊娠的危险性增加有关。
- 输卵管手术史:任何输卵管手术史(包括输卵管绝育术或输卵管重建术)都可增加输卵管妊娠的危险。输卵管绝育术后,危险性高达 16%。
- 口服避孕药:一些研究已经显示只有口服孕激素避孕药可增加异位妊娠的危险。
- 选择性流产:目前尚不清楚为什么多次选择性流产可增加异位妊娠的危险性,流产手术后感染或输卵管黏膜明显的瘢痕化可能是主要原因。
- 辅助生育技术:实施体外授精或其他辅助生育技术患者发生异位妊娠的几率增加。接受这些技术的患者异位妊娠发病率约为 4%。
- 先天或发育异常:输卵管或子宫异常可阻止输卵管运输受精卵适时进入宫腔,因而增加了异位妊娠的危险。

与异位妊娠相关的其他危险因素有哪些?

最常见的危险因素如前所述:盆腔炎性疾病史、目前使用 IUD、不育症及输卵管手术史。其他危险因素包括:异位妊娠史、腹部手术史、阑尾炎史、吸烟史、习惯性流产史和子宫己烯雌酚暴露史。

▶ 评估

异位妊娠最常见的症状有哪些?

- 疼痛
- 子宫出血
- 闭经

其他症状包括头晕、妊娠症状和阴道组织物排出。

体格检查最常见的体征有哪些？

附件触痛是体格检查的典型表现，有75%～90%的异位妊娠患者有此表现。其他典型的体征包括附件区肿块、腹部触痛、子宫增大和体位性的改变。

用于诊断异位妊娠的实验室检查有哪些？

- β-HCG测定：在最近几年里，血清β-HCG测定更为敏感，更常用于判断宫内妊娠的生存能力，连续β-HCG测定有助于诊断。在早孕时，β-HCG水平在每48～72小时几乎成倍增加。β-HCG升高水平增加缓慢提示异常妊娠（包括异位妊娠）。虽然β-HCG水平不能毫无差错地预测异位妊娠，但是它可以增加医生对异位妊娠的怀疑程度，而且结合盆腔超声检查可使诊断的准确性明显提高。
- 血清孕酮水平：当孕酮水平等于5ng/ml时，考虑有不可存活的妊娠，有些可能是异位妊娠；当孕酮水平等于25ng/ml时，考虑妊娠有可存活倾向。孕酮水平在5～25ng/ml时，不能确切预测异常妊娠。

其他可用的诊断方法有哪些？

- 盆腔或经阴道超声检查：异位妊娠的超声检查发现包括空宫腔、附件肿块、假孕囊和盆腔游离液体。经阴道超声可提供更多的准确信息。经阴道超声结合血清β-HCG测定使诊断异位妊娠的准确性明显提高。当血清β-HCG＞1500mIU/ml时，经阴道超声应看到宫内妊娠。如果是空宫腔未看到妊娠囊，应先确定异位妊娠诊断，直至其他检查证实。
- 腹腔镜检查：腹腔镜检查是诊断异位妊娠的金标准。可视频直接观察局部，确定输卵管积血或破裂。

第 27 章 异位妊娠

- 后穹隆穿刺术：穿刺针经阴道后穹隆进入子宫直肠陷凹抽吸，抽出血性液体应考虑异位妊娠，黄体囊肿破裂也可抽出血性液体。不幸的是，该检查有较高的假阴性率（约20%），现在很少用于诊断。
- 宫颈扩张和刮宫术：宫内刮出确切绒毛膜组织可排除异位妊娠，但罕见的宫内宫外复合妊娠病例除外。甲氨蝶呤治疗和实施腹腔镜之前的刮宫术可排除可能的异常宫内妊娠。由于超声检查可明确诊断，目前已很少使用刮宫术。

▶ 治疗

可选用哪些药物治疗异位妊娠？

甲氨蝶呤是一种叶酸类似物，可干扰 DNA 合成、修复和复制，因此影响细胞的再生活性（如胎儿细胞，肿瘤细胞、骨髓细胞和黏膜细胞）。当甲氨蝶呤首次用于异位妊娠时，采用了多次用药方式。

现已采用单剂量甲氨蝶呤肌内注射的方法，以减少与治疗相关的某些副作用，并且单剂量疗法治疗异位妊娠的有效率可达 94%。按 $1mg/kg/m^2$ 计算用药量。甲氨蝶呤治疗前应查 β-HCG、Rh 因子、全血细胞计数，AST、肌酐和尿素氮。治疗后 4~7 天应复查血清 β-HCG 水平，确保至少降低 15%。此后每周复查 β-HCG 水平。某些患者可能需要第 2 次用药。

药物治疗的禁忌证有哪些？

药物治疗的禁忌证包括：白细胞计数 $<1500/mm^3$、肾功能异常、肝功能异常。此外，任何伴有腹膜体征、严重的急性腹痛和内出血的患者都应急症手术治疗。

一些机构已制定严格的方案，包括 β-HCG 最高水平或最大妊娠囊（大于规定值即为禁忌证）和缺乏胎心活动以改善药物治疗的结果。

甲氨蝶呤治疗的并发症有哪些?

- 继发于输卵管疼痛、坏死或妊娠组织分离的疼痛
- 血肿形成,常无症状
- 副作用如下:
  - □ 过度胃肠胀气,胃肠道功能紊乱
  - □ 暂短肝功能异常
  - □ 口腔黏膜炎
  - □ 结膜炎刺激
- 持续异位妊娠需要多次用药和/或手术干预

有哪些治疗异位妊娠的外科方法?

依据术者的技术水平、可使用的外科设备和临床情况的紧急程度,选用腹腹腔镜手术或开腹手术。包括:

- 输卵管切开造口术:在异位妊娠部位的远端切开输卵管,挤压去除妊娠物。
- 部分输卵管切除术:切除妊娠部分的输卵管,以后再行输卵管吻合。
- 输卵管切除术:当患者无生育愿望或输卵管因破裂、粘连、持续出血不能修复时可实施整个输卵管切除术。
- 伞端挤压术:只有伞端妊娠时可使用指压法或牵引挤压法。

异位妊娠手术治疗的并发症有哪些?

所有手术都有内在的危险,包括组织感染、出血、周围器官损伤的危险、伤口并发症,手术后的危险和麻醉危险。另外,手术切除输卵管治疗异位妊娠可使生育能力下降。由于残留的滋养层的组织留在输卵管内,输卵管造口术有持续异位妊娠的危险。术后必须每周查血清 β-HCG 水平。

第27章 异位妊娠

关 键 点

- 异位妊娠的定义是：种植在子宫内膜腔以外任何地方的妊娠。
- 异位妊娠最常见的危险因素包括：盆腔感染性疾病史、输卵管手术史、异位妊娠史、使用IUD和以前不孕症史。
- 异位妊娠常见的症状和体征包括腹痛、阴道出血或停经。常见的体格检查发现包括腹部触痛和附件区触痛。
- 异位妊娠的诊断：可结合实验室检查（最重要的是血清β-HCG）、经阴道超声检查、手术（例如宫颈扩张和刮宫术）或腹腔镜检查确定异位妊娠的诊断。
- 异位妊娠的治疗可选择甲氨蝶呤药物治疗或经腹腔镜检查或开腹手术治疗。

病 例 27-1

患者30岁，G4P1021，主诉因停经7周加3天，阴道点滴出血和腹部绞痛到急诊室就诊。患者由初诊医生陪伴而来，在诊室发现患者尿妊娠试验阳性。患者自诉5年前有孕足月阴道分娩史和10年前2次选择性流产史。患者数年前有宫颈衣原体感染史。妇科病史：自月经初潮后月经规则。体格检查显示：生命体征平稳。腹部检查：下腹部两侧轻压痛，无反跳痛及肌紧张。盆腔检查：子宫小而硬，伴有轻压痛，右附件轻度增厚，触痛。

A. 有哪些危险因素和体征提示患者可疑异位妊娠？

B. 下一步应如何评估该患者？

病例 27-2

患者23岁，主诉停经8周，急性腹痛6小时，加重2小时，来急诊室就诊。有月经不规则史，清晨开始阴道点滴出血，在进入急诊室后化验尿妊娠试验阳性。体格检查：年轻女性，中度痛苦表情。生命体征：血压，88/45 mmHg；心率，124次/分；呼吸，24次/分；吸氧2L时，氧饱和度98%。腹部检查：右下腹部明显压痛、反跳痛及肌紧张。患者因疼痛强烈拒绝盆腔检查。通过在救护车上建立的液路患者正在接受补液治疗。患者最终同意急症床旁经阴道超声检查。超声发现：空宫腔，盆腔可见明显的游离液体，未见附件。

A. 该患者的诊断是什么？
B. 下一步如何处理？

参考文献

American College of Obstetrics and Gynecology（ACOG）. Medical management of tubal pregnancy. ACOG Practice Bulletin Number 3, December 1998.

Copeland L. Textbook of Gynecology, Second Edition. Philadelphia: W. B. Saunders, 1999: 273-286.

Dialani V, Levine D. Ectopic pregnancy: A review. Ultrasound Quarterly 2004; 20 (3): 105-117.

Rock J, Thompson J. TeLinde's Operative Gynecology, Eighth Edition. Philadelphia: Lippincott, Williams and Wilkins, 1997: 501-527.

Sowter M, Farquhar C. Ectopic pregnancy: An update. Curr Opin Obstet Gynecol 2004; 16: 289-293.

第27章 异位妊娠

病例答案

27-1 A 学习目的：识别异位妊娠的危险因素。

该患者的表现为明确的妊娠、出血和疼痛。检查发现附件区触痛和腹部轻度疼痛。有意义的病史是以前2次选择性流产史和1次衣原体感染史，因而患者具有易患输卵管炎和输卵管损害的危险。

27-1 B 学习目的：掌握可疑异位妊娠因素的评估。

该患者的下一步处理是行 β-HCG 的定量检测、血清孕酮评估和盆腔/经阴道超声检查。

27-2 A 学习目的：识别异位妊娠的典型征象。

该患者有异位妊娠的所有典型征象：闭经、出血和腹痛。超声也发现空宫腔和腹腔游离液体考虑有腹腔积血。虽然患者拒绝盆腔检查和经阴道超声检查，但有足够提示有急症异位妊娠破裂的征象，应立即治疗。

27-2 B 学习目的：掌握选择异位妊娠患者的治疗。

该患者为异位妊娠破裂应立即治疗。应尽可能多的静脉输液以保持患者生命体征平稳，然后立即转送手术室。根据手术者的水平实施腹腔镜手术或开腹手术，以确定患者出血的确切病因。当确定异位妊娠时，可行输卵管造口术或输卵管切除术。由于该患者为急症故不能选择甲氨蝶呤治疗。

（牛建清译　周宏萍、陈宝丽校）

第28章 外阴良性疾病

外阴良性疾病由多种疾病组成。患者的主诉可有多种，症状包括外阴瘙痒、烧灼痛、刺激、疼痛、溃疡或增生。尽管阴道感染常表现为外阴症状，但外阴良性疾病仅指位于外生殖器的病变。一般情况下，处理取决于初始的正确诊断（首要的诊断步骤常被忽略）。

▶ 外阴疾病如何分类？

目前，没有一个分类系统可准确地概括所有的外阴良性疾病，可试用描述外阴查体结果的术语对外阴疾病进行分类（如溃疡、皲裂、白斑、肿瘤、触痛）。下面将对最常见的病变进行论述。

溃疡和皲裂

一般而言，溃疡可分为感染性和非感染性的。在美国，单纯疱疹病毒（HSV）感染是溃疡和皲裂最常见的原因。其他感染原因包括梅毒、软下疳、腹股沟肉芽肿和性病性淋巴肉芽肿。后两种疾病罕见，但如果患者生活在热带地区则应予考虑。作为感染因素，外阴阴道假丝酵母菌病也可引起皲裂。溃疡的非感染因素包括口疮样溃疡、Behcet病和Crohn病。最后应切记，外阴癌常表现为溃疡。

白斑

当外阴上皮出现白斑时，应首先考虑硬化性苔藓、扁平苔癣和单纯苔藓。切记苔藓是用于描述这三种疾病的术语，皮肤可能出现类似于岩石上的苔藓。有时皮肤可以因为湿疹

第28章 外阴良性疾病

而变白或者由于癌症而使白斑皮肤增厚。

肿瘤

许多妇女会出现外阴脂肪囊肿，属正常的现象。外阴异常增生最常见的感染是尖锐湿疣（生殖器疣）和传染性软疣。

变红和触痛

如检查未发现外阴阴道感染时，患者外阴部出现广泛或局部红斑可考虑特发性皮炎或接触性皮炎。如果患者前庭部有疼痛和触痛可诊断为外阴前庭炎或外阴痛。

▶ 如何评估有外阴症状的患者？

对于有外阴症状妇女的评估应以仔细询问病史开始，询问关于症状的性质。询问开始是否有刺激、烧灼感、瘙痒？疼痛的部位或是否有肿瘤和溃疡？这些有助于确定症状是急性还是慢性，是发作性还是持续性，是仅由外阴接触引起的还是自发产生的，还应询问以前对治疗的反应。

因为许多有外阴症状的妇女可能存在阴道感染，应询问她们症状的发生部位，是否与异常分泌物有关。也应重点询问可能的刺激，例如香皂、护垫、女性卫生用品、衬垫或她们自己使用的局部药物。最后，因为某些外阴疾病可能是全身性疾病的表现（如Crohn病可引起外阴溃疡），应询问患者免疫系统疾病，尤其是眼、口、关节、消化道和皮肤的症状。

检查时，应仔细观察外阴发红和触痛、溃疡或皲裂、萎缩、皮肤增厚、白斑、正常结构消失或瘢痕的范围。对于有溃疡和皲裂的患者，应做HSV培养，常规检测HSV-1和HSV-2的特异性IgG抗体。对于梅毒患者还应考虑进行血清学试验。应通过全面评估阴道以寻找引起外阴症状的阴道原因。阴道分泌物检查包括阴道pH测定，盐水和10%

KOH（氢氧化钾）显微镜检查。如有指征且可行时，应进行酵母菌和滴虫培养。最后，对于有症状无确切感染的患者行外阴活检，这将有助于排除癌症和确诊外阴的其他皮肤疾病。有价值的活检发现包括皮肤异常增生、持续一个月以上的溃疡和糜烂、或着色或褪色的部位。

▶生殖器疱疹

病因学
生殖器疱疹如何识别和分类？

任何有外阴溃疡和皲裂的患者应怀疑生殖器疱疹。一般而言，HSV 有两种主要血清型，即 HSV-1 和 HSV-2。HSV-1 主要在幼儿园和小学期间通过接触传播。在美国，50%～80%的人群 HSV-1 血清反应呈阳性。HSV-1 可引起口腔疱疹，又称为热病性疱疹。HSV-2 主要通过性接触传播，是生殖器疱疹的主要原因。然而，重要的是要了解有重叠感染的可能，某些人可发生口腔 HSV-2 感染，某些人可发生生殖器 HSV-1 感染。HSV-1 和 HSV-2 感染产生的症状与感染部位有关，而与感染血清型无关。

生殖器疱疹可分为初发型和复发型两种。初发型疱疹一般发生在暴露 7 天内，引起局部烧灼感和疼痛。感染个体将在红斑基底上出现 1～2mm 的小水疱。由于全身初次感染病毒，初发疱疹的患者可能还主诉发热、不适、头疼、肌肉酸痛和弥漫性淋巴结肿大。

疱疹的症状可持续几周，如果有全身症状提示感染了新的 HSV。然而，最近的研究（用血清学的方法证明血清转阳现象）表明，大多数感染 HSV 的患者确实无初发疱疹的典型综合征或可能根本没有症状或是症状轻微而归为其他疾病。由于此原因，估计 70%～90%的生殖器疱疹的患者确实不知道自己患病。复发型疱疹发作常仅引起局部症状：小疱疹、溃疡和皲裂。症状持续短暂（5天）且不严重，许多妇女可无症状而排出病毒。

评估

由于疱疹的不典型性和症状轻微，当患者阴道出现水疱、溃疡和皲裂时应怀疑生殖器疱疹。虽然临床少用，但取疱疹基底部液体，如果发现多核巨细胞即可诊断疱疹感染。在临床工作中，正确的评估包括：获取准确的病史（区分初发和复发感染）、取溃疡部位标本培养疱疹病毒、检测HSV-1和HSV-2特异性IgG抗体。

如果结果阴性，但怀疑初发疱疹，一个月后应行IgG滴度检测。虽然以往的IgG实验不能确切区分HSV-1和HSV-2，但是新分型检测可以准确地区分现在的血清型，需要结合临床信息对任何血清型阳性的结果进行判断。因为任何血清型病毒都可以引起口腔和生殖器疱疹。

治疗

生殖器疱疹如何治疗？

初发疱疹患者应接受7~10天的抗病毒治疗（阿昔洛韦、泛昔洛韦、伐昔洛韦），偶尔疱疹病毒复发的患者可给予5天的阿昔洛韦或泛昔洛韦，或者3天的伐昔洛韦。如果患者频繁复发，至少应给一年连续的抗病毒药物治疗，以降低复发率。维持抗病毒治疗也将使无症状排毒患者传染给易感配偶的危险降低50%。

▶外阴上皮非瘤样病变

病因学

何为外阴上皮非瘤样病变？

即之前所称的外阴营养不良。外阴上皮内非瘤样病变是外阴皮肤的慢性病变,可引起持续瘙痒、灼痛或刺激。这些上皮性病变可进一步再分为鳞状上皮增生、硬化性苔藓和其他疾病。鳞状上皮增生与单纯慢性苔藓样增生病变相似。

评估
如何诊断和处理外阴上皮内非瘤样病变的患者?

硬化性苔藓和单纯苔藓的患者常主诉持续的外阴瘙痒。检查硬化性苔藓的患者时可发现薄的上皮白斑,尤其是阴蒂附近和阴唇系带后面。由于小阴唇或阴蒂包膜吸收而形成的瘢痕是硬化性苔藓常见的表现。有慢性单纯苔藓的患者也会出现白斑,但皮肤明显变厚。针对这两种疾病,应考虑病变部位的活检以明确诊断。虽然这些疾病的病因为炎症性和非感染性,但假丝酵母菌病常为复合感染,应分别进行治疗。

治疗

硬化性苔藓和单纯性苔藓的治疗可采用局部使用皮质类固醇,例如0.05%地塞米松软膏。虽然长期应用类固醇可引起外阴皮肤变薄,但是目前的治疗方案仍采用长疗程(3~6个月)。长疗程的耐受性很好,但应密切监测患者可能出现的不良反应。由于硬化性苔藓患者具有发生外阴癌的高风险,所以任何新的溃疡和对皮质醇治疗无反应的皮肤增厚部位都应作活检。

▶ 尖锐湿疣

病因学
什么是尖锐湿疣?

尖锐湿疣又称为生殖器疣,是外阴感染HPV的表现。

HPV至少有70种病毒血清型。这些血清型中在女性生殖道中最常见的是HPV-6和HPV-11（与生殖器疣相关）以及HPV-16和HPV-18（与宫颈癌相关）。HPV感染非常常见，大学毕业时女性感染HPV的几率约达60%。

大多数HPV感染的个体从不知道自己患病，约有5%的感染者将出现宫颈异常，约1%将发展为生殖器疣。吸烟和免疫抑制是导致HPV感染出现症状（如疣或巴氏涂片异常）的两大外源性因素。使用避孕套似乎不能降低HPV感染的风险。

评估

尖锐湿疣有哪些症状？

尖锐湿疣表现为外阴、阴道和宫颈的隆起样病变，可有轻度瘙痒和刺激感。如果疣体较大或生长在阴道口，可引起性交困难或性交后出血。尽管疣体的大小和数目因人而异，但常呈浅褐色、表面粗糙呈菜花样。黏膜表面的扁平疣表面光滑。虽然并非必须，但病变部位活检可有助于确诊。作为二期梅毒表现的梅毒性湿疣与尖锐湿疣的外观相似。

治疗

如何治疗尖锐湿疣？

尖锐湿疣患者经常需要更全面的有关HPV的咨询服务，包括导致感染病毒激活的因素以及有关传染途径的问题。通常让患者了解大多数人感染过HPV，其差异仅仅在于有无症状，这将使患者得到一些安慰。对她们还应筛查其他性传播性疾病以及行巴氏涂片检查。应极力劝导吸烟者戒烟。治疗的目的不是根除HPV而是消除症状（如疣体）。无论是哪种治疗方法，依据疣的范围患者都可能有因治疗而出现明显的局部不适。

治疗既可由患者也可由医务人员实施。患者可自己使用足叶草毒素乳膏和咪喹莫特乳膏。咪喹莫特乳膏是一种局部免疫调节剂,有助于增加机体对湿疣的免疫反应。另一种方法是由医务人员毁坏和切除湿疣。这些治疗包括在诊所行局部药物治疗(足叶草毒素酊剂、三氯醋酸、二氯醋酸)或手术切除(电烙术、冷冻手术、激光手术)。无论是哪种治疗方法,都有复发的高风险,一些专家认为咪喹莫特乳膏可减少复发的几率。

▶ 传染性软疣

病因学
什么是传染性软疣?

传染性软疣是一种由痘病毒引起的感染,感染可引起外阴丘疹。虽然可终身发病,但病毒可通过性传播。

评估
如何确诊传染性软疣?

与尖锐湿疣比较,传染性软疣的病变表面光滑,中心有脐。传染性软疣常蔓延超出外阴至阴阜及大腿上方。活检将有助于确诊。

治疗
传染性软疣需要治疗吗?

虽然病损可自愈,可采用皮肤刮匙破坏病损表面而彻底破坏病变部位。局部涂抹咪喹莫特也有助于治疗。

▶ 外阴痛

病因学
什么是外阴痛和外阴前庭炎?

外阴痛是引起外阴慢性疼痛的一种疾病。外阴痛有多种类型，最常见的是外阴前庭炎综合征。约有7%的妇女有外阴痛。外阴前庭炎妇女的重要主诉是接触患病部位时出现疼痛（例如性交和妇科检查时）。日常活动中会出现不同程度的灼痛和刺激症状。

评估
如何诊断外阴痛？

检查显示外阴前庭局部发红，用一个拭子接触外阴前庭部位会引起疼痛，其他部位检查正常。在诊断外阴前庭炎前需要仔细检查，以排除外阴发红和疼痛的其他原因（如假丝酵母菌病和硬化性苔藓）。

治疗
如何治疗外阴痛？

目前尚无治疗外阴痛的金标准，手术方法为切除外阴前庭后取阴道皮瓣覆盖切除部位，70%的患者可治愈。然而药物治疗同样有效，框28-1列出了治疗外阴痛的可行方法。到目前为止，还没有任何有关这些治疗的平行对照研究和安慰剂对照的试验。然而80%以上的患者通过药物治疗可以改善症状。

框28-1 外阴痛的治疗方法
■ 局部利多卡因
■ 局部皮质激素
■ 局部色甘酸钠
■ 三环类抗抑郁药物
■ 注射 α-干扰素
■ 生物反馈和物理治疗。
■ 低草酸盐饮食，口服枸橼酸钙
■ 针灸疗法

关 键 点

- ▶ 外阴良性疾病的恰当治疗需要依据对临床表现做出的明确诊断。
- ▶ 外阴活组织检查是正确诊断外阴疾病和排除癌症的重要方法。
- ▶ 良性外阴疾病的病因可能是感染、炎症和肿瘤。

病 例 28-1

患者女性,59岁。主因外阴瘙痒一年。检查显示小阴唇萎缩,在两侧阴唇间皱褶处上皮变白。

A. 哪些检查对明确诊断是必不可少的?

B. 如诊断为硬化性苔藓,如何治疗?

病 例 28-2

患者42岁,女性。主因反复刺激三年来诊。患者有发作性刺激和烧灼感,6~7天症状可消退,但是每个月都复发。

A. 为明确诊断应做哪些检查?

B. 如果确诊为疱疹,如何治疗?

参考文献

Ashley RL, Wald A. Genital herpes: Review of the epidemic and potential use of type-specific serology. Clin Microbiol Rev 1999; 12: 1-8.

Center for Disease Control and Prevention. Sexually transmitted diseases treatment guidelines 2002. MMWR 51 (RR-6), 2002. Also available at http://www.cdc.gov/std/treatment.

Foster DC. Vulvar disease. Obstet Gynecol 2002; 100: 145-163.

Lynch PJ, Edwards L. Genital Dermatology. New York: Churchill Living-stone, 1994.

相关网站

University of Iowa. Dermatology Databases. Iowa City, Iowa. Accessed October 19, 2004, at http://tray.dermatology.uiowa.edu/DermDB.htm.

University of Michigan Center for Vulvar Diseases Links and Resources. Ann Arbor, Michigan. Accessed October 19, 2004, at http://www.med.umich.edu/obgyn/vulva/links.htm

病例答案

28-1 A 学习目的：掌握如何诊断硬化性苔藓。

取病变部位进行活组织检查有助于确诊并区分其他外阴疾病引起的硬化性苔藓。硬化性苔藓患者的活组织检查显示上皮变薄、过度角化、水肿、纤维沉积、缺乏血管以及慢性炎性浸润。

28-1 B 学习目的：知道如何治疗硬化性苔藓。

局部用高效皮质类固醇，如0.05%的氯倍他索软膏，治疗应至少维持3~6个月，应监测副作用，如类固醇引起的皮肤变薄。

28-2 A 学习目的：识别疱疹的不典型表现。

症状呈发作性提示感染病因。考虑到有皲裂，评估应包括假丝酵母菌病试验（盐水和KOH显微镜检查）和疱疹（疱疹培养、HSV-1和HSV-2特异性IgG抗体）检验。

28-2 B 学习目的：能对复发性疱疹进行分类并制定合适的治疗方案。

对频繁发作的生殖器疱疹患者可给予抗病毒药物，例如阿昔洛韦、泛昔洛韦或伐昔洛韦以抑制病毒。

（牛建清译　周宏萍校）

第29章 性早熟和青春期延迟

▶ 性早熟

何时诊断性早熟，应查找哪些临床征象？

青春期是指生殖功能从不成熟到成熟的生理过渡时期。在此时期，年龄和生理表现已经具有良好的临床特征，以至于可以界定青春期变化的正常表现和识别病理改变或异常。大多数女性青春期开始的年龄在8~13岁，青春期从开始到完成的平均时间是4.2年。

从乳房初发育（乳房发育）到月经初潮（月经的开始）的时间是2.3±1年，青春期改变的标准指南是Tanner分期系统（图29-1和图29-2）。如果一个女孩8岁前出现青春期发育的征兆，应考虑性早熟，有必要对其进行评估。生长速度异常加快常是首要的变化，随后出现乳房发育和阴毛生长（表29-1）。

病因学
性早熟是如何发生的？

性早熟有两种类型。病因以GnRH脉冲是否被激活或是否表现出独立的下丘脑功能为基础。

GnRH依赖性性早熟

大多数病例属于这一类型。起源于中枢，伴有成人生殖过程所见的GnRH脉冲的激活。大多数病例属于特发性，未发现器官病变。该类型的病理生理学说包括下丘脑GnRH分泌神经原可能提前成熟并且呈成年型GnRH脉冲分泌，腺垂体发生反应分泌FSH和LH，随后卵巢卵泡分泌雌激

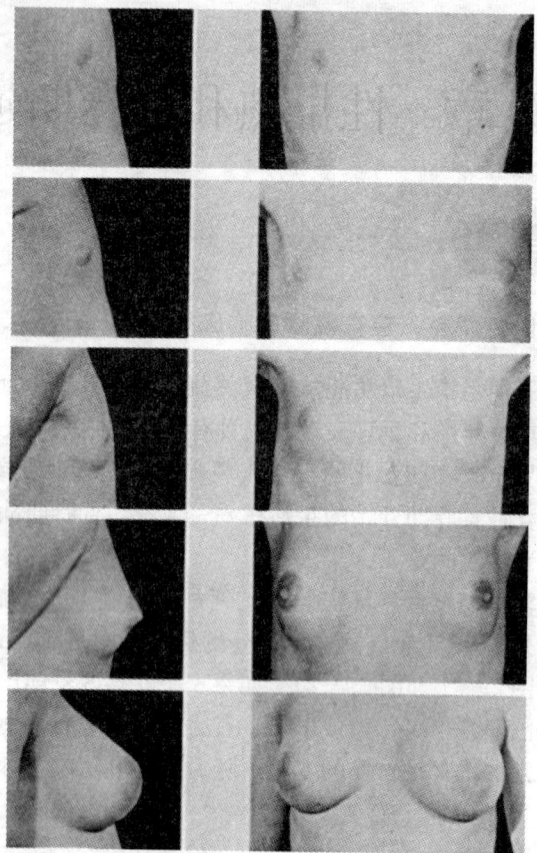

图 29-1　Tanner 分期（女性）乳房发育。[From Strauss J, Barbieri R (eds.). Yen and Jaffe's Reproductive Endocrinology, Fifth Edition. Philadelphia：W. B. Saunders, 2004：494.]

素，最终排卵。然而，某些病例与中枢神经系统肿瘤（尤其是下丘脑错构瘤）和其他中枢神经系统肿瘤（例如神经胶质瘤和神经纤维瘤）有关。

罕见的，中枢性脑积水、头部创伤、中枢神经系统感染（脑炎和脑膜炎）或中枢神经系统辐射可能引起性早熟。这些病因可能阻断正常抑制 GnRH 神经束成熟的中枢神经系

第29章 性早熟和青春期延迟

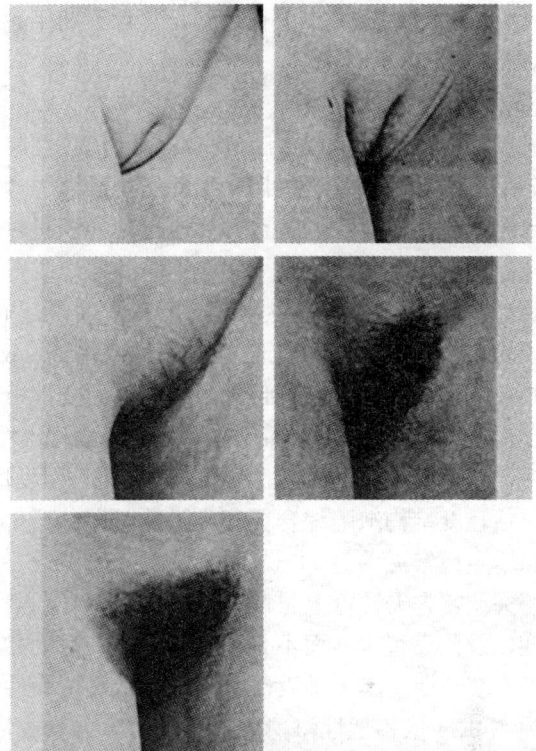

图29-2 Tanner分期（女性）阴毛发育。[From Strauss J, Barbieri R (eds.). Yen and Jaffe's Reproductive Endocrinology, Fifth Edition. Philadelphia: W. B. Saunders, 2004: 494.]

表29-1 女性青春期发育的Tanner分期

分期	乳房状态	阴毛发育
1	青春期前的状态	无着色及阴毛
2	乳芽伴有乳晕增大	沿大阴唇长出少量浅色稀疏阴毛
3	乳房和乳晕增大	阴毛变粗扩展超过阴阜
4	乳晕突出形成第二个隆起	几乎为成年型
5	外形成熟	成年型

Modified from Strauss J, Barbieri R (eds.). Yen and Jaffe's Reproductive Endocrinology, Fifth Edition. Philadelphia: W. B. Saunders, 2004.

统特异性通道，这些通道本应在达到正常青春期年龄前才终止抑制。

非 GnRH 依赖性性早熟

这种类型的性早熟伴有下丘脑非 GnRH 依赖性脉冲以及腺垂体分泌 FSH 和 LH。这些性早熟的病例是因为过多地分泌或摄入雌激素。外源性雌激素可能通过药物获得，例如口服避孕药。卵巢产生的雌激素（颗粒细胞肿瘤）或肾上腺肿瘤也需要考虑是其来源。这些肿瘤的患者常表现起病突然，迅速出现青春期变化，血雌二醇的水平极度增高。McCune-Albright 综合征（多发性骨纤维发育不良）、原发性甲状腺功能减退、良性卵巢卵泡或黄体囊肿的患者也可表现出性早熟。

有时，肾上腺或卵巢产生的雄激素过多也可引发性早熟。其病因包括轻度结构缺陷综合征和先天性肾上腺增生。先天性肾上腺增生最常见的是 21-苯丙氨酸羟化酶缺乏。由于雄激素分泌失调，先天性肾上腺增生首先出现青春期阴毛和腋毛的改变以及阴蒂增大，而不是乳房发育。有趣的是，由于中枢神经系统长期暴露于雌激素中，非 GnRH 依赖性性早熟也可导致 GnRH 依赖性性早熟。在雌激素源去除或治疗后，GnRH 脉冲、FSH 和 LH 分泌、青春期症状将逐步恢复。

其他疾病有可能误诊为青春期早熟吗？

是的。青春期发育有非性早熟病因引起的正常变异。这些原因在鉴别诊断时应予以考虑，但并非所有的性早熟均无病因。

- 月经初潮早现：周期性的阴道出血无其他第二性征发育的征象，骨龄正常。卵巢卵泡短暂发育、分泌雌激素是最常见的原因。Tanner 分期无进展。应让患者放心，并密切观察。
- 肾上腺功能早现：8 岁以前生长腋毛和阴毛，无其他性发育征象，骨龄正常。原因是肾上腺过早分泌雄激素。血清 DHEA-S 常升高，Tanner 分期无进展，在今后的生命过程中有发生 PCOS 的可能性增加，安慰患者并密切随诊。

- 乳房发育早现：出现乳房发育，但未达成人水平，无其他性发育征象，骨龄正常。卵巢卵泡短暂发育并分泌雌激素是其最常见的原因。Tanner 分期无进展，安慰患者并密切随诊。

在上述情况中，血清 FSH、LH 和性激素属于青春期前水平且水平低。通过全面询问病史和体格检查，结合血液分析和骨龄测定可做出明确诊断。

评估
评估性早熟最重要的步骤是什么？

注意，GnRH 依赖性和非 GnRH 依赖性性早熟都表现为生长速度呈线性加速，骨龄提前。然而 GnRH 依赖性性早熟时，FSH、LH 和雌激素水平为成年型表现，而非 GnRH 依赖性性早熟上述激素水平低（青春期前的水平）。

体格检查发现乳房和阴毛的 Tanner 分期在一定程度上提前，证实青春期早熟的变化。实验室检查必须包括血清 FSH、LH、雌激素及 TSH 水平测定。如果雄激素过度异常怀疑先天性肾上腺增生时，应检测血清 17-羟基孕酮、睾酮和 DHEA-S 水平。

进行中枢神经系统影像学（CT 或 MRI）检查以发现潜在的中枢神经系统异常。GnRH 非依赖性性早熟怀疑卵巢或肾上腺肿瘤时，需要做盆腔超声或腹部/盆腔 CT 或 MRI 检查。对于 McCune-Albright 综合征、易发生骨折的多发囊性骨病变的患者，要注意性早熟和不同大小形态的咖啡乳色斑，锝 99 骨扫描可明确诊断。此综合征患者的 FSH 和 LH 水平降低。

治疗
如何治疗不同类型的性早熟？

GnRH 依赖性性早熟

可首选 GnRH 激动剂，通常每月肌注一次（预储），

GnRH 激动剂使垂体的 GnRH 受体下调，阻止 LH 和 FSH 的释放。终止性早熟，第二性征消退。乳房、子宫和卵巢的大小还原。身高停止增长。至青春期开始的年龄时，停止用药治疗。也可肌内注射甲羟孕酮，但作用甚微。

非 GnRH 依赖性性早熟

- 卵巢或肾上腺肿瘤：手术切除肿瘤。如为恶性应进行其他治疗如化疗。卵巢功能性囊肿伴雌激素水平增高的患者，由于囊肿有自发性消退和偶尔会复发的倾向，手术切除的益处不大。可考虑用甲羟孕酮抑制治疗，抑制卵巢类固醇生成以及 LH 和 FSH 的释放。
- McCune-Albright 综合征：经期出血是甲羟孕酮抑制治疗的适应证，但对改变青春期变化不完全有效。
- 甲状腺功能减退：可用甲状腺素治疗逆转病变。

要认真考虑所有性早熟儿童的社会心理问题的治疗，这些儿童的智力、行为和性心理成熟程度与实际年龄相当，而与她们的生理或青春期年龄不符。父母、老师和同龄人需给予她们特殊关照，不要不切实际地期望她们的智力和运动能力。

青春期延迟
病因学

青春期延迟的病因有哪些？应何时进行检查？

女孩达 13 岁时仍未显示性成熟的征象（乳房、阴毛、腋毛、外阴发育）应考虑青春期延迟。原因可分为三类：体质性青春期发育延迟（最常见）、低促性腺激素性性腺功能低下和高促性腺激素性性腺功能低下。

如何确定体质性青春期发育延迟？

体质性青春期发育延迟是青春期正常变异，通常是家族性的。骨龄发育通过 X 线测定前臂骨而确定骨龄延迟，但儿童的生长速度并不延迟，体质性青春期发育延迟的儿童身材矮小，生长速度和高度与骨龄相符。这些儿童自然进入青春期，而且超过正常年龄范围。其母亲常有月经初潮延迟的病史或同胞有青春期延迟史。随着 GnRH 激活，骨龄最终增加，随后青春期到来。诊断采取排除法，在排除其他原因引起的青春期延迟后才能确定诊断。无需治疗即可进入青春期，但月经初潮晚于正常年龄。

何为低促性腺激素性性腺功能低下？

当 GnRH、FSH、LH 分泌不足时，可引起低促性腺激素性性腺功能低下。原因包括先天性的，例如 Kallman 综合征（弓状核缺乏分泌 GnRH 的神经原）；肿物破坏下丘脑组织（颅咽管瘤是最常见的原因）；垂体催乳素瘤、内分泌紊乱（甲状腺疾病，高催乳素血症）；低血压危象（Sheehan 综合征或垂体坏死）；或功能性原因（过度锻炼、低体重、过度紧张）。卵巢将无反应，且不发生青春期改变分泌雌激素。

何为高促性腺激素性性腺功能低下？

高促性腺激素性性腺功能低下是一种既可由卵巢功能早衰（例如自身免疫性甲状腺炎、其他自身免疫紊乱、特发性的）导致又可因性腺发育不全（例如特纳综合征，46XX 或 46XY 性腺发育不全）引起的终末器官疾病。

评估

如何评估青春期延迟？

诊断性检查需包括仔细询问病史和体格检查以筛选以前所述的病因，尤其注意记录身高和体重，姐妹和母亲的身高和青春期的标志（这种生理性的青春期延迟可能是家族性的）。进行体格检查时，测量身体参数并进行 Tanner 分期。可查找甲状腺功能减退和溢乳的征象。另外，有必要进行一次全面的神经系统检查。

重要发现包括颅内疾病、视野缺失、嗅觉丧失（可见于 Kallman 综合征）的证据。实验室检查应包括血清 FSH、LH、催乳素、TSH 和雌激素水平测定。如果 FSH 水平升高达绝经期水平怀疑性腺发育不全时，应检查染色体组型。X线检查应包括前臂 X 线骨龄测定。如果考虑中枢神经系统或神经垂体肿瘤或损伤应行头部 MRI 或 CT 扫描。

治疗

青春期延迟的治疗有哪些？

  首先应确定原发病因。如诊断为体质性青春期延迟，只需要让患者放心即可，密切观察随访。对于甲状腺功能减退症，需要进行甲状腺素替代疗法。对于生长激素缺乏，可给予生长激素治疗。

  高促性腺激素性性腺功能低下或低促性腺激素性性腺功能低下引起的青春期延迟的患者，可给予雌激素替代治疗来维持第二性征成熟，使身体达到应有的高度。首先口服雌激素六个月到一年，之后间断地给予口服避孕药。对低促性腺激素性性腺功能低下的可逆原因（如紧张、锻炼、营养；见前述），改变生活方式可康复。

关 键 点

- 8 岁前出现青春期表现时应进行评估是否为性早熟，13 岁时缺乏青春期表现应进行评估是否为青春期延迟。
- 大多数性早熟病例是 GnRH 依赖性性早熟或特发性性早熟。
- 性早熟和青春期延迟的鉴别诊断必须包括可能的肿瘤病因。
- 大多数青春期延迟病例是体质性延迟。
- 性早熟的治疗方案取决于病因，包括预储 GnRH 激动剂、外科手术切除肿物和内分泌补充治疗。
- 除体质性延迟外，青春期延迟的治疗包括雌激素替代治疗。

第29章 性早熟和青春期延迟

病 例 29-1

患者女性，6岁，就诊于诊所。她母亲诉说患儿阴毛和腋毛已发育。儿科检查记录显示：生长速度正常，无有意义的药物或手术史。体格检查显示乳房发育，Tanner分期0期，无腹部肿块。血清 FSH 2mIU/ml，LH 3mIU/ml，DHEA-S 升高达 $375\mu g/dl$。

A. 该患者最可能诊断是？

特纳综合征

体质性青春期延迟

下丘脑错构瘤

肾上腺功能早现

多发性骨纤维发育不良（McCune-Albright 综合征）

B. 该患者下一步最适合的评估是：

密切观察

前臂 X 线拍片确定骨龄

GnRH 刺激试验

盆腔 MRI 检查

卵巢活组织检查

病 例 29-2

患者女性，14 岁，由父母带来诊室，主诉无月经初潮。体格检查显示乳房和阴毛发育 Tanner 分期 1 期。检查前臂骨龄，虽然骨龄延迟，但与儿科记录显示的生长速度相配。

A. 患者病史中最有意义的发现是什么？
  父亲 2 型糖尿病史
  她的姐妹中有性早熟病史
  母亲有体质性青春期延迟病史
  过去有头部创伤史
  卵巢囊肿切除手术史

B. 该患者最合适的治疗是：
  激素替代治疗
  让患者放心并密切观察
  甲状腺补充治疗
  皮质类固醇替代治疗
  乳房活组织检查

参考文献

Carpenter SE, Rock J. Pediatric and Adolescent Gynecology, Second Edition. Philadelphia Lippincott, Williams & Wilkins, 2000.

Speroff L, Glass R, Kase N. Clinical Gynecologic and Endocrinology and Infertility, Sixth Edition. Philadelphia Lippincott, Williams & Wilkins, 1999.

病例答案

29-1 A 学习目的: 了解肾上腺功能早现的诊断标准。

因为只有腋毛和阴毛发育,而没有青春期发育的其他征象,该患者最可能的诊断是肾上腺功能早现,常有 DHEA-S 水平升高。而中枢神经系统肿瘤和 McCune-Albright 综合征表现为完全性早熟。

29-1 B 学习目的: 了解肾上腺功能早现的评估。

前臂 X 线检查确定骨龄。该评估将有助于肾上腺功能早现与性早熟的鉴别诊断。骨龄可作为基线资料,肾上腺功能早现时骨龄不提前,如果需要可进一步确定骨龄。

29-2 A 学习目的: 掌握家族性相关的体质性青春期延迟。

最可能的有意义的发现是母亲体质性青春期延迟的病史,体质性青春期延迟的患者有与骨龄相适应的正常生长速度。家族的一级亲属受累。

29-2 B 学习目的: 掌握体质性青春期延迟恰如其分的治疗。

让患者和父母放心,预期能出现青春期发育,推荐严密观察确定青春期发育,不需要激素治疗。

(牛建清译 周宏萍校)

第 30 章　妇产科手术操作

▶ 医学生在实习期间最常见的妇产科手术操作有哪些?

在产科妊娠晚期最常见的手术操作是剖宫产,在妇科最常见的重要手术操作是子宫切除术。其他妇科常见的操作包括宫腔镜检查和腹腔镜检查。牢固掌握这些操作的基础知识是很重要的。

▶ 剖宫产的指征有哪些?

剖宫产是产科妊娠晚期最常见的操作。每年剖宫产率平均为 25%～30%,且仍呈持续上升趋势。手术指征分为胎儿指征和母体指征。

胎儿指征如下:
- 胎位不正(臀位和横位)
- 产程进展失败(又称难产)
- 无反应型胎心监护图(过去称为胎儿窘迫)
- 胎盘早剥
- 前置胎盘
- 脐带脱垂
- 极早期早产胎儿
- 巨大儿
- 脐带脱垂
- 产程受阻(肌瘤或恶性肿瘤)
- 三胎或更多的多胎妊娠

- 先天性畸形
- 活动期生殖器疱疹感染
- 严重的 Rh 免疫
- 胎儿的其他医学情况

母体指征如下：
- 重复剖宫产
- 有阴道修补术史（尤其是有产伤史）
- 子宫肌瘤切除术史
- 有开腹宫颈环扎术史
- 宫颈癌
- 外阴或阴道湿疣阻塞
- 子宫破裂
- 创伤
- 免疫性血小板减少症
- 其他禁忌阴道分娩的疾病

▶ 剖宫产前需要哪些术前准备？

择期剖宫产与某些临产或急症手术的术前准备是不同的。对于择期剖宫产，时间并不重要，患者在待产区得到看护，可查看产前结果，完成病史采集和体格检查，抽取静脉血进行实验室检查并建立静脉通路。标准的实验室检查包括全血细胞计数、血小板计数、凝血酶原时间、部分促凝血酶原激酶时间和血型筛查。如果预计手术困难可验血型和交叉配血。如果胎位不正，建议超声检查。为患者放置胎儿监护器，实施胎心监护。

外科手术团队就位后，患者被送入手术室（在此给予麻醉）。因为妊娠时胃肠道排空延迟、全身麻醉，术后可能产生误吸，故实施阻滞麻醉。术前放置 Foley 尿管，防止膀胱受损。如果需要，术前可修剪阴毛。

▶ 剖宫产有哪几种皮肤切口？哪种更好？

有两种皮肤切口：纵切口和横切口（分别称为 Pfannenstiel 和 Maylard 切口）。纵切口的优点是进入速度较快，更容易进入上腹部且出血少。如果以前有瘢痕，由于美观的原因，应采用同一切口。虽然估计经验丰富的术者实施不同切口的实际时间差仅为 30~60 秒，但由于纵切口更快，适用于急诊手术。Pfannenstiel 切口（即耻骨上腹部横行半月状切开）的优点是外观更美观，术后疼痛更轻，术后伤口裂开的几率更小。一些研究显示这两种切口术后裂开的几率无差异。

▶ 剖宫产的子宫切口类型有哪些？每种切口的适应证有哪些？

Kerr 切口是最常用的也是标准的切口，它是子宫下段低位横切口。子宫的这部分主要由纤维组织构成，这个区域的瘢痕比宫底部肌肉组织更牢固。子宫下段其他切口类型有 Kronig 或 DeLee-Beck 切口。这是纵切口，这种切口的缺点之一是切口常向上延伸到宫底，向下延伸到宫颈。该切口的并发症可有严重的出血、子宫损伤、伤口愈合不良。

古典式剖宫产是在子宫底部最厚的部位行纵切口。该切口的优点是能快速进入宫内，用于早产儿、前置胎盘、先露异常的分娩。这种切口能为难产的胎儿提供更大的空间。切口的缺点是产生的瘢痕不牢固，下次妊娠时有子宫裂伤的可能，还有一个更大的危险是结构性粘连和大量出血。

▶ 实施剖宫产的技术有哪些？

实施剖宫产的方法有多种，最常用的技术如下：

1. 一旦做好术前准备，就可实施麻醉，决定皮肤和子宫切口类型后开始手术。如果使用阻滞麻醉，在手术开始前用Allis钳做麻醉平面试验。

2. 用手术刀切开皮肤。仔细切开，深达皮下组织，但不要切到筋膜。如果手术刀反复切割皮下组织可形成小的嵴为细菌繁殖提供场所，增加伤口的感染率。一旦暴露筋膜，应保持清洁。用手术刀在中线附近切开，然后用组织剪剪开筋膜，切口要比皮肤切口长约1cm，以便为术野提供良好的暴露。

3. 然后于脐下至耻骨上腹直肌附着处分离筋膜，在中线部位分离腹直肌后，暴露腹膜，保持腹膜外脂肪清洁。用两把蚊氏止血钳钳夹向上提起腹膜组织。触摸两钳间提起的组织，确定组织下面无肠管，然后用组织剪垂直剪开腹膜。

4. 一旦进入腹腔，即行探查：检查子宫有无旋转和粘连。在切口处放置拉钩暴露子宫，膀胱垫放在切口的下面，直角拉钩放在切口的上面。确定膀胱腹膜反折，剪一小口，切口呈横弧型，用手指钝性分离，从子宫分离膀胱腹膜，如果腹膜与子宫粘连，可用剪刀锐性分离。

5. 然后用手术刀切开子宫，注意不要切得过深，否则可能会划伤胎儿。一旦进入宫腔，用组织剪延长子宫切口，在子宫切口的两侧角要向上呈弧形切开，这样可防止切口延长至子宫动脉。如果胎儿是头位，非优势手放在子宫内，将胎头带于切口处，术者和助手用优势手压宫底，推压抬头通过切口。如娩出困难，胎吸或产钳可辅助胎头娩出。

6. 一旦婴儿娩出，立即吸引清理鼻腔和口腔，双重钳夹脐带并剪断。把婴儿交给儿科医师。如果有指征可取脐带血和脐带pH标本。通过轻轻按摩挤压子宫和轻轻牵引脐带直至胎盘自然娩出。研究显示这种方法比手取胎盘出血少，且术后感染率低。

7. 通过腹壁切口将子宫移出，胎盘和胎膜娩出后放置一块干的可吸收海绵。子宫切口缝合两层，第一层用连续锁边缝合，第二层用水平或垂直Lembert缝合法并覆盖第一层。可用铬或合成的可吸收缝线缝合。对于一层缝合或两层缝合还存有争议。然而，一些研究证实两层缝合在以后分娩时伤口裂开的几率小。如果需要可同时行输卵管结扎术。

8. 然后将子宫放回腹腔内，用海绵除去积血和碎片。检查子宫切口，如发现任何部位出血，可用8字缝合。此时再次清点纱布及器械，第一次是在关闭子宫时，外科主治医师负责准确清点器械，否则不能进行下一步操作。然后筋膜从两边连续缝合，既可从开始端又可从末端向中线缝合。根据脂肪多少决定是否缝合皮下组织。如患者肥胖可适当地缝合皮下组织。然后关闭皮肤，既可用皮钉也可用皮下可吸收线缝合皮肤。

▶子宫切除术的指征有哪些？何时为主要的治疗方法？

妇科最常见的主要的手术是子宫切除术，美国每年完成600 000例以上的手术。据报道，异常子宫出血是子宫切除术最为常见的指征。其他指征包括有症状的子宫肌瘤、癌或癌前病变、子宫内膜异位症、子宫腺肌病、子宫脱垂、对药物治疗无反应的严重感染、慢性盆腔感染性疾病引起的疼痛、盆腔痛、急症（如产后大出血或产后损伤）。子宫切除术常作为其他治疗手段无效时最终的治疗方法。只有妇科癌瘤时子宫切除术才是主要的治疗方法。

▶子宫切除术的类型有哪些？

可通过经腹、经阴道或腹腔镜的方法实施子宫切除术。经腹子宫切除术约占全部子宫切除术的65%，经阴道子宫切除术占27%，腹腔镜子宫切除术占8%。这些比例目前在不断地改变，更多的外科医师实施腹腔镜子宫切除术。

▶ 如何实施这三种类型的子宫切除术？

可依据指征实施不同方式的经腹子宫切除术。主要是经典的筋膜外子宫切除术（Richardson），Ⅱ、Ⅲ、Ⅳ、Ⅴ型根治性子宫切除术或宫颈上子宫切除术。可通过经典的方法行经阴道子宫切除术（完全经阴道途径，宫颈从阴道黏膜分离后，从前面再进入腹腔，成功地钳夹子宫支持韧带）。有数种方式的腹腔镜子宫切术，如下所述：

- 完全性腹腔镜全子宫切除术：全部在腹腔镜下进行操作，包括缝合和关闭阴道残端。
- 腹腔镜下次全子宫切除术：除完整保留宫颈、子宫基底部粉碎后取出外，实施操作同完全性腹腔镜全子宫切除术。
- 腹腔镜下子宫切除术：在腹腔镜下分离所有的子宫韧带和子宫峡部（包括子宫动脉），剩余的手术操作经阴道完成。
- 腹腔镜辅助下阴式子宫切除：腹腔镜下分离子宫峡部以上，但不包括子宫动脉，剩余的手术操作经阴道完成。

阴式子宫切除术是损伤最小、术后恢复最快的一种途径，而且几乎所有的患者均可选择这种手术。适应证为子宫的形态不能太大（大多数学者将限制在12周大小），并有些子宫脱垂并且阴道要有足够的空间实施操作。故不能有盆腔粘连或其他阻碍子宫进入经阴道的腹部疾病。

▶ 经腹子宫全切术采用何种皮肤切口？

经腹子宫全切术采用的皮肤切口有纵切口、正中旁的切口、Pfannenstiel 切口（纵切口）、Maylard 切口（与腹直肌分离的横切口）、Pelosi 小型腹部十字切口。皮肤切口的方式因子宫切除术的指征不同而异。怀疑恶性肿瘤或子宫明显增大时采用纵切口或正中旁切口。对于子宫良性肿瘤，多采用子宫全切术。为了美观和舒适，多采用 Pfannenstiel 切口。

▶ 经腹子宫切除手术最常用的方法有哪些？

实施经腹子宫切除术有许多方法，但是没有一种方法能同 Richardson 筋膜外子宫切除术一样能经受时间的考验。他的论文发表于 1929 年，自从发表后术式少有修改。缝合材料已经改变，采用了缝合血管的器械，但基本方法没有改变。

从切开皮肤到打开腹膜腔的步骤与以上描述的剖宫产的手术步骤相同，一旦打开腹膜腔，探查腹部其他病变、解剖变异和粘连。将医生选择的腹部手术牵开器置入切口内，最大限度打开以暴露术野。向头侧包裹肠管，应确定输尿管的位置。

用钳夹切断子宫圆韧带开始子宫切除术，打开阔韧带前叶。如果早期未能确定输尿管位置，此时应能发现，自中线打开膀胱腹膜反折达两侧，钝性分离膀胱达宫颈下方。分离输尿管并下推膀胱，如果保留卵巢，钳夹、切断、结扎子宫-卵巢固有韧带。如果切除卵巢，钳夹、切断、结扎骨盆漏斗韧带。

然后打开阔韧带后叶达子宫骶韧带。这一过程也可辅助分离输尿管，为钳夹子宫动脉提供更多空间，然后分离子宫动脉周围的组织并暴露子宫动脉（裸露）。由于该部位输尿管非常靠近子宫动脉，所以需要紧贴子宫钳夹子宫动脉。一旦结扎子宫动脉，术者可继续处理主韧带。这些韧带的主要作用是维持子宫位置。在处理主韧带时，应靠近宫颈，少量钳夹结扎。一旦达到宫颈阴道连接处，应确定子宫骶韧带，钳夹切断结扎，继之钳夹切断结扎阴道角。从阴道断端切除宫颈。主韧带和骶韧带结扎缝合于阴道残端并关闭阴道残端。

结扎止血，冲洗盆腔，关闭筋膜，关闭皮肤的操作步骤如前述剖宫产手术的步骤。

▶ 腹部或阴道子宫切除术的常见并发症有哪些？

急性和短期并发症包括出血、感染以及输尿管、膀胱和肠损伤。当切开骨盆漏斗韧带，阴道角部的子宫动脉和宫旁钳夹切开时，可能会出血，包括子宫动脉和主韧带部位的出血。如果不恰当或结扎不完全，这些部位可发生术后出血。众所周知，子宫切除术是术后感染的危险因素。可发生残端蜂窝组织炎和盆腔脓肿，导致术后数天发热和盆腔痛。

可用广谱抗生素进行治疗，阴道残端引流也有助于治疗。腹部操作后也可能发生伤口感染。在钳夹和切开子宫侧韧带时发生的输尿管损伤是严重的并发症，输尿管紧靠子宫动脉走行，该部位特别容易发生损伤。如果有粘连、子宫内膜异位症、恶性肿瘤或慢性感染，输尿管正常走行被破坏（更可能损伤）。因此，在子宫全切时一定要确定输尿管以避免该并发症。膀胱损伤常发生在分离子宫和宫颈时。当分离有病变的腹腔或盆腔时也可损伤肠管。

▶ 宫腔镜检查的指征有哪些？

自19世纪70年代后，宫腔镜检查（通过内镜使宫腔显像），已成为妇科诊断治疗子宫疾病的常规操作。宫腔镜检查最常见的指征是异常子宫出血时宫腔显像和子宫内膜特定部位取样。宫腔镜手术指征包括子宫内膜息肉、子宫纤维瘤、子宫纵隔、子宫内膜粘连的去除术、取出宫腔内异物（例如 IUD）。另外，通过宫腔镜也可行子宫内膜去除术。

▶ 宫腔镜的类型有哪些？

宫腔镜的类型包括：诊断型和手术型宫腔镜。诊断型宫腔镜可以在门诊或手术室实施，行局部麻醉（宫颈阻滞）或/和静脉镇静。主要用于确定宫腔异常。宫腔镜手术可在手术室实施，行局部麻醉、静脉镇静、区域麻醉或全身麻醉，用于治疗子宫异常。这类手术常用激光和电烙术。

▶实施宫腔镜检查所需要的器械有哪些？

实施宫腔镜检查所需要的器械如下：
- 内镜监视器（透镜）：这类内镜直径范围在3~4mm，直径4mm内镜显像效果最好，可用0°直视内镜和30°斜位窥镜。每种内镜有三部分：目镜、镜桶、接物透镜。
- 光源
- 诊断（5mm）和/或手术（7~10mm）鞘套。

  外鞘是向宫腔内注入膨宫介质液和/或任何的器械操作所必需的。
- 膨宫介质
- 具有摄像和录像功能的电视监视器。

▶供宫腔镜检查用的膨宫介质有哪些种类？

- Hyskon（葡萄糖酐70）：一种无色胶体液，既可用于宫腔镜检查又可用于宫腔镜手术。由于其胶体性质，它不能渗透入血，在操作时可提高显像度。
- CO_2气体：一种无色气体。如果缓慢低速注入子宫，非常适用门诊。
- 生理盐水或乳酸林格液：最常用于诊断型宫腔镜，被认为是所有介质中最安全的。更常用于宫腔镜手术使用双极电外科设备时。
- 甘氨酸（1.5%）或山梨醇（3%）：一种低渗透压液体，用于宫腔镜手术使用单极电外科设备时。

▶如何实施宫腔镜检查？

1. 首先确定子宫位置以防止子宫穿孔。一旦确定子宫位置，就可给予麻醉：宫颈局部阻滞麻醉、静脉镇静、区域麻醉或全身麻醉。实施适当麻醉后,患者取膀胱截石位,用消毒液擦拭外阴阴道。为了预防膀胱损伤,可放置尿管排空膀胱。

2. 然后在阴道放置窥器或牵开器,用单齿钳钳夹宫颈前唇,然后将内镜置入鞘内并正确连接光源,用膨宫介质将气体排出鞘外。如果采用电视监视器应使其与内镜设备相连。在膨宫介质持续灌注的同时将宫腔镜置入宫颈口,在直视下轻轻地将宫腔镜通过宫颈管。偶尔需要扩张宫颈以便宫腔镜通过。然而,应像常规操作一样,尽可能避免扩张宫颈以防宫颈创伤。然后将膨宫介质注入宫腔。此时可直视宫腔所有区域,包括宫底部、宫角、双侧输卵管开口(和应注意任何异常)。如果发现异常且患者同意宫腔镜手术,可通过手术鞘送入器械,可经锐性或钝性切除,单极或双极电烙或激光去除病变。

3. 一旦完成手术,应观察子宫确保没有明显出血,然后在直视下缓慢取出宫腔镜。拿掉单齿钳,观察夹持部位和宫颈口有无明显出血。通常,宫腔镜检查完成后医生将继续实施宫颈扩张和刮宫术获取宫内膜病理样本。

▶宫腔镜检查最常见的并发症有哪些?

- 与介质相关的并发症:膨宫液过度吸收可导致液体过量、肺水肿、急性低钠血症、脑水肿和气体栓塞
- 激光和电烙术引起的周围组织热损伤
- 出血
- 子宫穿孔
- 感染
- 宫腔显影不良

▶腹腔镜常见的适应证有哪些?

腹腔镜可通过内镜直视腹腔,自19世纪70年代后在妇

科手术操作领域得到了普及。普及的原因在于住院时间短、恢复快、术后痛苦小、麻醉改善切口小。腹腔镜既可用于诊断又可用于治疗。诊断性腹腔镜常用于评估盆腔痛和不育症患者，也可用于评估具有异位妊娠、子宫内膜异位症或其他盆腔病变危险的患者。实施腹腔镜手术的指征与经腹妇科手术的指征相同。常用腹腔镜切除子宫内膜异位症、异位妊娠、附件病变和子宫平滑肌瘤。另外，目前常用腹腔镜切除子宫和完成妇科操作。

▶ 腹腔镜的禁忌证有哪些？

腹腔镜的禁忌证主要是视野不清、难以通过腹膜、患者的体位调整困难。禁忌证包括肠闭塞、肠梗阻、弥漫性腹膜炎和腹膜内出血。其他相对禁忌证包括病态肥胖症、盆腔肿物过大或大的宫内妊娠及明显的粘连性疾病。上述禁忌证也有许多例外，如异位妊娠出血、心血管状态平稳的弥漫性腹膜炎患者和由技术精湛的腹腔镜医生完成的减肥手术。

▶ 腹腔镜检查必需的器械有哪些？

- 腹腔镜：0°～30°范围、直径 4～10mm 的内镜。
- 套管针：依据患者和操作选择不同直径和长度的套管针和套管。可有重复使用和单次使用的套管针，可供选用，也有带预防损伤的弹簧装置的锐性和钝性套管针可供选用。
- CO_2 气腹机：腹腔镜需在 CO_2 气腹提供的清晰视野下完成，腹腔镜手术需要气腹机保持每分钟 10～15L 的高流量以维持足够的气腹。
- 光源
- 具有摄像和录像功能的电视监视器。

另外，一些外科医生用 CO_2 气腹针开始做 CO_2 气腹。腹腔镜手术常需要其他器械，包括探针、抓钳、剪刀、电凝器、冲洗器、碎瘤器。

▶腹腔镜最常见的并发症有哪些？

腹腔镜的并发症与剖腹手术的相同，包括血管损伤、肠损伤、膀胱和输尿管损伤。由于盲视状态进针，在进入腹膜腔时（气腹针或套管针）易发生这些部位的损伤。另外，有报道在腹腔镜的部位发生套管针疝。

▶如何实施腹腔镜？

在开始腹腔镜前，确定患者是否有腹腔镜手术的确切适应证是非常重要的。

麻醉医生应仔细查看患者以确定患者是否能耐受全身麻醉及手术所需的体位。实施盆腔检查和/或盆腔影像学检查以除外盆腔内大的肿物。

一旦确定患者适合手术，将患者送入手术室，实施全身麻醉。然后患者取膀胱截石位，手臂放于一侧，确保手术者移动，实施盆腔检查核实门诊检查结果。放置 Foley 尿管，排空膀胱。如果需要可放置举宫器。为确保胃内容物排空可放置鼻胃管或口胃管。此后腹腔镜的操作方法差异较大。下述一种方法：

1. 为患者消毒铺单。在脐部切一小口，然后提起腹前壁同时将气腹针经脐部切口刺入。通过气腹针内注入生理盐水并观察水的流动确定气腹针进入腹膜腔内。首次进入时腹膜内的压力应小于 10mmHg，而后向腹膜内注气，使腹内压达到 15 mmHg。

2. 取出气腹针，用手术刀扩大切口，将直径 5mm 的套管针刺入腹腔，将 5mm 的腹腔镜通过镜鞘送入腹腔，在入口处观察确保无肠管或血管损伤的证据。观察上腹部（包括肝、胆囊、胃和小肠）的任何异常。而后患者取垂头仰卧位。

3. 在该位置可全面观察盆腔。可另加 1~2 个套管针以提高显像效果，应注意子宫的大小、位置和变异情况（还应注意子宫的病变如纤维瘤等）。观察附件查找卵巢和输卵管的病变。观察前后陷凹、双侧卵巢窝、阔韧带和宫骶韧带粘连或子宫内膜异位症的征象。观察双侧输尿管，还应查找阑尾观察有无任何异常。

4. 手术完成后，自腹部取出所有套管针。排出腹膜腔 CO_2 气体。关闭所有皮肤切口。

关 键 点

▶ 剖宫产手术是产科最常见的操作。
▶ 剖宫产手术的指征包括母亲和胎儿两个方面。
▶ 剖宫产手术前需要做术前准备。
▶ 异常出血是子宫切除术最常见的原因。
▶ 及时切除子宫是治疗妇科癌症的主要方法。
▶ 经腹子宫切除术约占所有子宫切除手术的 65%。
▶ 宫腔镜常用于诊断和治疗宫腔内病变。
▶ 腹腔镜已经成为诊断和治疗多种过去需要开腹治疗的盆腔疾病的手段。

病 例 30-1

患者，27 岁，初产妇。在产程活跃期出现持续性枕横位，准备剖宫产。术前护士忘记放置导尿管，术者开腹后才发现。

A. 术前未放置导尿管可能的危险有哪些？
B. 应实施什么类型的子宫切口？
C. 对于下次分娩，有何建议？

> **病 例 30-2**
>
> 患者，女性，45岁，G3P3。主诉因月经量增多，药物治疗无效而来诊。子宫不规则增大，有如孕10周大小，伴有子宫肌瘤，患者想明确治疗。
>
> A. 盆腔检查发现右附件有一7cm大小的肿块、质硬，经CT扫描证实为一卵巢实性肿块。损伤最小手术的方式是哪种？
> B. 如何改变手术计划？
> C. 应选择何种类型的皮肤切口？

参考文献

Gabbe S, Niebyl J, Simpson JL. Obstetrics Normal and Problem Pregnancies, Fourth Edition. Philadelphia: Churchill Livingstone, 2002.

Rock J, Jones H (eds.). Te Linde's Operative Gynecology, Ninth Edition. Philadelphia: Lippincott, Williams & Wilkins, 2003.

Scott J, DiSaia P, Hammond C, Spellacy W (eds.). Danforth's Obstetrics and Gynecology, Eighth Edition. Philadelphia: Lippincott, Williams & Wilkins, 1999.

Webb MJ. Mayo Clinic Manual of Pelvic Surgery, Second Edition. Philadelphia, Lippincott, Williams & Wilkins, 2000.

病例答案

30-1 A　学习目的：理解术前准备和计划的重要性。

剖宫产术前放置导尿管是标准的护理措施，如未排空膀胱，进腹腔或打开子宫时极易损伤膀胱，还可使术野暴露困难。

30-1 B　学习目的：掌握剖宫产子宫下段纵切口的指征。

胎先露异常是子宫下段横切口的适应证，实施这种切口可提供最大的空间利于分娩。

30-1 C　学习目的：了解再次剖宫产的适应证。

伴有下段纵切口剖宫产史的患者需再次剖宫产。在下次妊娠足月时选择剖宫产，目的是避免产程中发生子宫破裂。其他适应证包括前次剖宫产或子宫肌瘤切除术。

30-2 A　学习目的：了解经阴道子宫切除术的适应证。

子宫切除是对药物治疗无反应的月经过多的最终治疗。要求无腹部切口，经阴道子宫切除术是损伤最小的子宫切除术，而且是该患者合适的选择。

30-2 B　学习目的：了解经腹子宫切除术的适应证。

发现该患者高度疑似恶性肿瘤的卵巢肿物是开腹手术的适应证。该患者需要实施经腹子宫切除术，该术式既可探查腹腔又可切除盆腔肿物，这不是经阴道手术的指征。

30-2 C　学习目的：掌握纵切口子宫切除术操作的适应证。

疑似卵巢恶性肿瘤是皮肤纵切口的指征，开腹手术中纵切口允许充分探查盆腔和上腹部，同时可对恶性肿瘤进行准确的分期。

（牛建清译　周宏萍校）

第31章 盆腔炎性疾病

▶ 病因学

什么是盆腔炎性疾病?

盆腔炎性疾病没有确切的定义。盆腔炎性疾病是由性传播病原体引起的一种社区获得性感染,可导致上生殖道的一系列炎症性疾病,其发病与妊娠或盆腔手术无关。上生殖道包括子宫内膜、输卵管、卵巢、子宫壁、子宫浆膜、阔韧带和盆腔腹膜。

盆腔炎性疾病是性传播感染性疾病的常见的严重并发症,可导致不育、异位妊娠、脓肿形成和慢性盆腔疼痛。由于盆腔炎性疾病最常累及输卵管,因此可用急性输卵管炎代指盆腔炎性疾病。

盆腔炎性疾病的病因

盆腔炎性疾病通常由多种病原体感染所致。虽然阴道菌丛的阴道 *N. Gonorrhoeae*、*C. Trachomatis*、革兰阴性杆菌和无乳链球菌都可引起盆腔炎性疾病,但主要致病菌是 *N. Gonorrhoeae* 和 *C. Trachomatis*。盆腔炎性疾病是通过阴道和子宫颈沿黏膜表面播散到上生殖道的逆行感染。

细菌一旦进入输卵管即可破坏上皮细胞(引起脓性渗出物)。然后这些渗出物沿输卵管排出,引起其他盆腔结构的炎症。脓性渗出物还可以形成输卵管-卵巢肿块。尽管少见,但是腹腔脓肿或阑尾穿孔经腹膜播散也可引发盆腔炎性疾病。

盆腔炎性疾病有危险因素吗？

有。最重要的危险因素包括患者年龄小于35岁、既往有盆腔炎性疾病病史、使用非屏蔽避孕法（尤其是口服避孕药）、多个性伴侣或性伴侣有症状以及规律的阴道灌洗史。

▶ 评估

盆腔炎性疾病的症状和体征有哪些？

盆腔炎性疾病患者的症状多样，由轻度的非特异性症状到可危及生命重症，约2/3的病例由于症状轻微或不明显而未被发现。患者经常出现一系列的症状，包括下腹疼痛、发热、恶心、呕吐、异常阴道分泌物、性交疼痛和排尿疼痛。

病程很少超过两周，体格检查结果包括发热、下腹疼痛、附件触痛、宫颈举痛、右上腹触痛（来自肝周炎）等体征。诊断盆腔炎性疾病时排除其他外科急症（卵巢扭转、异位妊娠和阑尾炎）是非常重要的。

如何初诊盆腔炎性疾病？

盆腔炎性疾病患者既无病史、体格检查的特殊表现，又无实验室的敏感性和特异性检查，所以应采集完整的病史并作全面的查体。行妊娠试验以排除异位妊娠或其他妊娠并发症。当鉴别膀胱炎时，还需要行尿液分析。湿涂片和KOH涂片可用于检查阴道分泌物，还应检测全血细胞和C反应蛋白，也应检查宫颈分泌物培养淋球菌和沙眼衣原体。

如何诊断急性盆腔炎性疾病？

见框31-1。

第31章 盆腔炎性疾病

> **框 31-1 急性盆腔炎性疾病的诊断**
>
> **基本标准:**
> - 下腹部压痛
> - 子宫/附件区触痛
> - 宫颈举痛
> - 除外其他原因的疾病
> - 性行为或有性传播疾病危险
>
> **附加标准（必要，因为错误诊断和处理可能导致不必要的疾病）:**
> - 口腔温度＞38.3℃
> - 异常的宫颈或阴道黏液脓性分泌物
> - 湿涂片见白细胞
> - 血沉加快
> - 血C反应蛋白升高
> - 淋球菌或沙眼衣原体实验室检测的依据。
>
> **盆腔炎性疾病确诊标准:**
> - 子宫内膜活检组织病理学证实子宫内膜炎。
> - 经阴道超声检查或其他影像检查示充满液体的增粗输卵管，伴或不伴有盆腔积液及输卵管-卵巢并发症。
> - 腹腔镜检查符合盆腔炎性疾病的异常表现（输卵管充血、脓性渗出物、水肿、粘连）。

▶ 治疗

如何治疗盆腔炎性疾病?

由于盆腔炎性疾病的长期后遗症，任何符合盆腔炎性疾病基本标准的患者都应接受经验性治疗。实际上，一旦诊断成立，尽快开始抗生素治疗可以预防发生长期并发症。即使最终排除盆腔炎性疾病，使用抗生素也不会影响对其他原因引起的下腹部疼痛的诊断和治疗。一旦确定诊断，首先确定患者是否需要住院治疗。

何时需要收盆腔炎性疾病患者入院治疗？

如果不能除外患者为外科急症或孕妇，或患者有输卵管-卵巢脓肿，或患者放置了 IUD，则必须住院。收住院的其他适应证包括门诊患者口服抗生素治疗无效、患者不能继续或耐受门诊治疗或患者有严重疾病的表现（包括恶心、呕吐、高热和腹膜炎征象）。

疾病控制中心推荐的抗生素治疗有哪些？

盆腔炎性疾病通常是由多种病原体引起的，最常见的是淋球菌和沙眼衣原体。因此，使用广谱抗生素可以覆盖这两种病原体。所有抗生素治疗时间均为 14 天。决定收患者住院治疗后，就应确定选用何种抗生素（表 31-1）。

胃肠外治疗通常在患者临床症状缓解后 24 小时停止，然后抗生素改为口服（多西环素 100mg，2 次/日或克林霉素 450mg，4 次/日）共 14 天。如果患者院内治疗 72 小时后临床症状无缓解，可考虑行手术探查（表 31-2）。

表 31-1 住院治疗盆腔炎性疾病

胃肠外方案 A	胃肠外方案 B
每 12h 头孢替坦 2g 静脉注射 或	每 8h 克林霉素 900mg 静脉注射 加
每 6h 头孢西丁 2g 静脉注射	Gentimicin：负荷剂量静脉注射（2mg/kg）；然后给予维持剂量 1.5mg/kg/8h
加	
每 12h 多西拉敏 100mg 口服 或静脉注射	

From Centers for Disease Control. Sexually Transmitted Diseases: Treatment Guidelines 2002. MMWR May 10, 2002.

表 31-2 口服药物治疗盆腔炎性疾病

方案 A	方案 B
氧氟沙星 400mg，2 次/日，14 天	头孢曲松 250mg 单剂量
或	或
左氧氟沙星 500mg，1 次/日，14 天	头孢西丁 2g 肌内注射单剂量同时给予丙磺舒 1g 口服单剂量
加或不加	或
甲硝唑 500mg，2 次/日，14 天	其他胃肠外使用的三代头孢菌素
	加
	多西环素 100mg 口服，2 次/日，14 天
	加或不加
	甲硝唑 500mg，2 次/日，14 天

From Centers for Disease Control. Sexually Transmitted Diseases: Treatment Guidelines 2002. MMWR May 10, 2002.

如果同时合并有细菌性阴道炎，加用甲硝唑治疗非常有效。门诊治疗 3 天内应提示患者有明显的临床改善并应重新评估。如果患者无缓解，需要进一步诊断性检查，收住院治疗，必要时手术治疗。

何时为盆腔炎性疾病患者实施手术？

静脉注射抗生素 72 小时后如果临床症状无缓解，并且不能排除其他外科急症或出现脓肿破裂，则需要手术治疗。需要注意的是，双侧卵巢-输卵管脓肿或病灶直径超过 8cm 的患者抗生素治疗常无效。如果患者无继续生育要求并且存在卵巢-输卵管脓肿，可行传统的经腹全子宫、双侧输卵管卵巢切除术。

对于育龄患者，应尽可能采取保守的手术治疗，因为体外授精技术能够帮助患者生育。可实施 CT 或超声引导经皮穿刺脓肿引流。如为单侧卵巢-输卵管脓肿可行手术切除。腹腔镜手术是一种可行的外科治疗手段，在诊断不明时更是如此。

盆腔炎性疾病患者的性伴侣需进行治疗吗?

是的。任何在60天内与有症状患者接触的人均应接受评估和治疗。对于 *C. Trachomatis* 和 *N. Gonorrhoeae* 双重感染者更是如此,因为接触者通常是无症状的。

盆腔炎性疾病患者的远期预后如何?

盆腔炎性疾病患者发生不育、异位妊娠和慢性盆腔疼痛的风险增加。不育和异位妊娠的直接原因是盆腔炎性疾病会引起输卵管持续性损伤。盆腔炎性疾病引起的瘢痕导致输卵管完全闭塞是不育的另一个原因。在经腹腔镜证实的盆腔炎性疾病患者中,10%～15%的其后妊娠为异位妊娠。因此,患者其后的妊娠必须确认位于宫内。

在急性炎症过程中各器官之间继发形成粘连是引起慢性盆腔疼痛的原因。正常情况下,这些器官在盆腔是可以自由活动的。还可形成肝周粘连(称为 Fitz-Hugh Curtis 综合征),在腹腔镜下常可见琴弦样粘连物。

关 键 点

▶ 对于可疑的盆腔炎性疾病患者应尽可能给予低剂量经验性治疗。
▶ 对于腹痛患者应排除外科急症。
▶ 有盆腔炎性疾病病史者存在发生异位妊娠的风险。

病例 31-1

患者40岁，白人女性，G1P0010，末次月经4周前。主诉左下腹疼痛加重一周来急诊科。自述在过去一月内与新的性伴侣有性生活史。患者目前使用药贴避孕。药贴于一周前脱落，但未更换新的药贴。患者否认既往疾病和手术史，否认性传播疾病史。盆腔检查示左下腹6～7cm肿块伴触痛，宫颈口可见黏液脓性分泌物。

A. 急性盆腔炎性疾病最常见的症状是：
  异常出血
  性交困难
  恶心、呕吐
  下腹痛
  黏液脓性分泌物

B. 下列哪项不是诊断盆腔炎性疾病最敏感的方法：
  诊断性腹腔镜检查
  子宫内膜炎的组织病理学证据
  影像检查证实卵巢-输卵管肿物
  黏液脓性分泌物伴发热

C. 以下哪种避孕方法不能降低患性传播感染风险？
  宫颈帽
  避孕套
  IUD
  壬苯醇醚-9

参考文献

(ACOG). Sexually transmitted diseases in adolescents. ACOG Committee Opinion Number 301, October 2004. Obstetrics and Gynecology 2004; 104: 891-898.

DroegemuellerW. Infections of the upper genital tract. In Stenchever(ed.). Comprehensive Gynecology. Fourth Edition.

St. Louis: Mosby 2001: 701-730.

Krivak T, Propst A. Tubo-ovarian abscess: Diagnosis and management. The Female Patient 2001; 26: 43-49.

相关网站

Centers for Disease Control. Sexually transmitted diseases. Treatment guidelines 2002. MMWR May 10, 2002: Accessed November 12, 2004, at http://www.cdc.gov/std.

Up to Date: Clinical features and diagnosis of pelvic inflammatory disease in adults. Livengood III, CH, Up To Date. Accessed November 12, 2004, at http://www.uptodateonline.com.

病例答案

31-1 A　学习目的： 识别盆腔炎性疾病的症状。

尽管所有这些症状均可在盆腔炎性疾病出现，但下腹痛最为常见。约90%的盆腔炎性疾病患者会出现此症状。

31-1 B　学习目的： 做出盆腔炎性疾病诊断。

黏液脓性分泌物和发热是诊断盆腔炎性疾病的附加标准。但是，诊断盆腔炎性疾病的最特异标准是盆腔炎性疾病的直接证据、组织病理学证据和影像检查提示卵巢-输卵管脓肿。这些标准源于疾病控制中心2002年推荐的诊疗指南。

31-1 C　学习目的： 掌握如何预防盆腔炎性疾病。

屏障避孕法可以避免分泌物直接接触。壬苯醇醚-9不是屏障方法，但是其兼具杀菌和杀病毒能力。IUD不能阻断病原体或分泌物，并通过IUD线与上生殖道直接接触。

（刘海洁译　牛建清、张蕴霞校）

第32章 绝 经

▶什么是绝经?

绝经是由于卵巢功能丧失后导致的月经永久性停止。美国人自然绝经的平均年龄在51~52岁之间。妇女出生时携带有限数量的卵子,在出生时开始减少。虽然由于排卵造成的卵子数减少相对很少,但随着妇女年龄增加,卵子不断丢失,大多数卵子是通过闭锁丢失的。

▶绝经的原因有哪些?

老年妇女自然绝经是生理现象而且是不可避免的。随着年龄增长,妇女的卵泡数量减少导致了自然绝经。位于发育卵泡内的颗粒细胞分泌抑制素,通过负反馈环抑制垂体产生FSH。随着卵泡数量减少,抑制素水平下降,对垂体中枢的负反馈作用消失,导致FSH水平上升。FSH水平上升是第一个可测量的卵巢功能衰退的指标。随着卵泡数量进一步减少,尽管有高浓度的FSH,但雌二醇的生成量开始下降。最后,雌二醇的浓度太低以至于不能引起子宫内膜增殖及之后的月经。

▶非生理性绝经的原因有哪些?

另外还有两个重要原因可能导致绝经。因双侧输卵管卵巢切除术切除卵巢(常因疾病或者同时行子宫切除手术)可引起外科性(人工)绝经。外科性(人工)绝经常造成更严重的血管紧缩和性交困难的症状,还可更快速地出现骨质疏松症。治疗性绝经可由各种治疗所致,如化疗(乳腺癌)、放疗（淋巴瘤）或使用 GnRH 激动剂（子宫内膜异位症）。GnRH 激动剂导致的绝经是可逆的。

▶一旦正常绝经就不必节育了，此观点对或错？

绝经后是不可能有生育能力的，然而性传播疾病依然存在。值得注意的是，近年来绝经期和绝经后女性 HIV 感染发病率增加。提醒女性不管生育情况如何，应继续使用屏障避孕法以预防性传播疾病，这是很重要的。

▶什么是围绝经期？

围绝经期是指绝经之前的一段时期，特征是卵巢功能衰退和月经不规则。月经不规则包括月经量改变和月经周期不规则（甚至包括周期性大出血）。开始出现围绝经期的中位年龄为 47.5 岁，尽管有时可能持续 8 年，但持续时间的中位值为 4 年。大多数女性在围绝经期的过渡时期可能有不适感，更多绝经期典型的症状（如潮热和阴道干涩导致的性交困难）可能在围绝经期开始时出现。

▶评估

绝经/围绝经期女性因雌激素水平降低可能出现哪些血管舒缩症状？

由于循环的雌激素水平下降，潮热是最常见的症状。潮热是一种温热的感觉，常开始于颜面和躯干并扩展到全身，通常伴有出汗和皮肤潮红。现在认为，潮热是由中枢介导的体温调节功能异常所致，由下丘脑释放 GnRH 影响到邻近的脑部体温调节中枢而触发。另外认为相应的 LH 分泌波动与潮热有关。潮热发作频度与严重程度在女性中差异很大，通常每天发作数次（热感持续数分钟）。

潮热可能伴有出汗，随后体温轻度下降。傍晚潮热可能加重，也可能因为辛辣食物、热的食物和饮料、炎热天气以及紧张压力而加重。对于不愿意接受药物治疗的妇女，应将避免这些触发因素作为一线治疗。约 85% 的妇女将出现潮热症状。症状的严重程度与雌激素减少的速度有关，因此接受外科手术绝经（双侧输卵管卵巢切除术）的那些女性症状更为严重。潮热经常在夜间出现，引起睡眠障碍。大多数妇女不经治疗，潮热的症状在绝经 5 年内逐渐消退。

绝经/围绝经期女性因雌激素水平降低会出现哪些泌尿生殖道症状？

- **萎缩性阴道炎**：低雌激素水平可导致阴道上皮变薄或萎缩。这可能导致阴道瘙痒和灼痛，还可引起性交困难。检查可见阴道壁变平（皱褶消失）。外阴皮肤也会变薄。实际上，保持性活动可预防阴道黏膜上皮萎缩。
- **脱垂**：由于子宫支持组织（主韧带和宫骶韧带）和盆内筋膜中胶原含量降低，可导致子宫脱垂、膀胱膨出、直肠膨出（直肠脱垂）或肠脱垂（小肠脱垂）。
- **失禁**：膀胱和尿道壁也变薄可引起尿急和急迫性尿失禁。盆内筋膜胶原含量下降还可导致尿道膀胱连接部支持能力下降，并导致压力性尿失禁。
- **尿路感染**：雌激素水平下降可导致阴道 pH 碱化，阴道菌群失调。这可使绝经女性更易罹患泌尿道感染。

绝经/围绝经期女性因雌激素水平降低可出现哪些皮肤改变？

皮肤（真皮）胶原含量降低可导致皮肤变薄并出现皱纹。在某种程度上，雌激素替代治疗对皮肤改变有逆转的作用。

绝经/围绝经期对骨骼有哪些影响？

雌激素缺乏会引起骨吸收率增加，最终可导致骨量减少和骨质疏松。患有骨质疏松的女性骨折风险升高。髋骨骨折是绝经后女性最严重和最主要的发病和死亡原因。雌激素水平降低对骨矿物质密度有不良影响，双能X线吸收仪扫描是最有效的检测骨密度的方法。

结果用T积分表示，即将患者的双能X线吸收仪扫描与30岁女性的双能X线吸收仪扫描比较的结果。骨质减少的定义为T积分在-1~-2.5之间。骨质疏松症为T积分<-2.5。建议所有65岁及以上女性和至少具有一项危险因素的65岁以下的女性行双能X线吸收仪扫描。危险因素包括白种人或亚洲人种、家族史、钙或维生素D摄入不足、摄入大量咖啡因、大量饮酒、吸烟、长期使用糖皮质激素、低体重、绝经早和坐式的生活方式。

需要注意哪些心血管影响？

雌激素对女性冠状动脉有许多保护效应，包括降低LDL和增加HDL，通过增加抗血小板凝聚因子直接发挥抗动脉粥样硬化作用，直接影响心脏收缩并促进葡萄糖代谢。冠状动脉性心脏病是导致绝经后女性发病和死亡的主要原因。绝经后雌激素水平降低消除了这些心血管保护因素，检测血脂可发现LDL升高和HDL降低。因此，绝经后可能出现脂类代谢显著改变。

绝经后妇女的哪些主诉和体检发现应引起重视？

绝经后出血

如果女性闭经一年后主诉阴道出血必须针对子宫内膜增生或子宫内膜癌进行评估。可以通过经阴道超声测量子宫内膜厚度、宫颈扩张及刮宫术或宫腔镜检查，对子宫内膜进行评估。子宫内膜活检诊断子宫内膜癌的灵敏度可达85%~95%。超声评估是选择活检的手段。子宫内膜厚度<5mm时，罹患内膜增生或子宫内膜癌的风险极低。如果子宫内膜厚度>5mm则必须获取组织标本。宫颈扩张及刮宫术或宫腔镜检查可获取组织标本，还可对子宫内膜直视观察。对于任何活检或超声检查发现有持续绝经后出血或者活检证实有增生的女性均应行宫腔镜检查。

尽管子宫内膜癌是绝经后阴道出血最关注的原因，但不是最常见的原因。最常见的原因是子宫内膜萎缩。其他绝经后出血的原因包括子宫内膜增生、子宫内膜或宫颈息肉、平滑肌瘤和萎缩性阴道炎。

触及卵巢

伴随衰老和卵泡功能的消失，绝经后女性的卵巢一般不能触及。因此，如果在体检时触及卵巢，则需要进一步检查以明确卵巢增大的原因。此时，经阴道超声检查卵巢是一种适当的影像学检查方法。

▶ 治疗

绝经需要治疗吗？

绝经本身不需要治疗。可根据患者的不适对绝经症状（潮热、阴道萎缩等）进行治疗。

激素替代治疗的利与弊有哪些？

激素替代治疗可有效治疗绝经期症状和骨质疏松。雌激素对于潮热、阴道萎缩和骨质疏松的治疗效果良好。有报道，雌激素治疗脂类代谢异常亦有良好效果并能降低结肠癌发病率。有证据表明，联合使用雌、孕激素治疗有增加乳腺癌和心血管疾病的危险性。单独使用雌激素不增加乳腺癌发病的风险。

单独使用雌激素只应用于子宫切除的女性。对于有子宫的女性，雌激素可增加子宫内膜不典型增生或子宫内膜癌的发病风险。这些女性应同时使用雌激素和孕激素，以预防子宫内膜病变。有乳腺癌、子宫内膜癌、深静脉血栓、肺栓塞或卒中病史的女性禁止使用雌激素。最近，多家机构的治疗指南推荐低剂量、短期使用激素替代治疗绝经期症状。

如何开具激素替代处方？

激素替代治疗有很多种方式，包括口服制剂、贴剂、阴道乳膏、环和片剂。

口服制剂

常用口服雌激素主要为两种方式：结合型雌激素（由孕马制备的含多种雌激素衍生物）和微粒子雌二醇。结合型雌激素常用处方剂量为 0.3~1.25mg/d，而微粒子雌二醇每天处方剂量范围是 1~2mg/d。孕激素的常用处方剂量为合成型孕激素：醋酸甲羟孕酮 5~10mg/d，炔诺酮 5mg/d。微粒型孕激素 100~200mg/d。通常有三种常用的口服激素替代治疗方案。

- 单用雌激素：仅限于无子宫女性，每天连续用药。
- 连续用药：每天同时使用雌激素和孕激素。比较常用，无撤退出血。副作用包括前 6~12 个月的突破出血。
- 序贯用药：每月第 1~25 天服用雌激素；服用雌激素的最后 12~14 天服用孕激素。不常用。常出现撤退出血。

贴剂

雌激素也常制成透皮贴剂使用，微粒子雌二醇是此种剂型。常用处方剂量为 0.025~0.1mg/贴。贴剂仅用于无子宫女性，每周两次。有些医生对有子宫并且偏爱贴剂的女性联合口服孕激素。

阴道乳膏、环和片剂

常将结合型雌激素或微粒子雌二醇制成乳膏剂型经阴道给药。结合型雌激素的常用处方剂量为 0.5~1g/d 或每周 3

次，使用1~2周。视局部雌激素缺乏症状的严重程度将剂量递减为每周一次或两周一次维持。微粒型乳膏的常用处方剂量为此前引用剂量强度的0.01%。

雌二醇环是一种比较新的剂型，含2mg雌二醇。将其置入阴道，药效持续90天。阴道雌二醇片也是一种新剂型，有效剂量0.025mg/片。疗程剂量与口服用药相似。此外，建议给有完整子宫的女性同时使用黄体酮，预防子宫内膜增生或子宫内膜癌的发生。阴道途径给药的优势是避免肝、胆囊、脂质不良反应和其他全身副作用。

潮热的非激素治疗方法有哪些？

草药治疗和饮食补充：饮食中的异黄酮（包括大豆）、黑色升麻类草药和维生素E对治疗潮热有一定作用且副作用极少。这些适用于有轻度症状的女性。黑色升麻类草药的推荐治疗时间不超过6个月。

其他处方药物：抗抑郁药文拉法辛和选择性5羟色胺再吸收抑制剂类可降低潮热的发作频率和严重程度。这些可用于有中至重度症状而不能或不愿接受激素替代治疗的女性。抗高血压药物可乐定和甲基多巴也能减少潮热发作，但副作用较多。

治疗或预防骨质疏松可采用的方法有哪些？

钙和维生素D：建议女性从年轻时开始使用钙剂预防骨质疏松。国立卫生研究院推荐围绝经期女性（25~50岁）每日摄入1000mg钙；绝经后不超过65岁且正在使用雌激素的女性每日摄入1000mg钙；绝经后超过65岁且未使用雌激素的女性每日摄入1500mg钙。此外，还应该摄入足够的维生素D（400~800IU/d）。

改变生活方式：鼓励尚未参加锻炼的女性开始承重练习。对于刚开始锻炼的女性，步行是最简单、廉价的方法。随着练习成为生活的一部分，持轻物锻炼可以进一步减少骨质丢失的速度。

二膦酸盐（例如阿伦膦酸盐、利塞膦酸盐）：二膦酸盐可抑制破骨细胞活性进而减少骨钙丢失，既可用于预防骨质疏松又可用于治疗已确诊的女性骨质疏松。二膦酸盐吸收差并且有消化道副作用。患有胃食管反流或溃疡或者食管功能紊乱者禁用。

选择性雌激素受体调节剂（SERM；例如雷洛昔芬、替勃龙、他莫西芬）：SERM 在不同组织兼有雌激素样作用和抗雌激素作用。在骨骼其发挥雌激素样作用。副作用包括潮热和血栓栓塞性疾病。他莫西芬在子宫内膜发挥雌激素样作用，可导致子宫内膜增生或子宫内膜癌。因此他莫西芬不应首选用于预防或治疗骨质疏松。替勃龙在子宫内膜发挥何种作用仍在研究中。

降钙素：降钙素可降低骨转运，可经鼻吸入或皮下注射。降钙素被批准用于治疗骨质疏松而非预防。

甲状旁腺激素：甲状旁腺激素也是用于治疗（非预防）骨质疏松。由于价格昂贵且需要每日注射，常用于对其他治疗无反应的女性。

关 键 点

- ▶ 平均绝经年龄为 51~52 岁。
- ▶ 绝经是卵泡耗竭伴随 FSH 升高和卵巢雌二醇、抑制素降低的结果。
- ▶ 闭经 12 个月后发生的阴道出血，必须评估以排除子宫内膜增生或子宫内膜癌。
- ▶ 绝经后触及卵巢应进行检查，因为有发生肿瘤的可能。
- ▶ 绝经需要根据症状以及对利弊全面分析后，进行个体化治疗。
- ▶ 激素替代治疗需要采用最低有效剂量，尽可能给予最短的疗程。
- ▶ 有子宫的女性使用雌激素治疗同时应给予孕激素，以预防子宫内膜增生和子宫内膜癌的发生。

> ## 病 例 32-1
>
> 患者，女性，25岁，G1P0010，末次月经在4周前，急诊就诊。主诉上周开始发热，左下腹痛加重。她在一个月前与新的性伴侣有性行为，使用避孕药贴避孕。其最后的药贴于一周前脱落，她没有更换新的药贴。患者否认服药史、手术史和性传播疾病史。其血清 β-HCG 阴性。盆腔检查示左下腹可触及一 6～7cm 肿物伴触痛，宫颈口有黏液脓性分泌物。收入院。
>
> A. 该患者最可能的诊断是什么？
> B. 如果诊断为输卵管卵巢脓肿，应给予哪些恰当治疗？

参考文献

Speroff L, et al. (ed.). Clinical Gynecologic Endocrinology and Infertility, Seventh Edition. Philadelphia: Lippincott, 2005.

Stenchever MA, Droegemueller W, Herbst AL, Mishell DR Jr. (eds.). Comprehensive Gynecology, Fourth Edition. Philadelphia: Mosby, 2001.

病例答案

32-1A 学习目的: 掌握盆腔炎性疾病的临床症状和体征。

一年轻患者伴有发热、疼痛、可触及肿块和黏液脓性分泌物强烈提示为盆腔炎性疾病。然而,不能排除外科急症(例如卵巢扭转),需要收入院观察并确定其他急症,包括卵巢扭转、卵巢囊肿破裂或肠道疾病等病因。

32-1B 学习目的: 掌握恰当治疗输卵管-卵巢脓肿的方案。

如果输卵管-卵巢脓肿患者静脉使用抗生素治疗肿块,抗生素必须达到能够进入到脓肿内的水平。可选用在传染病中心胃肠外给药方案 A 的头孢替坦、多西环素。但是在这种情况下,很多临床医生也会给予治疗方案 B。对于育龄女性,应尽可能保留患者的生育能力。如果患者经恰当的抗生素治疗 72 小时后,症状(发热、腹痛)仍不缓解,应进行外科手术处理。经皮穿刺引流术是治疗脓肿的适应证,可以引流脓液,还可以更好地向感染组织输注抗生素。可选择诊断性腹腔镜评估盆腹腔病变、证实诊断和脓肿引流。也可选择经剖腹或腹腔镜手术对感染侧行单侧输卵管卵巢切除术。子宫切除术和双侧输卵管卵巢切除术是最后的选择。

(刘海洁译 王 建、牛建清校)

美国医疗实验所为第 31 章（盆腔炎性疾病）设计的问题

1. 患者，女性，14 岁，G1P0010，弥漫性下腹痛，发热，体检 38.3℃。于右下腹可触及一疼痛肿块，有黏液脓性分泌物，尿妊娠试验阴性。在获得适当的培养后，临床诊断为盆腔炎性疾病。最适当的抗生素治疗是：
    A. 门诊治疗：立即同时给予头孢西丁 2g 肌注，丙磺舒 1g 口服一次
    B. 门诊治疗：头孢曲松肌注，多西环素口服，连用 14 天
    C. 住院治疗：用头孢替坦和甲硝唑
    D. **住院治疗：用头孢替坦和多西环素**
    E. 门诊治疗：用左氧氟沙星和甲硝唑

2. 患者，女性，20 岁，G2P2002，确诊为急性盆腔炎性疾病，已正确使用抗生素静脉治疗，72 小时症状没有改善，仍持续有发热和疼痛。超声发现长 6~9cm 的输卵管管腔增厚。下一步正确的处理方法是什么？
    A. 经阴道子宫切除术
    B. 经腹全子宫切除术和双侧输卵管卵巢切除术
    C. **经皮脓肿穿刺引流术**
    D. 双侧输卵管卵巢切除术
    E. 继续住院观察

3. 患者，女性，35岁，G4P4004，主因性交困难和活动后疼痛来诊，她刚结婚用避孕套避孕。盆腔检查显示子宫及附件正常，无肿块或触痛，尿妊娠试验阴性。建议做盆腔超声检查和性传播疾病试验，包括宫颈探针检查沙眼衣原体，并预约她3周有后回诊所随访。然而3天后她来到诊所，诉疼痛加重及有点状阴道出血。盆腔检查显示两侧附件区中度触痛和宫颈的黏液脓性分泌物，先前所做的DNA探针回报沙眼衣原体阳性。患者开始在门诊治疗，口服多西环素，3天后复诊，症状没有改善。对于该患者进一步的治疗，最合适的选择是：
   A. 继续用多西环素门诊治疗
   B. 立即用环丙沙星治疗患者的性伴侣
   C. 收住院用克林霉素和庆大霉素治疗
   D. 诊断性腹腔镜检查
   E. 开处方口服左氧氟沙星

(刘海洁译 王 建、牛建清校)

专业词汇英中文对照

A

Abnormal contraction pattern 异常收缩图像
Abnormal lab test 异常实验室检验
Abnormal labor 异常分娩
Abortuses 流产儿
Active listening 主动倾听
Acyclovir 阿昔洛韦
Adenocarcinoma (AGC) 腺癌 (AGC)
Adhesiolysis 粘连松解术
Adrenal tumors 肾上腺肿瘤
Advanced reproductive techniques (ARTs) 先进的生殖技术 (ARTs)
Age-related immunization 与年龄有关的免疫接种
Alterations to integument and musculoskeletal systems 皮肤和肌肉骨骼系统改变
Amenorrhea 闭经
Amniocentesis 羊膜腔穿刺
Analgesia *vs.* anesthesia 镇痛与麻醉对比
Androgen excess disorders 雄激素过多症
Anesthesia and pain management effect on fetus/neonate 麻醉和疼痛处理对胎儿/新生儿的影响
Anovulation 不排卵
Antenatal outpatient management 出生前的门诊处理
Antiphospholipid antibody syndrome 抗磷脂抗体综合征
Arterial blood gas (ABG) assessment 动脉血气分析
Arterial blood gas (ABG) kit 动脉血气药盒
Artificial rupture of membranes (AROM) 人工破膜 (AROM)
ASC-H 重度非典型鳞状细胞 (ASC-H)
ASC-US 不明意义的非典型鳞状细胞 (ASC-US)

Asherman's syndrome Asherman综合征

Asymptomatic urinary tract infection screening 无症状的泌尿道感染筛选查

B

Back pain 背痛

Bacterial vaginosis (BV) 细菌性阴道病 (BV)

Basal body temperature chart 基础体温图

Benign cystic teratoma 良性囊肿性畸胎瘤

Benign proliferative disorders 良性增生病症

Benign vulvar diseases classifications 良性外阴疾病分类

Bethesda system Bethesda 系统

Bilateral hydrosalpinges with dilation, clubbing, and obstruction 两侧输卵管积水伴有扩张、杵状变和梗阻

Biophysical profile (BPP) 生物物理评分 (BPP)

Biopsy 活检

Biopsy-proven glandular cell abnormalities 活检证实的腺细胞异常

Biopsy-proven squamous cell abnormalities 活检证实的鳞状细胞异常

Birth control 节育

Bishop scoring system Bishop 评分系统

Bleeding complications 并发出血

Bloody show 见红

Body fluid analyses 体液分析

Breast 乳腺

Breast abscesses 乳腺脓肿

Breast cancer 乳腺癌

Breastfeeding 母乳喂养

Brenner cell tumors Brenner 细胞肿瘤

C

Cardinal movements 基本运动

Carneous (red) degeneration 肉色（红色）变性

Cephalopelvic disproportion (CPD) 头盆不称 (CPD)

Cervical cultures 宫颈分泌物培养

Cervical dilatation curve 宫颈扩张曲线

Cervical disorders, infertility 宫颈病变，不育症
Cervical exam 宫颈检查
Cervical intraepithelial neoplasia 宫颈上皮内瘤变
Cervical intraepithelial neoplasia（CIN） 宫颈上皮内瘤变（CIN）
Cervical intraepithelial neoplasia Ⅰ（CIN Ⅰ） 宫颈上皮内瘤变Ⅰ级（CIN Ⅰ）
Cervical intraepithelial neoplasia Ⅱ（CIN Ⅱ） 宫颈上皮内瘤变Ⅱ级（CIN Ⅱ）
Cervical screening 宫颈筛查
Cervix 宫颈
Cesarean section 剖宫产术
Chickenpox 见 Varicella
Chlamydia 衣原体
Chlamydia trachomatis 沙眼衣原体
Chorionic villus sampling（CVS） 绒膜绒毛取样（CVS）
Chromosome disorders 染色体异常
Chromosome microarray analysis（CMA） 染色体微点阵分析（CMA）
Clue cells 线索细胞
CNS-hypothalamic-pituitary disorder 中枢神经系统-下丘脑-垂体功能紊乱
Colposcopic examination 阴道镜检查
Combined hormone contraception 复合激素避孕
Combined oral contraceptives（"the pill"） 复合口服避孕药（口服避孕丸）
Compassion 同情
Condom use（male） 使用避孕套（男性）
Condylomata accuminata 尖锐湿疣
Confidentiality 保密性
Constitutional delay 体质上的延迟
Contraception 避孕法
Contraceptive devices 避孕器具
Contraction stress test（CST） 宫缩应激试验（CST）
Cord blood gas assessment 脐带血气分析
Corpus luteum cysts 黄体囊肿

Corticosteroids 皮质类固醇
Crack cocaine testing Crack 可卡因试验
Cri du chat syndrome (5p-) 猫叫综合征 (5p-)
C-section 见 Cesarean section
Culdocentesis 后穹窿穿刺术
Culture 培养
Cushing's syndrome 库欣综合征
Cystic fibrosis (CF) 囊性纤维病 (CF)
Cyto-brush 细胞刷

D

Decreased fetal movement 胎动减少
Decreasing estrogen levels 雌激素水平减退
Deep transverse arrest 高位梗阻
Delayed puberty 见 Precocious puberty
DeLee-Beck uterine incisions DeLee-Beck 子宫切口
DepoProvera medroxyprogesterone (DEPO) 甲羟孕酮醋酸酯 (DEPO)
Diabetes 糖尿病
Diabetic ketoacidosis (DKA) 糖尿病酮症酸中毒 (DKA)
Diagnosing pregnancy 妊娠诊断
Diagnostic laparoscopy pelvic pain 诊断性腹腔镜检查盆腔痛
Diaphragm use 阴道隔膜使用
Dilatation and curettage (D&C) 宫颈扩张和刮宫术 (D&C)
Dilation and curettage 宫颈扩张和刮宫术
Domestic abuse 家庭内的滥用
Doppler ultrasound 多普勒超声
Dysfunctional labor 难产
Dysfunctional uterine bleeding (DUB) 功能失调性子宫出血 (DUB)

E

Early intrauterine pregnancy 早期宫内妊娠
EC (emergency contraception) 见 Post-coital and emergency contraception
ECP 见 Post-coital and emergency contraception

Ectocervix 宫颈阴道部
Ectopic pregnancy 异位妊娠
Educating patients 患者教育
Elevated FSH levels FSH 水平升高
Embolization procedures 栓塞形成步骤
Embryos 胎儿
Emergency contraception 见 Post-coital and emergency contraception
Endocrine disorders 内分泌疾病
Endometrial biopsy 子宫内膜活检
Endometrial cancer 子宫内膜癌
Endometrioma/endometrioid cystadenoma 子宫腺肌瘤/子宫内膜囊腺瘤
Endometriosis 子宫内膜异位
Endometrium 子宫内膜
Engorgement 充血
Epidural analgesia 硬膜外止痛法
Episiotomy 外阴切开术
Epithelial cell abnormalities 上皮细胞异常
Estimated date of confinement (EDC) 预产期估计 (EDC)
Estradiol 雌二醇
Estriol test 雌三醇试验
Estrogen 雌激素
Estrogen deficiency disorders 雌激素缺乏症
Ethics 伦理学
Examination 检查

F

Famciclovir 泛昔洛韦
Fertility-awareness-based contraception 以恢复生育能力为基础的避孕法
Fetal blood sampling 见 Percutaneous umbilical blood sampling
Fetal compromise testing 胎儿代谢物试验
Fetal fibronectin test 胎儿纤连蛋白测试
Fetal heart rate 胎心率
Fetal heart tracing (FHT) 胎心描绘 (FHT)

Fetal kick counts　胎动计数
Fetal macrosomia　巨大胎儿
Fetal monitor strip　胎儿监护仪
Fetal monitoring　胎儿监测
Fetal scalp electrode (FSE) placement　胎儿头皮电极 (FSE) 安置
Fetal surveillance testing　胎儿存活力试验
Fetal ultrasound　胎儿超声
Fibroadenoma　纤维腺瘤
Fibrocystic changes　纤维囊性改变
Fibroma　纤维瘤
Fine-needle aspiration　细针抽吸
First trimester　早期妊娠
Fishy odor　鱼腥味
Fissures　裂隙
Five Ps　5P原则
Foley catheter kit　Foley 导尿管器械包
Follicle-stimulating hormone (FSH)　促卵泡激素 (FSH)
Follicular cysts　卵泡囊肿
Follicular phase　卵泡期
Friedman Curve　弗里德曼曲线
Fundal height measurement　Fundal 高度测量法

G

Galactorrhea　溢乳
Genetic testing　遗传试验
Genetics　遗传学
Genital herpes　生殖器疱疹
Genitourinary tract symptoms　生殖泌尿道症状
Gestational age estimation　孕龄估测
Gestational diabetes mellitus (GDM)　妊娠期糖尿病 (GDM)
Glandular cell abnormalities　腺细胞异常
GnRH　见 Gonadotropin-releasing hormone
GnRH-dependent　GnRH 依赖性
GnRH-independent　GnRH 非依赖性
Gonadal failure　性腺衰竭

Gonadotropin and sex steroid changes 绒促性素和性激素变化
Gonadotropin-releasing hormone (GnRH) 促性腺激素释放激素 (GnRH)
Gonorrhea 淋病
Granulosa cell tumors 粒细胞肿瘤
Graves speculum Graves 窥器
Gynecologic oncology 妇科肿瘤学

H

Hematologic changes 血液学变化
Hepatitis A 甲型肝炎
Hepatitis B 乙型肝炎
Heterotopic pregnancy 易位妊娠
Heterozygote (carrier) 杂合体（携带者）
Hirsutism 多毛症
Homogeneous discharge 同种排出物
Honesty 诚实
Hot flashes 潮热
Human chorionic gonadotropin (HCG) 人绒毛膜促性腺激素 (HCG)
Human papillomavirus (HPV) 人乳头状瘤病毒 (HPV)
Hyperemesis gravidarum 妊娠剧吐
Hypergonadotropic hypogonadism 高促性腺素性腺功能减退症
Hypertension 高血压
HEELP syndrome HEELP 综合征
Hyperthyroidism 甲状腺功能亢进
Hypogonadotrophic 性腺功能减退
Hypogonadotropic hypogonadism 低促性腺素性功能减退症
Hypothalamic amenorrhea 下丘脑性闭经
Hypothalamic anovulation 下丘脑性无排卵
Hypothalamus 下丘脑
Hypothyroidism 甲状腺功能减退
Hypotonic uterine contractions 低张性子宫收缩无力
Hysterectomy 子宫切除术
Hysteroscopy 宫腔镜检查

I

Idiopathic infertility 特发性不育症

Imaging studies 成像研究
In vitro fertilization (IVF) 体外授精 (IVF)
Incision 切割
Incontinence 见 Urinary incontinence
Induction of labor 引产
Infertility 不育
Influenza age-related immunization 流行性感冒年龄相关的免疫接种
Inheritable thrombophilias 可遗传的血栓形成倾向
Injectable contraceptives 注射用避孕针
Injectable progestin-only contraceptives 注射用仅含黄体酮避孕药
In-patient procedures 住院患者操作
Integrity 完整
Interview 会诊
Intraepithelial lesion 上皮内病变
Intraepithelial malignancy 上皮内恶变
Intrauterine catheter placement (IUPC) 子宫内导管安置 (IUPC)
Intrauterine device (IUD) 宫内节育器 (IUD)
Intrauterine insemination (IUI) 宫腔内授精 (IUI)
Intrauterine pressure catheter (IUPC) 宫腔内压力导管 (IUPC)

J

Justice 公正

K

Kallmann's syndrome Kallmann 综合征
Karyotype 染色体核型
Kerr uterine incisions Kerr 子宫切口
Klinefelter syndrome Klinefelter 综合征
Kronig uterine incisions Kronig 子宫切口

L

Laboratory tests 实验室试验
Lactogenesis 乳汁分泌形成
Laparoscopic assisted vaginal hysterectomy (LAVH) 腹腔镜辅助经阴道子宫切除术 (LAVH)
Laparoscopic hysterectomy 腹腔镜子宫切除术

Laparoscopic supracervical hysterectomy (LSH) 腹腔镜子宫次全切除术（LSH）
Laparoscopy 腹腔镜检查
Law 法律
Leiomyoma and uterine fibroids 平滑肌瘤和子宫平滑肌瘤
Leopold's maneuver Leopold 操作
Lichen sclerosus 硬化性苔藓
Linear salpingostomy 线形输卵管造口术
Lipid profile 血脂
Lumbar lordosis 腰椎前凸
Luteinizing hormone (LH) 黄体生成素（LH）
Luteomas 黄体瘤

M

Macrosomia 巨大胎儿
Malignant teratomas 恶性畸胎瘤
Mammography screening 乳房造影法筛选
Mastitis 乳腺炎
Maternal and fetal health surveillance testing 母亲和胎儿保健监护试验
Maternal monitoring 母亲监护
Maternal pelvis assessment 母亲骨盆测量
Maternal risk factors for preterm birth 母亲早产的危险因数
McCune-Albright syndrome MoCune-AIbright 综合征
Measles mumps rubella (MMR) 麻疹、腮腺炎、风疹（MMR）
Meningococcal vaccine 流脑疫苗
Menopause 绝经
Menorrhagia 月经过多
Mentors 启蒙教导者
Methotrexate therapy 甲氨蝶呤疗法
Metorraghea 不规则月经出血
Meyer-Rokitansky-Kuster-Hauser syndrome Meyer-Rokitansky-Kuster-Hauser 综合征
Microinvasive cervical cancer 宫颈微小浸润癌
Miscarriage 流产

Molluscum contagiosum 传染性软疣
Monosomy 单体性
Morality 道德，伦理学
Morning sickness 孕妇晨吐
MRI screening MRI 筛选
Mucinous cystadenomas 黏液性囊腺瘤
Multi-fetal reduction 多胎减胎术
Multiparous vs. nulliparous women 经产妇与未产妇对比
Multiple gestation 多胎妊娠
Multiple-marker screening test 多种标记物筛选试验
Myomectomy 子宫肌瘤切除术

N

Non stress test (NST) 无应激试验 (NST)
Non-classical adrenal hyperplasia (NCAH) 不典型肾上腺增生 (NCAH)
Nonmaleficence 无害
Nontraditional inheritance patterns 非传统的遗传模式
Nonverbal expressions 非言语性表达
Normal labor 正常分娩
Normal menstrual cycle 正常月经周期
NST 见 Non stress test

O

Oligomenorrhea 月经过少
Operative vaginal delivery 阴道分娩操作
Oral contraceptive counseling 口服避孕药咨询
Osteoporosis 骨质疏松
Outpatient skills 门诊诊疗技术
Ovarian cancer 卵巢癌
Ovarian cysts 卵巢囊肿
Ovarian failure 卵巢衰竭
Ovarian masses 卵巢肿块
Ovarian steroid hormone production 卵巢类固醇激素生成
Ovarian tumors 卵巢肿瘤
Ovaries 卵巢

Oxytocin 见 Pitocin

P

Pain control 疼痛控制
Pain management 见 Anesthesia and pain management
Palpable ovaries 可触及卵巢
Pap smear 巴氏涂片
Partial salpingostomy 局部输卵管切开术
Passenger (the fetus) 娩出物（胎儿）
Patch 见 Transdermal contraceptives
Patient care management 患者保健管理
Patient Self Determination Act 患者自我测定行为
Patients 患者
Pearl index Pearl 指数
Pederson speculum Pederson 窥器
Pelvic examination 盆腔检查
Pelvic inflammatory disease (PID) 盆腔炎性疾病（PID）
Pelvic pain 盆腔痛
Pelvic ultrasound 盆腔超声
Pelvis types 骨盆类型
Percutaneous umbilical blood sampling (PUBS) 经皮脐血抽样（PUBS）
Perimenopause 围绝经期
Physiology of normal pregnancy 正常妊娠生理学
Pitocin (oxytocin) 缩宫素（催产素）
Pituitary adenoma/prolactinoma 脑垂体腺瘤/催乳素瘤
Pituitary gland 垂体
Placenta abruption 胎盘剥离
Placenta abruption vs. placenta previa 胎盘分离与前置胎盘对比
Placenta previa 胎盘前置
Pneumococcal vaccine 肺炎球菌菌苗
Polycystic ovary syndrome (PCOS) 多囊性卵巢综合征（PCOS）
Polymenorrhea 月经频发
Polyploidy 多倍性
Post-cesarean delivery pain 剖宫产后分娩疼痛
Post-coital and emergency contraception 性交后和紧急事后避孕

Postdural puncture (spinal)　硬膜后穿刺（脊柱）
Postmenopausal bleeding　绝经后出血
Post-operative pain　术后痛
Postpartum follow-up　产后随访
Post-term pregnancy　过期妊娠
Powers (uterine contractions)　宫缩强度
Precocious puberty　见 Delayed puberty
Preconception care　孕前查体
Preeclampsia　先兆子痫
Pregnancy　怀孕
Preimplantation genetic diagnosis　植入前胚胎遗传学诊断
Premature adrenarche　肾上腺功能早现
Premature menarche　经期早现
Premature ovarian failure (premature menopause)　卵巢功能早衰（过早绝经）
Premature rupture of membranes (PROM)　胎膜早破（PROM）
Premature thelarche　乳房过早发育
Prenatal care　产前保健
Preterm labor　早产
Preventive health measures　预防卫生措施
Progesterone　黄体酮
Progestin challenge test　黄体酮激发试验
Progestin-only contraceptives　仅含黄体酮的避孕药
Progestin-only pills (POPs)　单一孕激素避孕药（POPs）
Prolonged gestation　过期妊娠
Pruritus　瘙痒症

R

Radiation therapy breast cancer　放射治疗乳腺癌
Recurrent miscarriage　习惯性流产
Regional analgesia　传导阻滞麻醉
Reproductive endocrinology　生殖内分泌学
Respiratory distress syndrome (RDS)　呼吸窘迫综合征（RDS）
Rh testing　Rh试验
Risk assessment　危险率评估

Risk identification 风险确定
Robertsonian translocation 罗伯逊易位
Routine visit 常规查体
Rupture of membranes (ROM) 胎膜破裂 (ROM)

S

SAFE questions for evaluating domestic abuse SAFE问题评估国内滥用
Salpingostomy 输卵管切开术
Screening tests 筛查试验
Scrubbing (for surgery) 涤气（手术）
Second trimester 中期妊娠
Secondary agendas 次要原因
Seizure 癫痫发作
Semen analysis 精液分析
Serious cystadenocarcinoma 严重囊腺癌
Serious cystadenoma 严重囊腺瘤
Sheehan syndrome 希恩综合征
Single-gene disorders 单基因遗传障碍
Six-step Approach to Moral Decision-Making (Purtilo) 道德决策的 6 步法
Social personhood 社会性
Spatula 压舌板
Specialized assessments of fetal well-being 胎儿健康状况的专科评估
Speculum 窥器
Spinal analgesia 脊髓麻醉
Stage IB cervical cancer 宫颈癌 B 期
Stage II and above cervical cancer 宫颈癌Ⅱ期或之上
Stages of labor 产程
Staple removal 拆除 U 形缝合钉
Sterile technique 无菌操作
Sterilization 绝育
Stretch marks 牵拉标志
Struma ovarii 卵巢甲状腺肿样瘤
Surgical interventions 外科手术
Suture removal 拆线

Syphilis 梅毒

T

Tanner stages for breast development 乳腺发育的 Tanner 分级
Tanner stages for pubic hair development 阴毛发育的 Tanner 分级
Tetanus, diphtheria (Td) 破伤风，白喉 (Td)
Theca luteum cysts 包膜黄素化囊肿
Third trimester 妊娠晚期
Thyroid disorders 甲状腺疾病
Thyroid-releasing hormone (TRH) 甲状腺释放激素 (TRH)
Thyroid-stimulating hormone (TSH) 促甲状腺激素 (TSH)
TNM classification TNM 分类
Tocodynamometer (TOCO) 分娩力计 (TOCO)
Tocolytics 抑制分娩
Total laparoscopic hysterectomy (TLH) 完全腹腔镜子宫切除术 (TLH)
Transabdominal ultrasound 经腹超声
Transdermal contraceptives ("the patch") 避孕药贴剂（片）
Translabial ultrasound 经会阴超声
Transvaginal ultrasound 经阴道超声
Trichomonas vaginalis 滴虫性阴道炎
Trichomoniasis 毛滴虫炎
Trisomy 三体性
Trisomy 13 13 三体
Trisomy 18 18 三体
Trisomy 21 (Down syndrome) 21 三体（唐氏综合征）
TSH 见 Thyroid-stimulating hormone
Tubal damage 输卵管损伤
Tubal/pelvic disorders 输卵管/盆腔疾病
Twin-twin transfusion syndrome (TTTS) 双胎输血综合征 (TTTS)

U

Ulcers 溃疡
Ultrasonography 超声波检查法
Ultrasound 超声

Umbilical cord prolapse 脐带脱垂
Urethral catheter placement 导尿管放置
Urge incontinence (UI) 见 Urinary incontinence
Urinary incontinence 尿失禁
Urinary system 泌尿系统
Uterine anomalies 子宫异常
Uterine contraction monitoring 宫缩监护
Uterine contractions 见 Powers
Uterine fibroids 见 Leiomyoma and uterine fibroids
Uterine incisions 子宫切口
Uterine rupture 子宫破裂
Uterus absent, breast development absent 无子宫,无乳腺发育
Uterus absent, breast development present 无子宫,有乳腺发育
Uterus present, breast development absent 有子宫,无乳腺发育
Uterus present, breast development present 有子宫,有乳腺发育

V

Vaccinations before pregnancy age-related immunization 妊娠前接种疫苗年龄相关性免疫接种
Vaccinations during pregnancy age-related immunization 妊娠期接种疫苗年龄相关性免疫接种
Vaginal birth after cesarean delivery (VBAC) 剖宫产后的阴道分娩 (VBAC)
Vaginal bleeding 阴道出血
Vaginal contraceptive ring 阴道节育环
Vaginal discharge 阴道分泌物
Vaginal exam 阴道检查
Valacyclovir 伐昔洛韦
Varicella (chickenpox) 水痘
Verbal content 语言表达
Vulvar non-neoplastic epithelial disorders 外阴上皮内非瘤样病变
Vulvar vestibulitis 见 Vulvodynia
Vulvodynia 外阴痛
Vulvovaginal candidiasis (VVC) 外阴阴道假丝酵母菌病 (VVC)

W

Weight loss 体重减轻

Wet mount 湿涂片

White classification White 分类

White epithelium 白色上皮

Wolf-Hirschhorn syndrome (4p-) Wolf-Hirschhorn 综合征 (4p-)

X

X-linked inheritance X 连锁遗传

Y

Yeast infection 见 Vulvovaginal candidiasis

(刘海洁译　陈　梅校)